H. Steinrücken

Die Differentialdiagnose des Lumbalsyndroms mit klinischen Untersuchungstechniken

Springer

Berlin
Heidelberg
New York
Barcelona
Budapest
Hongkong
London
Mailand
Paris
Santa Clara
Singapur
Tokio

H. Steinrücken

Die Differentialdiagnose des Lumbalsyndroms mit klinischen Untersuchungstechniken

Mit 90 Abbildungen

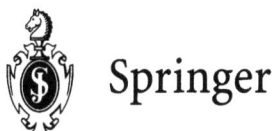 Springer

Dr. med. Heiner Steinrücken
Parkstraße 12–14
49214 Bad Rothenfelde

ISBN-13: 978-3-642-64342-2   e-ISBN-13: 978-3-642-60297-9
DOI: 10.1007/978-3-642-60297-9

Die Deutsche Bibliothek – CIP-Einheitsaufnahme

Steinrücken, Heiner: Die Differentialdiagnose des Lumbalsyndroms mit klinischen
Untersuchungstechniken / Heiner Steinrücken. – Berlin ; Heidelberg ; New York ;
Barcelona ; Budapest ; Hongkong ; London ; Mailand ; Paris ; Santa Clara ;
Singapur ; Tokio : Springer, 1997
    ISBN-13: 978-3-642-64342-2

© Springer-Verlag Berlin Heidelberg 1998
Softcover reprint of the hardcover 1st edition 1998

SPIN: 10568602   19/3133 – 5 4 3 2 1 0 – Gedruckt auf säurefreiem Papier

Vorwort

Mit diesem Buch könnte der Wunsch vieler chronischer Kreuz-schmerzpatienten nach einer Lösung ihres Problems Wirklichkeit wer-den, denn wenn die Diagnose stimmt, ist die richtige Behandlung nur noch ein kleiner Schritt.

In der heutigen Zeit, in der sich die technischen Möglichkeiten in den Vordergrund drängen, rückt die klinische Untersuchung immer mehr in den Hintergrund – zu Unrecht, denn die körperliche Untersu-chung hat entscheidende Vorteile: sie ist schnell, besonders preisgün-stig und kann sich durch ergänzende Maßnahmen blitzschnell den fest-gestellten Befunden anpassen. Unsere „Apparatemedizin" kann sie nicht ersetzen, wohl aber deren oftmals kritik- und indikationslosen Einsatz vermeiden helfen.

Ziel dieses Buches ist es, die fast unbegrenzten Möglichkeiten der körperlichen Untersuchung wieder Allgemeingut werden zu lassen. Um die einzelnen Untersuchungstechniken möglichst praxisbezogen einset-zen zu können, wurden die Techniken biomechanisch erklärt und im Bild dargestellt. Dabei sind eventuelle Wiederholungen durchaus beab-sichtigt, um das Buch auch als Nachschlagewerk benutzen zu können.

Allen, die bei der Vorbereitung und Herstellung des Buches mitge-wirkt haben, möchte ich herzlich danken, v. a. Sabine Herzog, Ralph Blunk, Oliver Hänsch, Uwe Dießelberg und Uwe Streeck, die mir mit vielen Anregungen halfen, eine ganze Reihe von Fehlern, Mängeln und Ungenauigkeiten zu beseitigen.

Wesentlich zur Entwicklung dieses Buches beigetragen haben indi-rekt auch viele meiner Kollegen, die mir ihre Patienten mit den unter-schiedlichsten Krankheitsbildern „zur Chirotherapie" vorgestellt haben. Doch ohne die Mithilfe meiner Familie, die mich zu jeder Zeit direkt und indirekt unterstützt hat, wäre dieses Buch nie entstanden.

Bei ihnen allen bedanke ich mich an dieser Stelle sehr herzlich.

Kirchlengern, im Juni 1997   Heiner Steinrücken

If the only tool you have is a hammer
every problem looks like a nail.

(MARK TWAIN)

Inhalt

Einleitung 1

Kapitel 1 Der Schmerz 5
Entstehung 5
Chronifizierung 6
Einflüsse auf das Schmerzempfinden 7
Die Suche nach der Schmerzursache 8
Logische Überlegungen 9
Folgerungen 9

Kapitel 2 Untersuchungstechniken 11
Anamnese 12
Routineuntersuchung im Stand 14
    Inspektion 14
    Palpation 15
    Druckschmerz 17
    Klopfschmerz 19
    Beinlänge und Beckenstellung 21
    Flexion im Stand 24
    Vorlauftest des Os ilium 26
    Extension im Stand 28
    Seitneigung im Stand 30
    Gangbild 32
    Zehengang, Hackengang, Hüpfen auf einem Bein 34
    Hockstellung 36

Ergänzungsuntersuchung im Stand 38
    Rotation im Stand 38
    Pseudorotationstest im Stand 40
    Einbeinstand mit offenen und geschlossenen Augen . . . 43

Routineuntersuchung im Sitzen 45
    Inspektion 45
    Prüfung der Muskeleigenreflexe 47
    Kniegelenkextension im Sitzen 49
    Rumpfrotation im Sitzen 51

Ergänzungsuntersuchung im Sitzen 53
  Flexion im Sitzen 53
  Extension im Sitzen 55
  Seitneigung im Sitzen 57
  Konvergenz der Wirbelbogengelenke 59
  Divergenz der Wirbelbogengelenke 61
  Langsitz 63
  Kraftprüfung an Hüftbeuge- und Kniestreck-
  muskulatur 65

Routineuntersuchung in Rückenlage 69
  Hüftgelenkflexion und -extension (indirekter Test) 69
  Kniegelenkextension aus Hüftflexionsstellung 71
  Hüftgelenkrotation 73
  Patrick-Test 75
  Lasègue und Pseudo-Lasègue 77
  Sensibilitätsprüfung 79

Ergänzungsuntersuchung in Rückenlage 82
  Kraftprüfung der Unterschenkelmuskulatur 82
  Schmerzpalpation der Hüftbeugemuskulatur 86
  Diagnostischer Bauchwandzug 88
  Beidseitiger Beinhebetest 90
  Abfangtest beider Beine 92

Routineuntersuchung in Bauchlage 94
  Hüftgelenkextension aus Bauchlage und umgekehrter
  Lasègue 94
  Springing-Test 97
  Kibler-Falte 100

Ergänzungsuntersuchung in Bauchlage 101
  Segmentrotation in Bauchlage 101

Kapitel 3 Die Krankheitsbilder mit ihren typischen Befunden 105
  Funktionelle und statische Störungen 106
  Blockierungen an der Lendenwirbelsäule 106
  Blockierung des Iliosakralgelenkes 108
  Muskuläre Verspannungen 110
  Muskuläre Dysbalance 111
  Myostatische Insuffizienz (Haltungsschwäche) 113
  Hyperlordose der Lendenwirbelsäule 115
  Hypermobilität 117
  Skoliose 119
  Spondylolyse 122
  Spondylolisthese und Pseudospondylolisthese 123
  Segmentale Instabilität 126

Degenerative Veränderungen 128
    Lumbales Facettensyndrom und
    chronische Wirbelbogengelenkarthrose 128
    Aktivierte Wirbelbogengelenkarthrose 130
    Spinalkanalstenose 131
    Arthrose des Iliosakralgelenkes 133
    Chondrose und Osteochondrose 135
    Spondylose (Spondylosis deformans) 138
    Baastrup-Phänomen 140

Schmerzen mit Spinalnervenbeteiligung 142
    Nerven- und Nervenwurzelreizung 142
    Mobilitätsstörung des Femoral- und Ischiasnervs 143
    Akute Bandscheibenprotrusion 145
    Bandscheibenprolaps 148

„Pseudoradikuläre" Syndrome 151
    Chronisches spinales Schmerzsyndrom 151
    Sympathikusinduziertes Schmerzsyndrom 153
    Kribbelparästhesie bei Sympathikusirritation 155

Kreuzschmerzen durch Erkrankungen des Bauchraumes . . 157
    Wichtige Hinweise 157
    Lumbalschmerz durch abdominelle Entzündungen
    und Bewegungsstörungen 159
    Ausstrahlender Lumbalschmerz durch Pfortaderstau . . . 161
    Belastungsschmerzen des Beines durch Verwachsungen
    im Abdomen 163

Entzündungen im Bereich der Wirbelsäule 165
    Spondylitis und Spondylodiszitis 165
    Morbus Bechterew (Spondylitis ankylosans) 167
    Andere Arthritiden der Lendenwirbelsäule
    und Iliosakralgelenke 169

Knochenerkrankungen und -verletzungen 171
    Osteoporose 171
    Wirbelfraktur 174
    Tumoren und Metastasen 175

Kongenitale Mißbildungen 177
    Lumbosakrale Übergangsanomalie 177
    Morbus de Anquin 179

Schmerzen multifaktorieller Genese 181
    Postdiskotomiesyndrom 181
    Kreuzschmerzen bei grippalen Infekten 182
    Aggravation und Simulation 184

Psychische Erkrankungen 186
  Somatoforme Schmerzstörung 187
  „Larvierte" Depression 189
  Konversionsschmerz 189
  Hypochondrischer Schmerz 190
  Schmerzpersönlichkeit 190
  Sekundär psychogenes Schmerzsyndrom 190

Kapitel 4 Der rationelle Untersuchungsgang 191

**Kapitel 5 Zusammenfassung der wichtigsten Befunde
und Diskussion** 195
  Die Deutung wichtiger Untersuchungsbefunde 195
  Tabelle der Krankheitsbilder 196
  Diskussion 207

Anhang: Fallbeispiele 209

Sachverzeichnis 221

Einleitung

„Vor die Behandlung haben die Götter die Diagnose gestellt." Welcher Arzt hat diesen Satz während seiner Ausbildungszeit nicht x-mal gehört, bis er ihm in Fleisch und Blut übergegangen ist! Und ein anderer Satz, der immer als selbstverständlich vorausgesetzt wurde, ist in der heutigen Zeit oftmals mehr in den Hintergrund gerückt: „Vor die Diagnose haben die Götter die Untersuchung gesetzt!"

Wenn man es einmal scherzhaft und überspitzt ausdrücken will, dann läßt die heute oft übliche Vorgehensweise bei der Diagnosensuche an einen Jäger denken, der mit einer Schrotflinte in den Wald geht, um Rotwild zur Nahrung zu erlegen, dabei aber ungezielt umherschießt und hinterher den Wald nach evtl. erlegter Beute absucht. Dabei ist die Wahrscheinlichkeit am größten, daß er alte, zufällig im Wege stehende Bäume trifft, aber er wird auch Beute finden, die nicht schmackhaft ist, sehr nützlich für den Wald gewesen wäre, oder vielleicht sogar einen Spaziergänger. Das Reh kann er letztendlich nur erjagen, wenn er seine Gewohnheiten, Wege und Schlafplätze kennt und somit genau weiß, wann und wo er es suchen muß.

Die Prinzipien der Befunderhebung werden in der heutigen Zeit viel zu oft vernachlässigt und ihre Reihenfolge umgekehrt. Auf die Anamnese folgt statt der körperlichen Untersuchung zunächst die Apparatediagnostik, und danach wird bei der Untersuchung nur noch der Befund klinisch überprüft, der sich aus der vorherigen Diagnostik ergeben hat. Dieses Vorgehen führt zu einer „Diagnose", die sich auf zufällig festgestellte „Nebenbefunde" bezieht, jedoch nicht auf den Patienten und seine Beschwerden. Und wenn darauf die Therapie aufbaut, ist der Leidensweg des Patienten vorprogrammiert.

Die Schuld daran trägt nicht die falsche Ausbildung unserer Ärzte. Später dazugekommene Faktoren sind daran beteiligt, v. a. aber unser Gesundheitssystem, das den Arzt in Klinik und Praxis zu immer schnellerem Arbeiten zwingt, wenn er zeitlich und wirtschaftlich überleben will. Wenn trotzdem noch Qualität herauskommen soll, muß Zeit an anderen Stellen eingespart werden. In operativen wie auch konservativen Kliniken wurden die Patientenverweildauer wesentlich gekürzt und Stellen dabei oft noch abgebaut. Der steigende Durchsatz an Patienten kann nur durch eine kürzer werdende „Zuwendungszeit" aufgefangen werden. Die jungen, motivierten Praxis- und Klinikärzte haben keine andere Wahl, wenn sie in diesem System bestehen wollen. Doch nicht der ist ein guter Arzt, der die Aufnahmeuntersuchung in der kürzesten Zeit schafft, sondern der die Ursache der Beschwerden des Patienten richtig erkennt und die folgerichtigen Schlüsse zieht.

Der immer kleinere Stellenwert der klinischen Untersuchung findet auch in der Gebührenordnung Ausdruck, sozusagen von höchster Stelle befürwortet. Es soll auch nicht unerwähnt bleiben, daß für die Anamnese, die der wichtigste Grundstein (70–80 %!) für eine richtige Diagnose ist, kaum noch Raum vorhanden ist. Ausgleich für die fehlende Zeit am Patienten schafft die Apparatemedizin, die an Stelle des Arztes die Diagnosen stellt (z. B. „Bandscheibenvorfall"), was dazu führt, daß gewissermaßen am Beschwerdebild des Patienten und an der wirklichen Ursache vorbei eine „Röntgenbildtherapie" eingeleitet wird. Diese Behandlung muß logischerweise immer durch die Verordnung eines Antiphlogistikums unterstützt werden, weil sich sonst am Schmerz nichts ändert. Aber wie soll ein Medikament, das z. B. nur gegen Entzündungen wirksam ist, gegen Schmerzen helfen, die nicht durch eine Entzündung verursacht wurden? Wenn wir Ärzte dann „therapeutische" Injektionen eines Lokalanästhetikums vornehmen, könnte man uns auch mit einem Kfz-Mechaniker vergleichen, der bei einem brennenden Ölkontrollämpchen im Armaturenbrett des Autos die Birne abklemmt statt den Ölstand zu kontrollieren.

Die Entstehung des Schmerzes ist so vielschichtig, daß es vermessen wäre, ihn allein einem Röntgenbefund zuzuschreiben. Finden wir nicht mindestens genauso oft Patienten, bei denen wir den Grund für die Schmerzen im Röntgenbild nicht finden? Letztendlich „entstehen" alle Schmerzen im Gehirn. Es gewichtet, addiert und subtrahiert die Afferenzen aus allen Gebieten des Körpers und des Gehirns und gibt nur überschwellige Reize als Warnsignal weiter, v. a. als Schmerz. Wir müssen lernen und verstehen, daß der Schmerz kein zufälliges Schicksal, sondern ein logisch berechenbarer Baustein im Krankheitsbild unserer Patienten ist.

Was uns nur fehlt, ist eine Klaviatur an Untersuchungstechniken, auf der wir lernen, wie ein Pianist zu spielen. Wir werden dann in der Lage sein, sämtliche Beschwerden und Untersuchungsbefunde entsprechend einzuordnen.

Wer möchte, hat mit diesen einfachen Tests die Möglichkeit, sich auch einmal diagnostisch in Bereiche vorzuwagen, die sonst nicht in sein Fachgebiet fallen. Schließlich könnte dabei so manchem Patienten ein langer Leidensweg erspart oder deutlich abgekürzt werden. Denn wenn ein Symptom oder ein apparativer Befund lange erfolglos behandelt wurde, wird mancher Patient schließlich als „psychosomatisch" abgestempelt – womit schlicht gemeint ist, er habe „nichts".

Dabei ist die körperliche Untersuchung einfach, schnell und das ureigenste Mittel des Arztes überhaupt. Oder wie haben die Ärzte vor 200 Jahren ihre Diagnosen gestellt, als es noch keine Möglichkeiten gab, den Patienten von allen Seiten zu „durchleuchten" und „in Scheiben zu schneiden"? Waren sie wirklich schlechtere Ärzte oder haben in Wirklichkeit wir verlernt, unsere Sinne und v. a. unseren Verstand zu gebrauchen?

Mit den Untersuchungsmethoden dieses Buches ist es durchaus möglich, bei den meisten Patienten mit Kreuzschmerzen, mit und ohne ausstrahlenden Beschwerden, sofort zu sagen, welche Befunde in den Röntgenaufnahmen zu erwarten sind. Die apparative Diagnostik wird damit zu dem, was sie eigentlich sein sollte, nämlich ein Hilfsmittel zur Bestätigung der klinisch gestellten Diagnose.

Die gewählte Zusammenstellung an Untersuchungstechniken und Krankheitsbildern ist nicht vollständig. Sie reicht aber aus, um in den meisten Fällen die Ursache der Schmerzen in der Lendenwirbelsäule, im „Kreuz" oder im Bein mit hinreichender Wahrscheinlichkeit zu erkennen.

Um den Zweck dieses Buches, das schnelle Nachschlagen von ergänzenden Untersuchungstechniken bei bestimmten Fragestellungen, zu erhalten, wurden überwiegend einfache, nicht immer dem aktuellsten Stand der Wissenschaft entsprechende Erklärungen verwendet. Bei diesbezüglichen Fragestellungen sei auf die ausführliche Fachliteratur verwiesen. Wenn man das Prinzip der Erkrankungen verstanden hat, ist es leicht, sich an die Untersuchungstechniken zu erinnern und beim „Spielen auf der Klaviatur" neue Techniken zu erproben.

Kapitel 1
Der Schmerz

Kreuzschmerzen gehören zu den häufigsten Problemen in der täglichen Praxis des Arztes und des Physiotherapeuten. Es ist inzwischen allgemein bekannt, daß eine Reihe von Faktoren an der Entstehung und Chronifizierung des Schmerzes mitwirkt. Der Blick auf das Röntgenbild kann meist keine Hinweise liefern, ob überhaupt Schmerzen vorhanden sind. Leider sind die klinischen Testmöglichkeiten zur Unterscheidung der Schmerzursachen nicht verbreitet, wohl auch deshalb, weil theoretische Grundlagen der Schmerzentstehung und -verarbeitung noch nicht Allgemeingut geworden sind.

Wer selbst einmal starke Rückenschmerzen gehabt hat, weiß vielleicht, daß die Schmerzen gerne dann auftreten, wenn man sie am wenigsten gebrauchen kann oder überlastet ist. Psychische Kofaktoren können wesentlich sein, unabhängig davon, in welchem Ausmaß wir einen strukturellen Befund erheben, d. h. nicht nur dann, wenn ein solcher „fehlt". Selbstverständlich muß auch an eine Schmerzausstrahlung („referred pain") gedacht werden. Zum Beispiel läßt sich mit den dargestellten Untersuchungstechniken durchaus eine Erkrankung im Bauchraum als Übeltäter entlarven, wobei nicht unerwähnt bleiben soll, daß Mischbilder aus verschiedenen medizinischen Fachrichtungen nicht so selten sind.

Um zu verstehen, wie dieser Einfluß zustande kommt, sind Kenntnisse des Schmerzentstehungsmodells erforderlich. Die Darstellung ist z. T. vereinfacht und soll die wesentlichen Zusammenhänge erläutern, soweit sie für das Verständnis wichtig sind.

Entstehung

In jeder Sekunde kommt eine ungeheure Zahl von Afferenzen im Zentralnervensystem an, die miteinander verknüpft, verstärkt oder abgeschwächt werden. Nur ein kleiner Teil davon hat die Funktion der Schmerzübermittlung. Dieser Teil wird vor der Bewußtseinsebene mit anderen Afferenzen, z. B. aus den Sinnesorganen und den Gefühlszentren, verknüpft. Erst wenn der Schmerz nach der Verknüpfung überschwellig ist, erreicht er im Großhirn das Bewußtsein, vorher bleibt er unbewußt. Hierdurch erklärt sich z. T. die erhebliche Schwankung von Schmerzen im Tagesverlauf, während die eigentliche Ursache unverändert geblieben ist.

Schmerzfasern werden ständig erregt und leiten pausenlos Aktionspotentiale, die Schmerzen dringen jedoch nicht bis in das Bewußtsein vor, da sie einerseits unterschwellig sind und die Schmerzfasern (Typ IV) andererseits durch die Typ-II-

(Berührung, Druck) und die Typ-III-Fasern (Temperatur, Druck) auf spinaler Ebene gehemmt werden. Es erfolgt keine Weiterleitung zum Gehirn, jedoch eine Verknüpfung mit dem motorischen Vorderhorn und dem sympathischen Seitenhorn direkt durch das 2. Neuron oder durch Interneurone.

Je mehr Störgrößen im Schmerzzentrum oder auf dem Weg dorthin gleichzeitig vorliegen, desto ausgeprägter ist der Schmerz, der an das Bewußtsein weitergegeben wird. Letztlich kann eine kleine, normalerweise kaum wahrgenommene Schwellung, Entzündung oder Verletzung auf dem Weg bis zum Bewußtsein verstärkt werden, bis die Unerträglichkeitsgrenze fast überschritten ist. Andererseits kann ein Schmerz, bei fehlenden Störgrößen, vom Gehirn reduziert oder abgeschaltet werden. Der psychische Zustand beeinflußt das Niveau der Schmerzintensität.

Bei einer Zellverletzung in der Nähe einer Schmerzendigung wird die Nervenzelle elektrisch aktiviert und der Schmerzmediator Substanz P über das Axonplasma zur Nervenzelle im Hinterhorn des Rückenmarkes transportiert. Beides führt dazu, daß die Reizschwelle des betroffenen Neurons sinkt, der Nerv wird sensibler und die direkte Umgebung empfindlicher. Dieser Vorgang breitet sich nicht nur segmental auf weitere Ganglien im der Umgebung aus. Die Folge ist eine verstärkte Empfindlichkeit eines Gebietes, z. B. des ganzen Beines.

Chronifizierung

Sogenannte Interneurone der Schmerzbahn, das sind zwischengeschaltete Nervenzellen, können unter bestimmten, noch nicht vollständig geklärten Umständen „early genes" produzieren, Proteine, die eine Änderung der genetischen Information im Kern des Interneurons hervorrufen. Dadurch kann aus einem Interneuron mit vorher normaler Berührungsmeldefunktion ein Schmerzneuron mit sehr niedriger Schmerzschwelle werden. Diese Umwandlung bleibt über die eigentlichen Reparationsvorgänge hinaus bestehen. Nach Distorsionen dauert dies z. B. ca. 100 Tage, nach Frakturen deutlich länger, auch über 1 Jahr. Es handelt sich hierbei um eine Schmerzsensibilisierung auf spinaler Ebene und erklärt, warum z. B. beim Morbus Sudeck die Berührung schmerzhaft ist. Diesen Vorgang der Umwandlung der Neurone bezeichnet man als neurale Plastizität. Die Steuerung der Rückverwandlung der Interneurone läuft über eine Änderung der „early genes". Möglicherweise ist neben der Reduktion der Aktionspotentiale auch der Sympathikus daran beteiligt.

Das Schmerzbild nimmt bei dieser segmentalen und spinalen Verschaltung einen anderen Charakter an und geht räumlich deutlich über den ursprünglichen Bereich hinaus. Auch aus einem anderen Grund kann der Schmerz vom Ort seiner ursprünglichen Entstehung wegwandern: Funktionsstörungen von Gelenken und Organen können weitere Funktionsstörungen nach sich ziehen. Wenn beispielsweise eine Entzündung am Fuß den normalen Abrollvorgang unmöglich macht und über längere Zeit ein hinkendes Gangbild erfordert, kann der Rücken aufgrund der Ausweichbewegungen mit Schmerzen reagieren. Nach einiger Zeit stehen die Rückenschmerzen im Vordergrund, während sich die Beschwerden am Fuß durch die Schonung gebessert haben oder ganz verschwunden sind. Dieses Beispiel macht deutlich, daß die eigentliche Ursache von Beschwerden nach einiger Zeit durchaus weit entfernt liegen oder in Vergessenheit geraten sein kann.

Einflüsse auf das Schmerzempfinden

Eine Reihe von Faktoren beeinflussen das Schmerzerlebnis der Patienten. Das Schmerzverhalten wird bereits in der Kindheit von den Eltern gelernt, auch das soziokulturelle Wertesystem ist von prägender Wirkung auf das Schmerzempfinden (Zimmermann 1997). Der Satz: „Ein Indianer spürt keinen Schmerz!" läßt Interpretationsmöglichkeiten in alle Richtungen offen.

Entscheidend ist auch für die Schmerzstärke, ob der Patient seinen Schmerz als etwas Unerwartetes und Unheimliches empfindet und ihm völlig hilflos gegenübersteht oder ob er den Schmerz eher als etwas Zufälliges und Vorübergehendes einordnet, das man entweder ignoriert oder durch gezielte Maßnahmen (nicht Schmerzmittel!) bekämpfen kann. Ablenkung kann ebenfalls einen Schmerz wesentlich erträglicher machen, während Einsamkeit und Schlaflosigkeit dem Patienten Gelegenheit geben, sich in den Schmerz hineinzusteigern.

Nicht nur auf der Ebene des Zentralnervensystems kann der Schmerz beeinflußt werden, sondern auch an den peripheren Schmerzsensoren. Vor allem der Sympa-

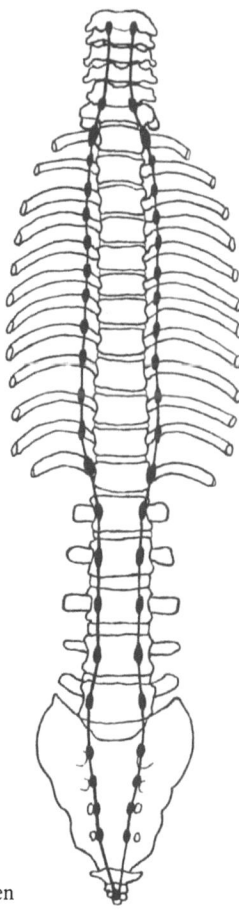

Abb. 1.1. Der Truncus sympathicus mit seinen Ganglien vor den Rippenköpfchen bzw. vor den Wirbelkörpern

thikus (Abb. 1.1) als ein Teil des vegetativen Nervensystems hat einen großen Einfluß auf die Schmerzqualität, außerdem laufen Entzündungsvorgänge unter Hyperaktivität des Sympathikus wesentlich aggressiver ab als bei normaler Sympathikusfunktion. Dies gilt nicht nur generell (z. B. erkennbar an einem Bluthochdruck), sondern kann auch auf bestimmte Körperregionen wie die oberen oder unteren Extremitäten oder den Kopf begrenzt sein. Diese Hypersympathikotonie verschlimmert durch die direkte Beeinflussung der Reizschwelle der Sensoren die Schmerzen, die wiederum aktivierenden Einfluß auf den Sympathikus haben. Dabei entsteht ein Teufelskreis, der manchmal kaum zu durchbrechen ist.

Die Kranken mit sympathikusinduzierten Schmerzzuständen finden nur selten Hilfe bei ihren wechselnden Beschwerden, da das Krankheitsbild relativ unbekannt ist. Meistens sind es die Patienten mit dicken Röntgentüten, bei denen in unregelmäßigen Abständen zahlreiche Gelenke in der Hoffnung auf Film gebannt werden, die Ursache des Schmerzes vor Ort zu entdecken. Der letzte Ausweg scheint oftmals die dauernde Einnahme von Schmerzmitteln oder Psychopharmaka oder aber der Gang zum Schmerztherapeuten, der jedoch in den meisten Fällen nur palliativ über anästhesierende Injektionen an die Sympathikusganglien Einfluß nimmt. Ein zusätzlicher therapeutischer Ansatz wäre über die Reduktion der Afferenzen denkbar, die den Regelkreis der Sympathikusirritation unterhalten, v. a. durch Behandlung von Blockierungen der Rippen-Wirbel-Gelenke und von Entzündungen innerer Organe und der Haut. Die entsprechende Behandlung kann zu einer Reduktion der Schmerzempfindlichkeit beitragen.

Die Suche nach der Schmerzursache

Das Schwierigste für jeden Untersucher und Behandler ist es, die eigentliche, primäre Ursache des Schmerzes zu finden. Hierin scheiden sich beispielsweise die Schulmediziner wesentlich von den Osteopathen: Der Schulmediziner sucht den Entstehungsmechanismus des Schmerzes zunächst dort, wo der Patient die Beschwerden angibt, während der Osteopath davon ausgeht, daß der Schmerz, v. a. bei beidseitiger Ausbildung, immer im System oder in der Mitte entstanden ist.

Wenn ein 20jähriger mit beidseitigen Knieschmerzen zum Orthopäden kommt, wird dieser zunächst beide Kniegelenke röntgen, während der Osteopath entweder den ganzen Körper nach Störungen absucht oder die Suche auf Gegenden beschränkt, die erfahrungsgemäß die Kniegelenke stören. Letzterer könnte beispielsweise feststellen, daß eine chronisch verstärkte beidseitige Muskelspannung am M. rectus femoris, ausgelöst durch eine Veränderung der Beckenkippung, den Anpreßdruck hinter der Kniescheibe erhöht und für die Schmerzen verantwortlich ist.

Tatsächlich findet man bei der Suche nach der Ursache erstaunliche Zusammenhänge. Beidseitige Schmerzen an der Innenseite beider Kniegelenke, oft als Innenbandreizung unklarer Genese „erkannt", sind mit Entzündungen von Organen im kleinen Becken vergesellschaftet (sensibles Versorgungsgebiet des N. obturatorius), und Magenerkrankungen sind, je nach Ursache, oft mit Schmerzen an der linken 7., 11. Rippe oder an der mittleren Brustwirbelsäule verbunden. Daß sich bei Kindern Hüfterkrankungen zuerst als Kniegelenkbeschwerden bemerkbar machen, ist allgemein bekannt.

Man muß als „Diagnostiker" den Mut haben, in der Ursache-Folge-Kette der Symptome mindestens einen Schritt weiter zurückzugehen. Wenn man z. B. bei der Migräne erkennt, daß die Blutgefäßsteuerung den Schmerz auslöst, sollte man nicht die Blutgefäße behandeln, sondern muß deren Steuerzentrale, nämlich die oberen sympathischen Ganglien, in das therapeutische Konzept mit einbeziehen. Andernfalls darf man sich nicht wundern, wenn die Behandlung der Migräne immer komplizierter wird, da durch die üblichen Ergotaminpräparate sogar noch eine zusätzliche Störquelle auf die Blutgefäße einwirkt. Genauso gut könnte man die Rosen im Garten mit basischem Kalk bestäuben, um zu verhindern, daß der saure Regen die Blüten und Blätter verfärbt.

Logische Überlegungen

Wenn man sich am Beispiel des Bandscheibenvorfalls einmal Gedanken zum Schmerz macht, wird man rasch einsehen, daß der Schmerz nicht im Vordergrund der Beschwerden stehen kann. Zwar werden die freien sensiblen Nervenendigungen im Bindegewebe gereizt, die durchlaufenden Bahnen für Druck, Berührung, Temperatur und Schmerz werden jedoch abgedrückt. Die logische Folge ist, daß weniger Aktionspotentiale zum Rückenmark und in die Peripherie gelangen. Weniger Aktionspotentiale bedeuten für den Muskel Schwäche, für die Berührung Hyposensibilität oder Taubheitsgefühl, für die Tiefensensibilität vermindertes Lageempfinden und Standunsicherheit und für den Schmerz Schmerzlosigkeit. Ein Prolaps wird wahrscheinlich nur in seltenen Fällen einen Teil der durchlaufenden Fasern abschwächen und einen anderen Teil erregen.

Der evtl. im Bein empfundene Schmerz ist also wesentlich wahrscheinlicher durch Irritation der Schmerzfasern im Bindegewebe des Nervs verursacht worden oder ist ein übertragener Schmerz. Dieser Schmerz kann aus vielen anderen Bereichen kommen.

Ähnlich schwierig ist es mit dem lokalen Kreuzschmerz. Ich möchte hierzu besonders auf die folgenden Krankheitsbilder verweisen, die schätzungsweise 80 % der Rückenschmerzpatienten in einer Rehabilitationsklinik abdecken:
- Erkrankungen und Störungen im Bauchraum (S. 157),
- Blockierungen (S. 106),
- somatoforme Schmerzstörung (S. 187),
- sympathikusinduzierte Schmerzzustände (S. 153),
- chronisches spinales Schmerzsyndrom (S. 151).

Diese wie auch weitere Erkrankungen lassen sich allein durch die körperliche Untersuchung mit relativ großer Sicherheit diagnostizieren.

Folgerungen

Welche praktischen Folgerungen ergeben sich daraus:
- Man sollte niemals die Röntgenbilder des Patienten vor der Untersuchung betrachten, weil man sonst Gefahr läuft, nur noch die festgestellten Röntgen-

befunde zu bestätigen und wesentliche Begleiterkrankungen zu übersehen. (Vergleichbar mit einem Autofahrer, der auf eine grüne Ampel zufährt: Er wird nur dann nach links und rechts schauen, wenn die Ampel blinkt oder ausgeschaltet ist.)

- Die Untersuchung muß in ihrem Grundschema komplett durchgeführt werden, um Mehrfacherkrankungen nicht zu übersehen. Dies ist bei einem Zeitaufwand von 3–7 min für Arzt und Patienten zumutbar.
- Das Spektrum der Schmerzursache muß wesentlich erweitert werden; die Diagnose „Bandscheibenvorfall" erklärt die Schmerzen meistens nicht.
- Der Schmerz kann manchmal auf spinaler Ebene ablaufen.
- Röntgenuntersuchungen sollten nur dann durchgeführt werden, wenn eine Verdachtsdiagnose aufgrund der klinischen Untersuchung gestellt wurde und sich die Indikation zum Röntgen daraus ergibt.
- Computertomographie und Magnetresonanztomographie sind nur sinnvoll, wenn sich aus dem Ergebnis eine Konsequenz für das weitere Vorgehen ableiten läßt. Dies wird in über 90 % der Fälle nicht zutreffen. Ein Schmerz, der durch einen angeblichen Bandscheibenprolaps ausgelöst sein soll, aber mit keinerlei Nervenkompressionssymptomatik verbunden ist, kann durch die übliche Therapie eines Bandscheibenvorfalls nicht gebessert werden.
- Der Patient muß einer ursachenbezogenen Therapie zugeführt werden. Antiphlogistika können nicht wirken, wenn keine Entzündung mehr am Schmerz beteiligt ist und der Schmerz durch Einstellungen und Verhaltensweisen des Patienten, des Umfeldes oder des Arztes unterhalten wird.
- Wenn eine Therapie über längere Zeit keine positive Wirkung zeigt, muß die Diagnose überprüft werden. Ein typisches Beispiel ist die manchmal jahrelange „Stabilisierung der Wirbelsäule" eines Patienten mit radiologisch nachgewiesener Spondylolisthese, während der Schmerz durch ganz andere Ursachen ausgelöst wurde oder unterhalten wird.

Kapitel 2
Untersuchungstechniken

Die folgende Aufstellung der Untersuchungstechniken kann keines der Standardwerke (z. B. Frisch 1991) ersetzen. Sie reicht aber in den meisten Fällen zur Stellung einer Verdachtsdiagnose aus. Das Ziel ist nicht die Vollständigkeit, sondern die Verwendbarkeit in der täglichen Praxis. Auch die aufgezählten Krankheitsbilder, für die der entsprechende Test gute Hinweise liefert, können nicht das ganze Spektrum der Möglichkeiten umfassen. Krankheiten, die nicht mit Lumbalschmerzen einhergehen, wurden nicht oder nur zu einem kleinen Teil berücksichtigt. Wichtig ist v. a. das Erlernen eines standardisierten praktischen Vorgehens, auch um nichtorthopädisch bedingte Schmerzsyndrome zu erkennen.

Auch wenn die Unterscheidung zwischen aktiven, aktiv assistierten und passiven Untersuchungen auf den ersten Blick wichtig erscheint, ist sie dennoch für die meisten der hier beschriebenen Untersuchungen entbehrlich. Erforderlich ist sie v. a. bei Erkrankungen, bei denen Muskulatur oder Arthrose eine wesentliche Rolle spielt.

Die hier verwendeten Untersuchungstechniken werden *vorsichtig* im Seitenvergleich aktiv oder aktiv assistiert ausgeführt, d. h. daß dem Patienten durch zartes Führen gezeigt wird, in welche Richtung er sich bewegen soll. Am Bewegungsende ist bei einigen Techniken das **Testen des Endgefühls** durch vorsichtiges „Nachfedern" sinnvoll, um Schmerz und Gewebespannung im Seitenvergleich beurteilen zu können. Indikation und Interpretation der Ergebnisse sind bei den jeweiligen Untersuchungstechniken erwähnt.

Zu jeder Untersuchungstechnik sind stichwortartig Krankheitsbilder aufgezählt, für die diese Technik einen positiven oder negativen Aussagewert besitzt. Wenn z. B. ein Bandscheibenprolaps klinisch ausgeschlossen wird, heißt dies nicht, daß der Patient nicht doch zufällig einen Prolaps haben könnte, sondern nur, daß er an der klinischen Symptomatik mit hoher Wahrscheinlichkeit nicht beteiligt ist. Auch hier gilt, daß es für alles eine Ausnahme geben kann!

Erklärung der Symbole:
● aussagekräftiger Test bei dem genannten Krankheitsbild,
○ Test schließt das genannte Krankheitsbild weitgehend aus.

Anamnese

Da sich ein Großteil unserer körperlichen Untersuchungstechniken nach den Angaben, besonders der Schmerzangabe, des Patienten richtet, muß auch die
Anamneseerhebung mit zu den Untersuchungstechniken gezählt werden. Für den
psychologisch oder psychosomatisch ausgerichteten Untersucher ist dies selbstverständlich. Grundsätzlich gilt: Zuhören ist besser als fragen, der Patient muß Gelegenheit haben, seine Klagen und Ängste vorzubringen.

Die Anamnese hat gegenüber der körperlichen Untersuchung entscheidende Vorteile: Sie ist schmerzfrei, schafft einen ersten guten Kontakt und damit eine Ver-
trauensbasis für die nachfolgende Untersuchung und erlaubt die unauffällige Beobachtung des Patienten. Man bekommt erste Informationen darüber, ob er sich dau-
ernd bewegen muß, Schonhaltungen einnimmt oder wie lange er sitzen kann. Außerdem, und das ist sicher das wichtigste, sagt der Patient sehr viel über die Entstehung
der Beschwerden. Die meisten Patienten haben zwar ein Kausalitätsbedürfnis, das
für psychische oder intraabdominelle Ursachen keinen Platz läßt, aber zwischen den
Zeilen ist oft sehr viel an zusätzlichen Informationen versteckt.

Selbstverständlich sollte man in der Anamnese nach der Lokalisation des Schmerzes, Ausstrahlungen, Abhängigkeit von Belastungen oder Ruhezeiten, Tag-Nacht-
Rhythmik, Zeitdauer und nach den schmerzhaften Bewegungen fragen. Ein vollständiger Abriß der Anamnese ist an dieser Stelle nicht vorgesehen, es wird auf die
ausführliche Literatur verwiesen.

Die Anamnese kann bei akut Erkrankten oft sehr kurz abgehandelt werden, aber
die häufigsten Patienten sind chronisch Leidende, die seit Monaten oder Jahren Hilfe
auf ihrem Leidensweg suchen. Prinzipiell kann man sagen, daß die Anamnese um so
ausführlicher sein sollte, je länger die Beschwerdesymptomatik bereits besteht.

Gerade beim chronisch Kranken liegt die Ursache nicht mehr allein in den körperlichen Befunden, die Anamnese sollte beim chronisch Rückenkranken grundsätzlich psychische und soziale Aspekte beinhalten.

Fast jeder Knochenbruch ist nach 3 Monaten wieder verheilt, wenn nicht ständig
das gleiche Trauma auf die gleiche Stelle einwirkt oder permanente Bewegung im
Knochenbruch vorhanden ist. Dies läßt sich z. T. auch auf die Verschleißzeichen
übertragen, die sich an der Wirbelsäule (unglücklicherweise) so oft zeigen. Zu viele
Patienten zeigen uns, daß degenerative Veränderungen allein noch keine Schmerzen
verursachen, wenn nicht zusätzliche Traumata auf sie einwirken. Das gleiche gilt für
Bandscheibenpatienten, bei denen sich manchmal Vorfälle finden, die aufgrund der
darin enthaltenen Verkalkungen viele Jahre alt sein müssen, aber vom Arzt akut für
die Beschwerden verantwortlich gemacht werden.

Relativ gute Hinweise auf Erkrankungen liefern z. B. folgende Angaben (Ausnah-
men sind möglich!):

- Schmerzen beim längeren Halten einer Position (abdominelle Ursache, bei
  Zwangshaltungen auch muskuläre Insuffizienz und degenerative Gelenkerkran-
  kungen),
- Schmerzen beim Husten, Pressen, Niesen (Erkrankung oder Störung von Organen
  im Bauchraum, seltener Bandscheibenprobleme),
- bewegungsabhängige Schmerzen (degenerative Veränderungen, Blockierungen,
  segmentale Instabilitäten),

- Dauerschmerzen ohne Beeinflussung durch Bewegungen (somatoforme Schmerzstörung),
- Schmerzzunahme in Ruhe (sympathikusbedingte Schmerzzustände, somatoforme Schmerzstörung),
- Belastungsschmerzen eines Beines in wechselnder Stärke (Erkrankung oder Störung im Bauchraum, seltener Bandscheibenprobleme, Koxarthrose),
- starke nächtliche Schmerzen (sympathikusinduziertes Schmerzsyndrom, lokale Entzündungen, Tumoren),
- Störungen in einem Dermatom, die sich von peripher nach zentral ausbreiten (Entzündungen und Tumoren an der Wirbelsäule),
- Ausstrahlung in beide Beine (sympathikusinduzierte Schmerzen, spinales Schmerzsyndrom, somatoforme Schmerzstörung),
- wechselnde oder strumpfförmige Gefühlstörungen (sympathikusbedingte Schmerzen, somatoforme Schmerzstörung),
- „Durchbrechgefühl" (segmentale Instabilität bei Spondylolisthese, Fraktur, somatoforme Schmerzstörung)
- Müdigkeit (Tumoren, somatoforme Schmerzstörung, Medikamentenmißbrauch).

Da Patienten mit schweren degenerativen Veränderungen und Anomalien nicht selten völlig schmerzfrei sind, müssen wir bei jedem Patienten mit Kreuzschmerzen eine psychosomatische Mitbeteiligung hinterfragen. Verschiedene Punkte sind für die Gesamtbeurteilung von Kreuzschmerzen so wichtig, daß nach ihnen gezielt gefragt werden muß, zumal viele Patienten nicht gern über ihre „wunden Punkte" sprechen.

Ein wichtiger Aspekt sind Störungen der zwischenmenschlichen Beziehungen bei der Arbeit oder zu Hause. Nicht selten lassen sich auch schwere Verletzungen des „inneren Rückgrates" finden oder Patienten, die ihrer Meinung nach ihr Bestes geben, von anderen aber gerade deshalb schlecht gemacht werden oder aus anderen, oft nicht einmal bekannten, Gründen isoliert oder unterdrückt werden. Auch Überlastungen, beispielsweise durch Arbeit, Haushalt und einen behinderten und pflegebedürftigen Verwandten (der sich oft für die Zuwendung nicht einmal erkenntlich zeigt), können zu lumbalen Beschwerden führen.

Psychische Ursachen für das Entstehen oder Fortbestehen von Kreuzschmerzen:
- ● Störung der zwischenmenschlichen Beziehungen bei der Arbeit oder zu Hause
- ● andauernde körperliche Überlastungen
- ● seelische Überlastungen oder Selbstüberforderungen (auch kurzfristig)
- ● körperliche und seelische Selbstvernachlässigung
- ● mangelnde Strategien im Umgang mit Ärger
- ● psychische Erniedrigungen, Verletzungen des „inneren Rückgrates"
- ● ausweglose Situationen
- ● „Freudlosigkeit" (Depression)

Besonders aussagekräftig bei:
- ● allen Krankheitsbildern!

Routineuntersuchung im Stand

Inspektion

Indikation
● Routineuntersuchung

Ausführung

Die Inspektion soll den Körper des Patienten in seiner Gesamtheit berücksichtigen, weil die Diagnose oft erst im Zusammenhang aller Befunde mit hinreichender Sicherheit gestellt werden kann. Man achte besonders auf:
- anatomische und funktionelle Beinlängendifferenz (Skoliose, Wirbelsäulen- und Beckenfehlstellung, Nervenschaden, Blockierung),
- Beckenkippung, Gesäßabflachung (Iliosakralgelenkblockierung, Koxarthrose, Bandscheibenproblematik),
- horizontaler Stand von Schultern und Becken (Seitneigungsproblematik, z. B. Prolaps, Protrusion, Blockierung in der Lendenwirbelsäule),
- Torsion von Schultern und Becken im Raum (Rotationsproblematik, z. B. Koxarthrose, Blockierung am thorakolumbalen Übergang, Iliosakralgelenk-blockierung),
- Verlauf der physiologischen Krümmungen (Osteoporose, Blockierungen, Bandscheibenproblematik),
- seitliche Krümmungen der Wirbelsäule (Skoliose, Seitneigungsproblematik, z. B. Prolaps, Protrusion, Blockierung in der Lendenwirbelsäule),
- Vergleich der Taillendreiecke: s. seitliche Krümmungen der Wirbelsäule,
- Seitenvergleich der Paravertebralmuskulatur (Skoliose, muskuläre Dysbalance),
- Vergleich der Hüftextension (Koxarthrose, Iliosakralgelenkblockierung),
- Achsen und Drehstellung der Beine (Skoliose, Iliosakralgelenkblockierung),
- Vergleich der Gesäßmuskulatur (Nervenschaden, Iliosakralgelenkblockierung),
- Vergleich der Beinmuskulatur (Nervenschaden, Gebrauchsminderung),
- Narben und Verletzungszeichen,
- Hautveränderungen (Durchblutung, Thrombosen, Sympathikus),
- Hautfältelung (Osteoporose),
- Bindegewebsschwellungen, besonders auf dem Kreuzbein (chronische Unterbauchproblematik),
- Stufen an den Dornfortsätzen (segmentale Instabilität).

Erklärung und Beurteilung

Die oben angegebenen Erkrankungen sind nur als Hinweise gedacht und umfassen nicht das ganze Spektrum der Möglichkeiten. Es sei hierzu auf die entsprechende Literatur verwiesen.

Nicht selten finden sich auch Hautveränderungen wie Pickel oder Furunkel, die einerseits durch ihr Störfeld chronische Lendenwirbelsäulenschmerzen verschlimmern können, andererseits auf chronische Prozesse hinweisen, die häufig mit einer Hyperaktivität des Sympathikus einhergehen. Ein Bindegewebskissen auf dem

Kreuzbein, insbesondere in Verbindung mit Druckschmerz, deutet auf lange bestehende Störungen im Unterbauch (z. B. Prostata, Uterus, Ovarien) hin. Auch über der Wirbelsäule zeigen sich nach langer Erkrankungsdauer im entsprechenden Bereich Bindegewebsveränderungen, z. B. als sog. Stiernacken. Die paravertebrale Muskulatur kann durch deutliches Vorspringen bereits Hinweise auf eine Instabilität der Lendenwirbelsäule liefern.

Ergänzend wäre zu bemerken, daß man ein aufgerichtetes Becken daran erkennt, daß die hinteren Spinae iliacae superiores höher liegen als die vorderen, was normalerweise nicht der Fall ist. Bei diesen Menschen fällt beispielsweise auch ein beidseits abgeflachtes Gesäß auf.

Normalbefund:
- lotrechte Statik
- seitengleiche Konturen und Muskulatur
- Haut von normaler Dicke, Farbe und Temperatur
- keine Narben

Hinweis auf folgende Krankheitsbilder bei pathologischem Befund:
- chronische Blockierungen des Iliosakralgelenkes S. 108 (einseitige Bindegewebsschwellung, einseitige Atrophie der Gesäßmuskulatur)
- Störungen im Bauchraum S. 157 (Bindegewebsschwellung auf dem Kreuzbein)
- Spondylolisthese S. 123 (sichtbare Stufe, stark vorspringende Paravertebralmuskulatur)
- Bandscheibenprotrusion S. 145 (Deviation der Lendenwirbelsäule)

Palpation

Indikation
- Routineuntersuchung

Ausführung

Der Patient steht in seiner normalen Haltung, die Arme hängen locker herab. Als wichtigstes Mittel, einen ersten körperlichen Kontakt zum Patienten herzustellen, sollte die Palpation nicht als Druckschmerzprüfung durchgeführt werden. Man streicht zunächst mit den Fingerrücken über die Haut des Rückens und registriert Wärme und „Klebrigkeit" der Haut (Abb. 2.1). Anschließend befühlt der Untersucher die Haut mit den Fingerbeeren und macht sich ein Bild von der Hautdicke, von Veränderungen in der Haut und dem Unterhautfettgewebe und von der Schmerzempfindlichkeit des Patienten (Abb. 2.2). Es folgt danach die Palpation der darunter gelegenen Muskulatur mit kreisenden Bewegungen der Finger, da sich dadurch am besten Strukturveränderungen ertasten lassen.

Die Palpation sollte sich von dem wesentlich schmerzhafteren Test der Kibler-Falte (S. 100) unterscheiden, bei dem durch Abheben einer Hautfalte Schmerz, Hautdicke und Spannung geprüft wird.

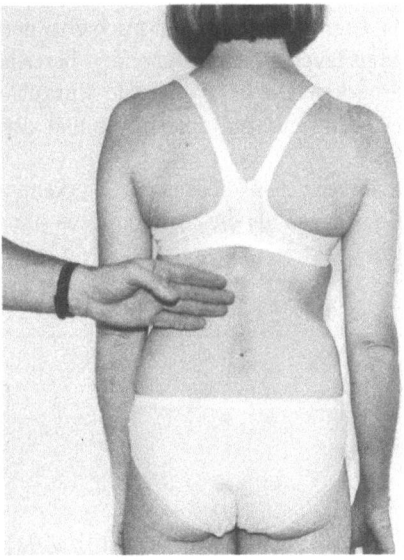 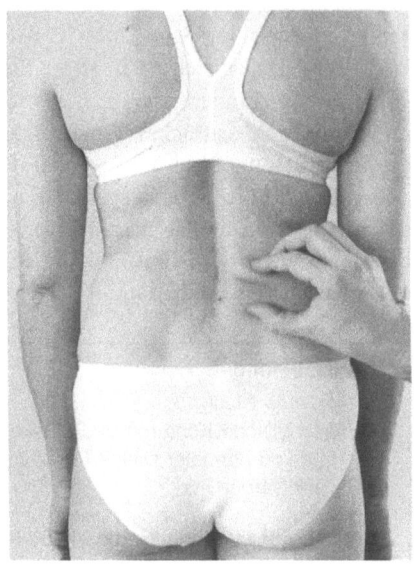

Abb. 2.1. Fühlen der Hautoberfläche durch vorsichtiges Bestreichen mit dem Fingerrücken

Abb. 2.2. Palpation der Haut zum Test der Hautdicke und Schmerzempfindlichkeit

Erklärung und Beurteilung

Wenn man ganz vorsichtig mit den Fingerrücken seitlich der Dornfortsatzreihe längs über den Rücken streicht, läßt sich mit etwas Erfahrung bereits die Lokalisation des Schmerzes finden, ohne daß die Schmerzangabe des Patienten erforderlich ist. Durch die lokalen sympathikotonen Mitreaktionen von Haut und Bindegewebe spürt man ein vermehrtes „Kleben" der Haut, das einer erhöhten Schweißproduktion entspricht, außerdem ist die Haut im erkrankten Gebiet etwas wärmer. Diese Zeichen sind auch feststellbar, wenn die Ursache der Schmerzen nicht in der Wirbelsäule, sondern im Bauchraum zu finden ist, sie fehlen jedoch bei Aggravation und Simulation.

Als weitere Bindegewebszeichen lassen sich im Unterhautfettgewebe manchmal knotige, druckschmerzhafte Verquellungen neben der Wirbelsäule oder in der Umgebung der Kreuzdarmbeingelenke finden, die auf sehr lange bestehende Probleme hinweisen.

Stoffwechselerkrankungen und Hormonstörungen können ebenfalls zu fühlbaren Veränderungen der Haut und des Unterhautgewebes führen, nicht nur in Form von sichtbaren Schwellungen wie bei der Gicht, sondern z. B. auch in Form von vermehrter generalisierter Schwitzneigung oder trockener ödematöser Haut des Patienten mit Myxödem.

Die Muskulatur kann im Segment des Schmerzes mit einem erhöhten Tonus reagieren. Sie zeigt tastbare Veränderungen und Verhärtungen der Muskelfeinstruktur (Myogelosen) oder strangförmige Verspannungen ganzer Muskelstränge. Ist der Tonus chronisch erhöht, reagiert der Muskel mit trophischen Änderungen, die sich auch bei erfolgreicher Behandlung der zugrunde liegenden Störungen nicht wieder von allein zurückbilden, sondern einer zusätzlichen Behandlung bedürfen.

Normalbefund:

- weiche, samtig glatte, nicht „klebrige" Haut
- keine tastbaren Veränderungen und Verhärtungen im Bindegewebe
- keine tastbaren Veränderungen und Verhärtungen in der Muskulatur
- normale Berührungsempfindlichkeit

Hinweis auf folgende Krankheitsbilder bei pathologischem Befund:

- segmentale Instabilität S. 126 (tastbare Stufe zwischen den Dornfortsätzen)
- muskuläre Verspannungen als Hinweis für eine Reihe von Ursachen S. 110 (Haut- und Bindegewebsveränderungen)
- chronische Erkrankungen der Haut und des Bindegewebes
- Stoffwechselerkrankungen und Hormonstörungen

Druckschmerz

Indikation
- Routineuntersuchung

Ausführung

Der Patient steht in seiner normalen Haltung barfuß auf dem Boden, die Füße sind handbreit gespreizt, die Beine gestreckt und seitengleich rotiert. Die Wirbelsäule befindet sich in ihrer physiologischen Haltung. Der Test auf Druckschmerz wird mit einem Finger über den folgenden Punkten ausgeführt:
- Dornfortsätze der Lendenwirbelsäule,
- Gegend zwischen den Dornfortsätzen (Ligg. supra- und interspinalia),
- gesamtes Kreuzbein (Abb. 2.3),
- Trochanter major beidseits,
- Spina iliaca posterior superior beidseits,
- Sulcus zwischen Kreuzbein und Spina iliaca posterior superior beidseits,
- Paravertebralmuskulatur,
- Gesäßmuskulatur unterhalb des Ursprungs am Beckenkamm.

Erklärung und Beurteilung

Die Druckschmerzangabe hängt sehr stark von der Empfindlichkeit des Patienten und dem ausgeübten Druck ab. Es gibt eine Reihe von Patienten, die bei Druck auf die Dornfortsätze und die paravertebralen Weichteile Schmerzen angeben, auch wenn sie noch keinen Schmerz verspüren. Sie sollten nicht primär als Simulanten angesehen werden, da sie den Untersucher meist nur auf den Ort aufmerksam machen wollen, an dem der Schmerz üblicherweise auftritt. Auch ängstliche Patienten melden sich gerne, bevor man die eigentlichen Schmerzpunkte erreicht.

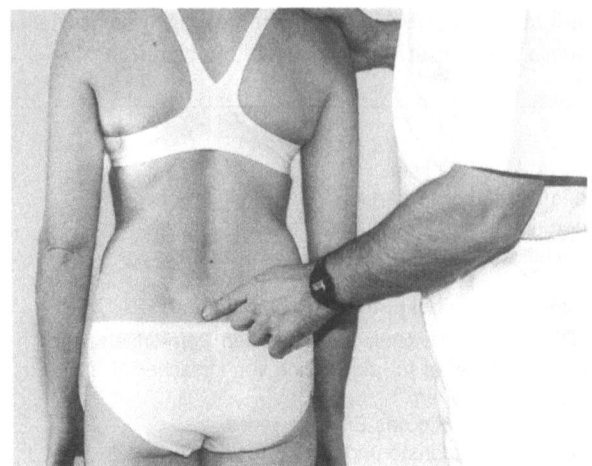

Abb. 2.3. Druckschmerzprüfung auf dem Kreuzbein

Die Druckschmerzprüfung ist somit nicht typisch für bestimmte Krankheitsbilder,
sie hilft jedoch, den Ort des Schmerzes näher zu lokalisieren und die Empfindlichkeit der Region und des Patienten festzustellen.

Es ist wichtig zu wissen, daß die Schmerzempfindlichkeit sehr stark vom vegetativen Nervensystem, besonders dem Sympathikus, beeinflußt wird. Wenn sich der
Patient oder eine Körperregion in einem hypersympathikotonen Zustand befindet,
z. B. bei chronischen Erkrankungen der Organe im Bauchraum oder Vernarbungen
nach Operationen, kann die Schmerzempfindlichkeit wesentlich gesteigert sein. Es
finden sich dann weitere Zeichen einer gesteigerten Sympathikusaktivität mit Quellung und Druckschmerz des Bindegewebes und Überempfindlichkeit der Haut. Sie
zeigt oft schon nach der Palpation oder leichter Druckschmerzprüfung eine vermehrte Rötung.

Ein Druckschmerz auf den Dornfortsätzen der Lendenwirbelsäule ist relativ
unspezifisch, er bietet jedoch erste Hinweise auf die Höhe, in der mit Problemen
gerechnet werden muß. Bei Wirbelbrüchen ist immer ein bewegungsunabhängiger
Druckschmerz vorhanden. An blockierten Gelenken zeigt sich der Druckschmerz
oftmals erst, wenn das Gelenk in seine eingeschränkte Bewegungsrichtung geführt
wird. Die iliolumbalen Bänder liegen unter der Paravertebralmuskulatur und sind
im Stand nicht tastbar.

Ganz besonders wichtig ist der Druckschmerz des Kreuzbeins: Er ist oft ein Hinweis auf Erkrankungen der Organe im kleinen Becken, z. B. der Blase, der Ovarien,
der Gebärmutter bzw. der Prostata, des Sigma und des Rektums. Auch narbige Veränderungen und Adhäsionen können für Beschwerden verantwortlich sein. Der
Kreuzbeinregion ist in der Bindegewebsmassage die Unterleibsregion zugeordnet
(Schuh 1992).

So verursacht insbesondere die Entfernung der Gebärmutter oder der Eierstöcke
nach Jahren oft starke Druckschmerzen auf dem Kreuzbein, die besonders schwer
zu behandeln sind. Auch bei Patienten mit Blasenfunktionsstörungen, z. B. Streßinkontinenz, findet sich sehr oft eine schmerzhafte Symptomatik über dem Kreuzbein.

Dieser Schmerz wird von manchen Untersuchern nicht genügend gewürdigt, besonders, wenn sich im Bereich der Lendenwirbelsäule keine entsprechenden Verschleißzeichen zeigen. Differentialdiagnostisch ist die Unterscheidung von dem somatoformen Schmerzsyndrom schwierig, da dieses gewissermaßen „aus einer Mücke einen Elefanten macht", d. h. normalerweise kaum auffallende Symptome wesentlich verstärkt.

Man darf nicht vergessen, daß es für den Druckschmerz verschiedene Ursachen gibt: Zum einen muß der Schmerz als Reaktion innerhalb eines Dermatoms gesehen werden, zum anderen kann er im Sinne des „referred pain" verursacht worden sein. Narben im Bereich des Unterbauches, auch innere Narben, können nicht nur über die Entstehung von Verwachsungen an anderen, benachbarten Organen, sondern auch durch den chronischen Zug, den die schrumpfenden Narben über die Lamina pubosacrale am Kreuzbein verursachen, erhebliche Probleme bereiten. Glücklicherweise bieten Akupunktur, Osteopathie und Bindegewebsmassage Techniken an, mit denen diese Schmerzen manchmal erfolgreich angegangen werden können.

Normalbefund:
- kein Druckschmerz an Beckenknochen, Lendenwirbeln, Kreuzbein, Muskeln und Haut

Hinweis auf folgende Krankheitsbilder bei pathologischem Befund:
- Blockierung S. 106 (Druckschmerz auf oder zwischen Dornfortsätzen)
- Osteochondrose S. 135 (Druckschmerz auf oder zwischen Dornfortsätzen)
- aktivierte Wirbelbogengelenkarthrose S. 130 (Druckschmerz auf oder zwischen Dornfortsätzen)
- Störungen im Bauchraum S. 157 (Druckschmerz auf dem Kreuzbein und auf den Hüftbeugemuskeln)
- somatoforme Schmerzstörung S. 187 (Druckschmerz auf dem Kreuzbein und auf den Hüftbeugemuskeln, da der Schmerz in den Bauch projiziert wird)
- chronisches spinales Schmerzsyndrom S. 151 (starker Druckschmerz der ganzen Umgebung)
- sympathikusinduziertes Schmerzsyndrom S. 153 (vermehrte Hautdicke, Druckschmerz der Haut, Neigung zu vermehrter Hautrötung durch Palpationsreiz)

Klopfschmerz

Indikation
- Routineuntersuchung

Ausführung

Der Patient steht in seiner normalen Haltung barfuß auf dem Boden, die Füße sind handbreit gespreizt, die Beine gestreckt und seitengleich rotiert. Die Wirbelsäule befindet sich in ihrer physiologischen Haltung. Es gibt je nach Fragestellung 2 Möglichkeiten der Ausführung.

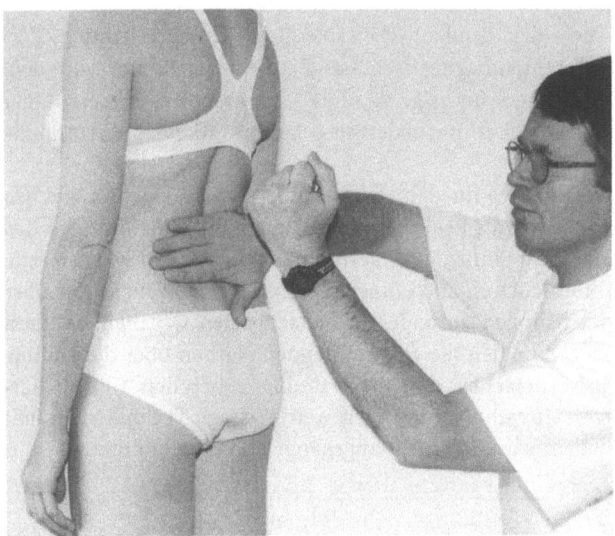

Abb. 2.4.   Vorsichtige Klopfschmerzprüfung mit der Faust

Routinemäßig sollte der Klopfschmerz im Sinne der Erschütterungsprüfung durchgeführt werden, wie in Abb. 2.4 dargestellt. Der klopfende Teil sollte nicht hart, sondern eher weich sein und keinen punktuellen Druck verursachen, damit ein evtl. vorhandener Klopfschmerz eindeutig vom Druckschmerz zu trennen ist. Bei idealer Ausführung wird eine Hand auf die Wirbelsäule gelegt und mit der Faust leicht auf die flache Hand geschlagen. Üblicherweise wird diese Technik oft auch durch direktes Beklopfen der Wirbelsäule ohne unterlegte Hand durchgeführt.

Die zweite Technik eignet sich v. a. bei Verdacht auf Osteoporose. Dabei werden die einzelnen Dornfortsätze vorsichtig mit einem Reflexhammer perkutiert.

Erklärung und Beurteilung

Wenn der Patient einen Klopfschmerz bei der Prüfung mit der Faust angibt, können sich dahinter ganz unterschiedliche Krankheitsbilder verbergen. Es ist ein Test auf Erschütterungsempfindlichkeit in doppeltem Sinn und sollte immer mit der nötigen Vorsicht ausgeführt werden.

Auf Erschütterungen reagieren zum einen diejenigen Patienten mit Schmerzen, die eine lokale Entzündung oder drohende Strukturinstabilität haben, z. B. bei Spondylitis, Spondylodiszitis oder Wirbelfraktur, zum anderen geben aber auch immer wieder Patienten einen Klopfschmerz an, bei denen sich keine Hinweise für Erkrankungen der Wirbelsäule finden. In diesem Fall können entzündliche oder andere Veränderungen im Peritoneal- oder Retroperitonealraum vorliegen, z. B. ein Nieren- oder Harnleiterstein.

Die Klopfschmerzprüfung kann auch ein Angriff auf das „innere Rückgrat" des Patienten sein, wobei der Schmerz in psychosomatischem Sinn die drohende Instabilität anzeigt. Bei ihnen ist das „innere Gleichgewicht" durch psychosoziale Streßfaktoren und Konflikte gefährdet. Es darf dabei aber nicht übersehen werden, daß empfindliche Patienten bereits einen Druck oder leichten Schlag als Schmerz empfinden. Daher sollten andere Körperregionen zum Vergleich herangezogen werden.

Die Untersuchung mit dem Reflexhammer läßt sich bei Verdacht auf Osteoporose gut verwenden. Der Patient wird typischerweise auf fast allen Dornfortsätzen einen Klopfschmerz angeben.

Normalbefund:
- kein Klopfschmerz an Beckenknochen, Lendenwirbeln und Kreuzbein

Hinweis auf folgende Krankheitsbilder bei pathologischem Befund:
- Wirbelfraktur S. 174 (Test mit der Faust schmerzhaft)
- Osteoporose S. 171 (Test mit Reflexhammer schmerzhaft)
- Bandscheibenprotrusion S. 145 (Test mit Faust und Reflexhammer schmerzhaft)
- Bandscheibenprolaps S. 148 (Test mit Faust und Reflexhammer schmerzhaft)
- somatoforme Schmerzstörung S. 187 (Test mit der Faust schmerzhaft)
- Aggravation und Simulation S. 184 (Test mit Faust und Reflexhammer schmerzhaft)

Ausschluß folgender Krankheitsbilder bei pathologischem Befund:
- ○ Blockierungen der Lendenwirbelsäule S. 106

Beinlänge und Beckenstellung

Indikation
- Routineuntersuchung

Ausführung

Zum Ausschluß funktioneller Einflüsse ist die Ausgangsposition genormt: Der Patient steht in seiner normalen Haltung barfuß auf dem Boden, die Füße sind handbreit gespreizt, die Beine gestreckt und seitengleich rotiert. Die Wirbelsäule befindet sich in ihrer physiologischen individuellen Haltung. Die Beinlängenprüfung muß immer im Stand durchgeführt werden, da sich die Messungen in Rückenlage und im Stand nicht selten unterscheiden und eine evtl. vorhandene Beinlängendifferenz für den Patienten im Liegen nicht von Bedeutung ist. Der Untersucher sollte seine Augen in Höhe der Meßpunkte haben und nach Möglichkeit horizontale Linien im Raum zum Vergleich hinzuziehen.

Zur Überprüfung der korrekten Beinlänge ist der Vergleich folgender Meßpunkte wichtig:

1. Vergleichender Stand der seitlichen Beckenkämme (Abb. 2.5). Das Becken darf im Vergleich zu den Füßen nicht rotiert und nicht zur Seite verschoben sein.

2. Höhe der hinteren Darmbeinstacheln (Abb. 2.7). Diese befinden sich in den sichtbaren Grübchen neben der Kreuzbeinbasis und werden mit beiden Daumen von unten her palpiert.
3. Höhe der vorderen Darmbeinstacheln (Abb. 2.6). Sie werden ebenfalls mit beiden Daumen am Unterrand palpiert. Sind sie schwer zu tasten, weil die ansetzende Muskulatur angespannt ist, bittet man den Patienten, sich leicht nach vorne zu neigen. Dadurch entspannen sich die ansetzenden Muskeln, und die Punkte können gut lokalisiert werden.

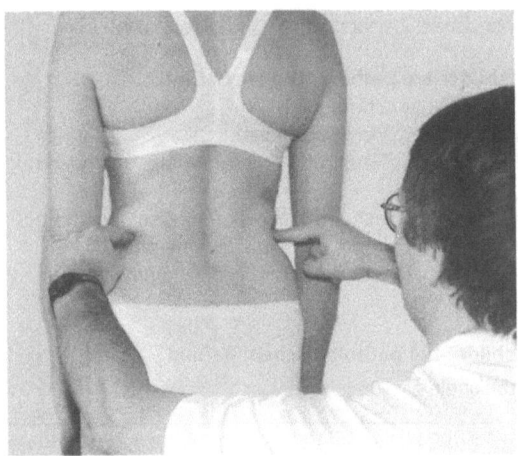

Abb. 2.5. Höhenvergleich der Beckenkämme

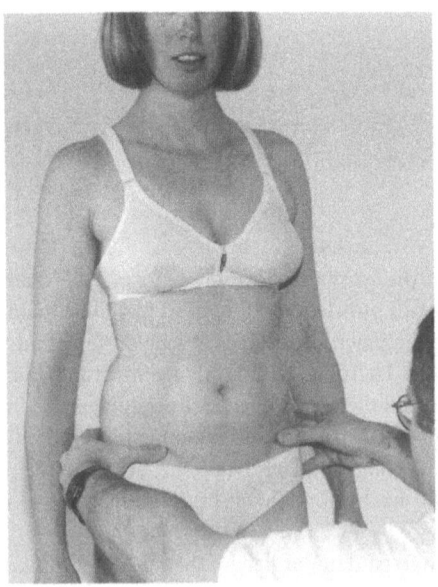

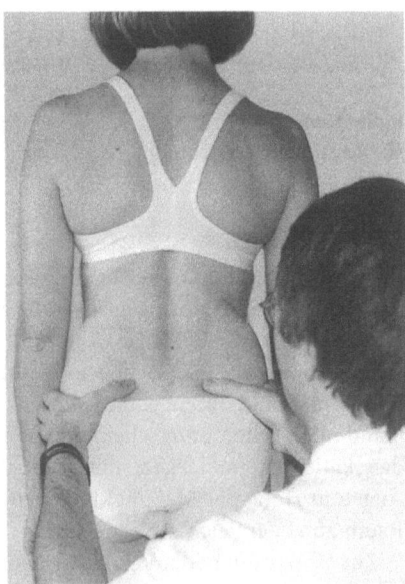

Abb. 2.6. Höhenvergleich der vorderen Spinae

Abb. 2.7. Höhenvergleich der Spinae iliacae posteriores superiores

4. Höhe der beiden Trochanter-major-Spitzen. Diese Punkte sind im Stand wegen der Anspannung der Hüftabduktoren oft schwer zu ertasten. Man findet sie, indem man von den am weitesten seitlich gelegenen Knochenvorsprüngen des Trochantermassivs nach oben palpiert, bis man den Oberrand fühlt. Alternativ kann auch der Trochanterunterrand zum Vergleich herangezogen werden, da er leichter zu tasten ist, er weist jedoch gelegentlich Höhenunterschiede im Seitenvergleich auf.
5. Stellung der Kreuzbeinbasis in maximaler Rumpfvorbeuge. Der Untersucher steht hinter dem Patienten und legt beide Daumen auf die Kreuzbeinbasis medial der Spinae iliacae posteriores superiores. Dann fordert er den Patienten auf, sich nach vorne zu beugen. Wenn das Kreuzbein horizontal steht, sind die Einflüsse über Beckenverdrehungen weitgehend ausgeschaltet. Bei einer Beinverkürzung steht dann das Kreuzbein auf dieser Seite tiefer.

Erklärung und Beurteilung

Die Prüfung der Beinlänge kann nicht ausschließlich über einen Vergleich der Beckenkämme im Stand erfolgen, da Anomalien einer Darmbeinschaufel oder Verdrehungen im Beckenbereich die Messung beeinflussen. Bereits bei einer Iliosakralgelenkblockierung könnte sich eine Fehlmessung ergeben.

Wenn die Beckenkämme ungleich hoch sind und der Vergleich der vorderen und hinteren Spinae eine auffallende Torsion der Darmbeinschaufeln gegeneinander ergibt (z. B. Spina iliaca anterior superior links höher und Spina iliaca posterior superior links tiefer als rechts), muß zunächst der Grund für die Fehlstellung im Beckenbereich gesucht und behandelt werden. Als Ursachen kommen Seitenunterschiede in der Spannung der Iliopsoasmuskulatur, der Hüftab- und -adduktoren, Skoliosen, Beinfehlstellungen, ein Senkfuß und vieles mehr in Frage. Die Verordnung einer Schuherhöhung ist jedoch nur bei tatsächlichen Verkürzungen indiziert.

Sowohl Torsionen im Beckenbereich als auch echte Beinlängenunterschiede können langfristig Kreuzschmerzen verursachen oder vorliegende andere Erkrankungen ungünstig beeinflussen: Beschwerden durch eine Wirbelbogengelenkarthrose, die zu einer erheblichen Einschränkung der Seitneigung in der Lendenwirbelsäule geführt haben, können durch einen Verkürzungsausgleich gebessert oder verschlechtert werden. In jedem Falle ist vorher zu prüfen, ob die Wirbelsäule mit Verkürzungsausgleich nach allen Seiten noch ausreichend beweglich ist.

Normalbefund:
- alle Meßpunkte seitengleich

Hinweis auf folgende Krankheitsbilder bei pathologischem Befund:
- Blockierung des Kreuzdarmbeingelenkes S. 108 (unterschiedliche Drehstellung der Darmbeine)
- echte Beinlängendifferenzen unterschiedlicher Genese (alle Punkte einseitig tiefer)
- Skoliose S. 119 (unterschiedliche Drehstellung der Darmbeine)
- Muskeldysbalance S. 111

Flexion im Stand

Indikation
● Routineuntersuchung

Ausführung

Der Patient steht in seiner normalen Haltung barfuß auf dem Boden, die Füße sind handbreit gespreizt, die Beine gestreckt und seitengleich rotiert. Die Wirbelsäule ist aufgerichtet. Wenn eine Beinlängendifferenz vorliegt, muß diese durch Brettchen- unterlagerung oder Tragen der eigenen, entsprechend zugerichteten Schuhe ausge- glichen werden.

Der Patient wird gebeten, den Kopf auf die Brust zu nehmen und sich dann nach vorn zu beugen (Abb. 2.8) Durch die Einleitung der Flexion über die Halswirbelsäule wird die Bewegung von oben eingeleitet und eine Flexion über die Hüfte unter lor- dotischer Einstellung der Lendenwirbelsäule weitgehend vermieden. Bei der Aus- führung muß darauf geachtet werden, daß die Beine gestreckt bleiben.

Bei starker schmerzbedingter Bewegungseinschränkung, v. a. in Verbindung mit einem geklagten „Durchbrechgefühl", kann es manchmal differentialdiagnostisch hilfreich sein, wenn man den Test noch einmal durchführt, während der Patient sei- nen Bauch mit beiden Händen anhebt.

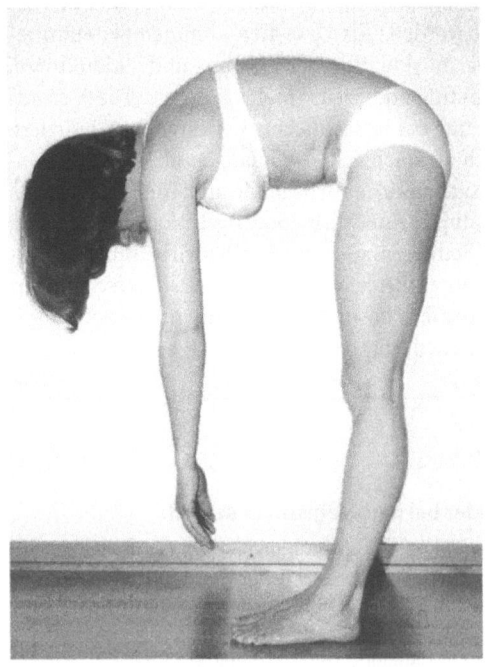

Abb. 2.8. Vorbeuge mit gestreckten Beinen

Erklärung und Beurteilung

Bei der Ausführung sollte darauf geachtet werden, ob kleine Ausweichbewegungen zur Seite erfolgen, die auf Blockierungen hinweisen. Der Bogen der Lendenwirbelsäule sollte harmonisch in leichter Kyphose enden.

Eine deutliche Bewegungseinschränkung bei guter Kyphosierbarkeit der Lendenwirbelsäule findet sich bei der somatoformen Schmerzstörung, bei Verkürzung der ischiokruralen Muskulatur und evtl. auch bei leichteren Instabilitäten. Eine weitgehende Einschränkung der Kyphosierung kann einen Prolaps oder eine Protrusion, eine segmentale Instabilität oder eine Fraktur anzeigen. Bei der somatoformen Schmerzstörung findet sich allerdings jeder Schweregrad der Schmerzen und der Bewegungseinschränkung. Bei der Skoliose ist die Flexion in bestimmten Wirbelsäulenbereichen schmerzfrei eingeschränkt, beim Morbus Bechterew und degenerativen Veränderungen stehen die Gesamtbewegungseinschränkung und bei akuten Reizzuständen die Schmerzen im Vordergrund der Symptomatik. Schwierigkeiten beim Wiederaufrichten mit Abstützreaktionen an den Oberschenkeln weisen auf eine Instabilität oder Blockierung in der Lendenwirbelsäule hin.

Die Wiederholung der Untersuchung mit angehobenem Bauch bringt manchmal als Ergebnis einen wesentlich geringeren Schmerz und eine verbesserte Beweglichkeit. Wenn die weitere körperliche Untersuchung auf eine Störung im Bauch hinweist, kann durch eine Versorgung mit einem elastischen Mieder oder durch Behandlung des Bauchraumes eine wesentliche Linderung verschafft werden. Oftmals liegt den Beschwerden aber eine somatoforme Schmerzstörung zugrunde.

Normalbefund:
- harmonische leichte Kyphose
- kein einseitiges Hervortreten der Paravertebralmuskulatur
- keine Ausweichbewegungen bei der Ausführung
- Schmerzfreiheit

Hinweis auf folgende Krankheitsbilder bei pathologischem Befund:
- Blockierungen an der Lendenwirbelsäule S. 106 (Schmerz, Ausweichbewegung)
- aktivierte Wirbelbogengelenkarthrose S. 130 (Schmerz, Bewegungseinschränkung)
- segmentale Instabilität S. 126 (Schmerz, Bewegungseinschränkung)
- Bandscheibenprotrusion S. 145 (Schmerz, starke Bewegungseinschränkung)
- Bandscheibenprolaps S. 148 (Schmerz, Bewegungseinschränkung)
- somatoforme Schmerzstörung S. 187 (starker Schmerz, Bewegungseinschränkung)
- Verkürzung der ischiokruralen Muskulatur (ziehender Schmerz an der Oberschenkelrückseite, Bewegungseinschränkung)
- Erkrankung im Bauchraum S. 157 (Schmerz und Bewegungseinschränkung geringer mit angehobenem Bauch)
- Skoliose S. 119 (Lendenwulst (Abb. 2.9), Rippenbuckel, kein Schmerz)

Ausschluß folgender Krankheitsbilder bei pathologischem Befund:
- ○ Baastrup-Phänomen (nicht Ursache der Beschwerden)

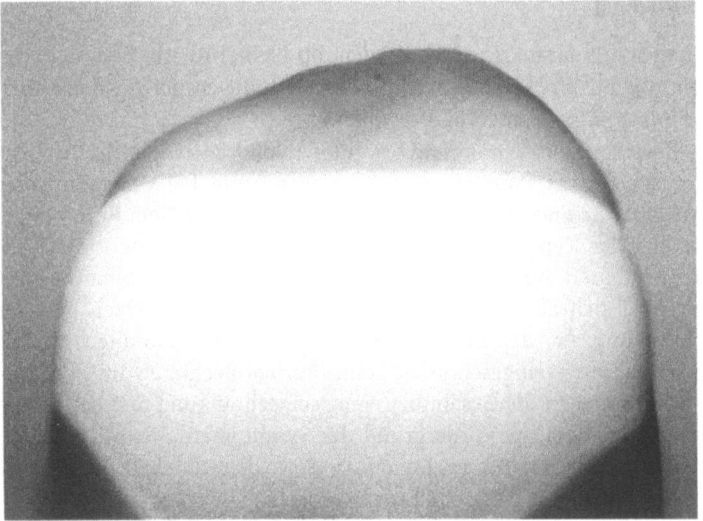

Abb. 2.9. Rechtsseitiger Lendenwulst bei Skoliose

Vorlauftest des Os ilium

Indikation
● Routineuntersuchung

Funktionelle Anatomie des Beckenringes

Das Becken stellt einen geschlossenen Ring dar, in den dorsal das Kreuzbein wie ein Keil zwischen die Darmbeinschaufeln eingepaßt ist. Dazwischen befinden sich die unregelmäßig geformten Iliosakralgelenke, die bei jedem Schritt wie auch bei Bewegungen der Wirbelsäule eine Mitbewegung zeigen (s. auch bei Iliosakralgelenkblockierung S. 108).

Ausführung

Der Patient steht in seiner normalen Haltung barfuß auf dem Boden, die Füße sind handbreit gespreizt, die Beine gestreckt und seitengleich rotiert. Die Wirbelsäule ist aufgerichtet. Vor Durchführung des Vorlauftests muß man sich eine Übersicht über die Stellung der Beckenschaufeln im Raum machen, indem die Stellung der vorderen und hinteren oberen Spinae im Seitenvergleich beurteilt wird. Seitendifferente Rotationsstellungen der Darmbeinschaufeln erlauben keine eindeutige Aussage bei diesem Test.

Bei der Ausführung des Tests legt der Untersucher beide Daumen von unten her an die Spinae iliacae posteriores superiores. Da die Haut über den Spinae bei der Vorbeuge nach kranial mitgezogen wird, muß darauf geachtet werden, daß eine

„Hautzugabe" gegeben wird, d. h. daß bereits bei der Palpation etwas Haut von unten nach oben verschoben wird, andernfalls würden die Daumen den Kontakt zu den Spinae verlieren. Ich habe mir angewöhnt, den Patienten zu bitten, erst den Kopf auf die Brust zu nehmen und sich dann nach vorn zu beugen, damit er die Bewegung von oben her einleitet. Im positiven Fall wird es zu einem zeitversetzten Wandern einer hinteren Spina nach vorne-oben kommen.

Bei positivem Testergebnis (Vorlauf auf einer Seite, Abb. 2.10) kann der Test im Sitzen auf dem Liegenrand wiederholt werden. Dadurch wird das Becken fixiert, wodurch sich Einflüsse von unten ausschalten lassen.

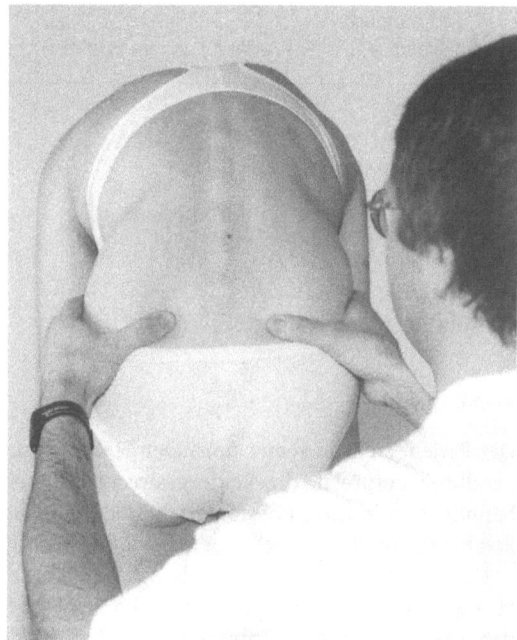

Abb. 2.10. Der linke Daumen steht höher als der rechte – Vorlaufphänomen links positiv. Ursache ist hier eine Skoliose

Erklärung und Beurteilung

Der Vorlauftest ist auf der Seite positiv, auf der die Spina iliaca posterior superior zuerst vorläuft. Wenn der Vorlauf in vorgebeugter Position nach 10–20 s wieder verschwindet, liegt eine muskuläre Ursache vor. Wenn keine Änderung eintritt, ist meist das Iliosakralgelenk die Ursache. Normalerweise liegt auf der Seite des Vorlaufes eine Blockierung des Kreuzdarmbeingelenkes oder auf der Gegenseite eine Verkürzung der ischiokruralen Muskulatur bzw. ein hypermobiles Iliosakralgelenk vor. Es ist jedoch auch eine Beeinflussung von oben her über die Hüft- und Rumpfmuskulatur, die Lendenwirbelsäule oder das Kreuzbein möglich.

Wenn sich im positiven Fall bei der Testwiederholung im Sitzen auf einer Seite immer noch ein Vorlaufphänomen zeigt, wird dies durch Störungen oberhalb der Iliosakralgelenke ausgelöst, v. a. durch Störungen in der Lendenwirbelsäule, der Kreuzbeinregion oder der weiter kranial liegenden Muskulatur.

Normalbefund:
- seitengleiches Wandern beider hinteren Darmbeinstacheln nach vorne-oben

Hinweis auf folgende Krankheitsbilder bei pathologischem Befund:
- Iliosakralgelenkblockierung S. 108 (Vorlaufen der blockierten Seite nur im Stand nachweisbar)
- einseitige Verkürzung der ischiokruralen Muskulatur („Nachlaufen" der Gegenseite, Vorlauf nur im Stand vorhanden)
- Verkürzung von weiter kranial liegenden Muskeln, z. B. M. quadratus lumborum (Vorlauf auch im Sitzen vorhanden)
- Blockierungen in der Lendenwirbelsäule S. 106 (Vorlauf auch im Sitzen vorhanden)
- Skoliose S. 119 (Vorlauf auch im Sitzen vorhanden)

Extension im Stand

Indikation
- Routineuntersuchung

Ausführung

Der Patient steht in seiner normalen Haltung barfuß auf dem Boden, die Füße sind handbreit gespreizt, die Beine gestreckt und seitengleich rotiert. Die Wirbelsäule befindet sich in ihrer physiologischen individuellen Haltung. Die Arme hängen seitlich herab, um dem Patienten eine evtl. notwendige Balancereaktion zu ermöglichen.

Der Patient wird aufgefordert, „ins Hohlkreuz zu gehen" oder „den Bauch nach vorne zu schieben". Manche Patienten zeigen bei der Ausführung Unsicherheiten, daher ist es hilfreich, wenn an der Lendenwirbelsäule ein sanfter Schub nach vorn ausgeübt wird. Gleichzeitig gibt man dem Patienten durch leichtes Anfassen einer Schulter ein gewisses Sicherheitsgefühl (Abb. 2.11).

Erklärung und Beurteilung

Wichtig bei der Beurteilung ist, ob die Lendenwirbelsäule insgesamt oder partiell in die Überstreckung gebracht werden kann und ob dabei Schmerzen auftreten. Standunsicherheiten bei der Ausführung zeugen von Koordinationsstörungen. Es sollte darauf geachtet werden, daß die Extension nicht durch eine Kniegelenkflexion vorgetäuscht wird.

Schmerzhafte Bewegungseinschränkungen finden sich regelmäßig beim Baastrup-Phänomen, bei der Wirbelbogengelenkarthrose, bei Blockierungen an der Lendenwirbelsäule, beim Bandscheibenprolaps und der Protrusion. Bei Arthrosen oder Blockierungen der Wirbelbogengelenke wird der lokale Schmerz in der Lendenwirbelsäule oft einseitig angegeben; ausstrahlende Schmerzen dabei sind selten, aber möglich.

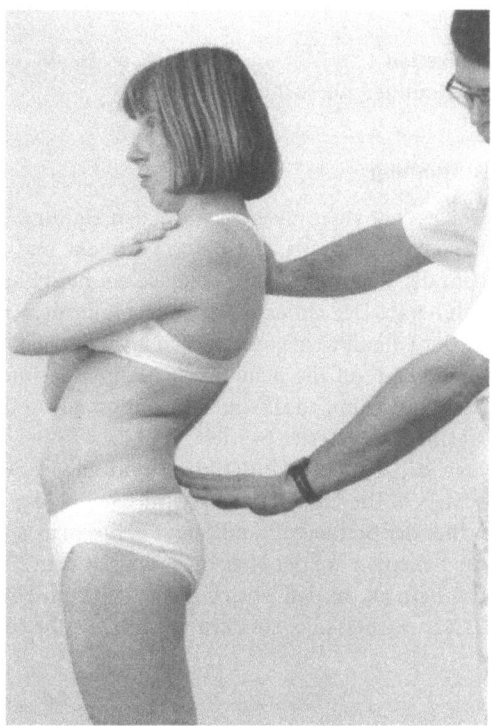

Abb. 2.11. Extension im Stand. Die Arme sind nur aus fototechnischen Gründen vorn gekreuzt

Normalbefund:
- harmonische Krümmung
- keine Ausweichbewegungen bei der Ausführung
- Schmerzfreiheit

Hinweis auf folgende Krankheitsbilder bei pathologischem Befund:
- Baastrup-Phänomen S. 140 (Schmerz, Bewegungseinschränkung)
- Wirbelbogengelenkarthrose S. 128 und S. 130 (Schmerz, Bewegungseinschränkung)
- Blockierungen an der Lendenwirbelsäule S. 106 (Schmerz, evtl. Bewegungseinschränkung)
- Bandscheibenprotrusion S. 145 (Schmerz, starke Bewegungseinschränkung)
- Bandscheibenprolaps S. 148 (Schmerz, Bewegungseinschränkung)
- Erkrankungen im Bauchraum S. 157 (Schmerz, evtl. Bewegungseinschränkung)
- muskuläre Dysbalance mit Verkürzung des M. iliopsoas S. 111 (Schmerz, evtl. Bewegungseinschränkung)
- Spinalkanalstenose S. 131 (Schmerz, Bewegungseinschränkung)
- somatoforme Schmerzstörung S. 187 (starker Schmerz, Bewegungseinschränkung)

Seitneigung im Stand

Indikation
● Routineuntersuchung

Ausführung

Der Patient steht in seiner normalen Haltung barfuß auf dem Boden, die Füße sind handbreit gespreizt, die Beine gestreckt und seitengleich rotiert. Die Wirbelsäule befindet sich in ihrer physiologischen individuellen Haltung, die Arme hängen seitlich herab. Der Untersucher steht hinter dem Patienten.

Der Patient wird gebeten, sich nach der Seite zu neigen. Dazu legt der Untersucher eine Hand auf die Schulter des Patienten und führt ihn leicht in die gewünschte Richtung (Abb. 2.12). Am Bewegungsende sollte das Endgefühl durch vorsichtiges Nachfedern getestet werden. Bei falschen Bewegungsmustern ist es hilfreich, wenn man den Patienten bittet, die Hand an der Außenseite des Beines nach unten zu schieben. Die Untersuchung wird nach beiden Seiten im Vergleich ausgeführt.

Bei der Seitneigung im Stand achte man auf Ausweichbewegungen. Oft knicken die Patienten auf der Neigungsseite mit dem Knie ein oder heben auf der Gegenseite das Bein an, so daß es sich nicht mehr um eine reine Seitneigungsbewegung in der Lendenwirbelsäule, sondern um eine Mitbewegung im Becken handelt. Auch Aus-

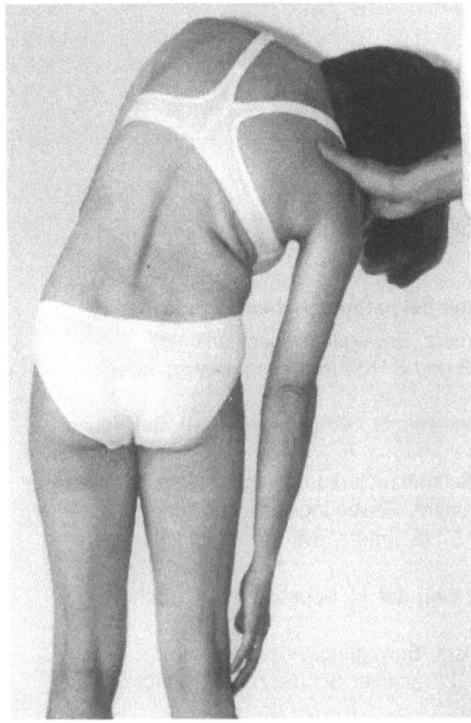

Abb. 2.12. Seitneigung im Stand, hier mit großbogiger Abflachung bei Skoliose

weichbewegungen des Beckens nach vorn oder hinten können zu einer Fehleinschätzung der Seitneigefähigkeit führen.

Erklärung und Beurteilung

Wichtig sind die harmonische Entfaltung, gewissermaßen der runde Bogen, der im Seitenvergleich beurteilt werden sollte, sowie die Schmerzangabe des Patienten.

Bei Skoliosen ist ein Seitenunterschied im Bewegungsausmaß normal, die Flexion der Wirbelsäule sollte zuvor eine asymmetrische Wulstbildung der Paravertebralmuskulatur ergeben haben. Schmerzen sind nicht typisch für eine Skoliose.

Eine starke einseitige Bewegungseinschränkung deutet auf eine Protrusion hin. Ist der Befund beiseitig sehr ausgeprägt, kann außerdem eine aktivierte Arthrose eines Wirbelbogengelenkes oder eine somatoforme Schmerzstörung vorliegen.

Leichtere schmerzhafte Bewegungseinschränkungen finden sich bei Blockierungen an der Lendenwirbelsäule, bei Arthrose der Wirbelbogengelenke, Störung im Bauchraum und Verkürzung des M. iliopsoas. Bei allen Krankheitsbildern ist die Ausführung mehr oder weniger schmerzhaft. Die Blockierung ist auch oft an einer kurzstreckigen Bewegungseinschränkung nach einer Seite gekennzeichnet.

Ein Schmerz auf der Gegenseite tritt überwiegend bei muskulären Problemen auf, v. a. des M. iliopsoas, aber auch bei Blockierungen eines Wirbelbogengelenkes in Konvergenz, also mit eingeschränkter Divergenz. Wenn der Schmerz bei erneuter Ausführung im Sitzen verschwunden ist, ist die Ursache muskulär, da die Hüftbeugemuskulatur sich nicht mehr in relativer Dehnstellung befindet.

Das Testen des Endgefühls liefert Informationen darüber, ob sich eine begrenzende Gewebespannung aufbaut oder ob der Patient die Bewegung schmerzbedingt

---

Normalbefund:
- seitengleiches Bewegungsausmaß
- keine Knickbildung oder Abflachung im Bogen
- Schmerzfreiheit

Hinweis auf folgende Krankheitsbilder bei pathologischem Befund:
- Blockierungen an der Lendenwirbelsäule S. 106 (Schmerz, Bewegungseinschränkung nach einer Seite mit kurzer Abflachung des Bogens)
- Skoliose S. 119 (Bewegungseinschränkung nach einer Seite mit deutlicher Abflachung des Bogens (Abb. 2.12), kein Schmerz)
- Arthrose der Wirbelbogengelenke S. 128 und S. 130 (Bewegungseinschränkung nach beiden Seiten, straffes Endgefühl, Schmerz)
- Bandscheibenprotrusion S. 145 (Schmerz, starke Bewegungseinschränkung)
- Bandscheibenprolaps S. 148 (Schmerz, Bewegungseinschränkung)
- Störung im Bauchraum S. 157 (schmerzhafte Bewegungseinschränkung)
- Verkürzung des M. iliopsoas S. 112 (Schmerz auf der Gegenseite, evtl. Bewegungseinschränkung)
- somatoforme Schmerzstörung, z. B. psychogene Lähmung S. 187 (Diskrepanzen bei der Untersuchung im Stehen und Liegen)
- Simulation und Aggravation S. 184 (Seitneigung schmerzbedingt kaum testbar)

ohne mechanische Ursache abbricht. Im ersten Fall wird ein federndes Nachgeben der Wirbelsäule fühlbar sein, im zweiten Fall würde die Bewegung weich weiterlaufen, das Endgefühl wird in diesem Fall als leer bezeichnet. Wenn der Patient von sich aus keine Schmerzangabe macht, sollte man ihn immer nach dem Auftreten von Schmerzen fragen, da dieses für eine beginnende Wirbelbogengelenkarthrose spricht. Bei einem fortgeschrittenen Verschleißleiden ist das Endgefühl nicht mehr federnd-weich, sondern eher straff bis fest.

Gangbild

Indikation
● Routineuntersuchung

Ausführung

Der Patient wird aufgefordert, mit bloßen Füßen im Untersuchungszimmer auf und ab zu gehen (Abb. 2.13). Der Untersucher fragt dabei nach evtl. vorhandenen Schmerzen. Beobachtet werden:
- Haltung des Rumpfes,
- Schmerz- oder Schonhinken,
- Insuffizienzhinken,
- gleichmäßige Schrittlänge,
- normales Aufsetzen und Abrollen des Fußes,
- Drehstellung der Beine,
- Störungen der Koordination bei der Mitbewegung der Arme,
- gleichmäßige gegenläufige Rotation des Beckens und des Oberkörpers.

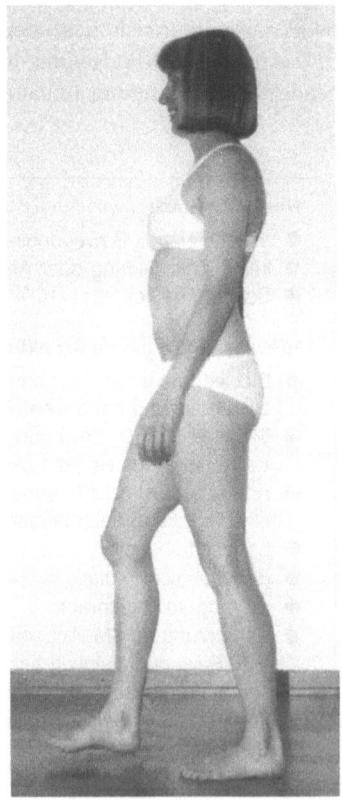

Abb. 2.13. Beobachtung des Gangbildes

Erklärung und Beurteilung

Die Überprüfung des Gangbildes läßt bereits einige Schlüsse auf die Ursache der Beschwerden zu.

Werden Belastungsschmerzen angegeben, liegen diesen oft Probleme im Bauchraum, eine Koxarthrose oder Bandscheibenprobleme zugrunde. Ein gestörter Abrollvorgang könnte auf eine Blockierung am Bein hinweisen, wobei Fibulaköpfchen und Iliosakralgelenk nicht selten gleichzeitig Störungen zeigen. Seitendifferente Schrittlängen finden sich v. a. bei Erkrankungen des Hüft- und Kniegelenkes, beidseitige Koordinationsstörungen eher bei systemischen Erkrankungen.

Beim Insuffizienzhinken ist die Belastung schmerzfrei möglich, die Muskulatur kann jedoch die Haltefunktion nicht oder nur kurze Zeit erfüllen. Dies wäre an einem Herabsinken des Beckens an der Gegenseite zu erkennen (Trendelenburg-Zeichen) und könnte Folge einer Hüfterkrankung, Hüftoperation oder neurogenen Schädigung des N. glutaeus superior sein. Lähmungen, Teillähmungen oder nicht sicher einzuordnende Gangstörungen können durch Nervenläsionen verursacht werden, aber auch Ausdruck einer somatoformen Schmerzstörung sein.

Eine unterschiedliche Drehstellung der Beine weist auf eine Störung im Kreuzdarmbeingelenk, Hüftgelenk oder in den Hüftaußenrotatoren hin, eine fehlende Mitbewegung der Arme oder fehlende Rotation des Oberkörpers spricht für eine Störung in der Wirbelsäule. Anatomische und strukturelle Veränderungen an den Beinen können das Gangbild ebenfalls verändern, sie werden wegen des fehlenden Bezugs zum Lumbalschmerz hier nicht erwähnt.

Normalbefund:
- sicheres hinkfreies Gehen
- normales Aufsetzen und Abrollen der Füße beim Abrollvorgang
- seitengleiche Schrittlänge
- seitengleiche Drehstellung des Beines

Hinweis auf folgende Krankheitsbilder bei pathologischem Befund:
- Bandscheibenprolaps S. 148 (Kraftverlust, Reflexdefizit, Taubheitsgefühl im Dermatom, Schmerz, Fehlhaltung)
- Bandscheibenprotrusion S. 145 (Schmerz, Fehlhaltung, starke Bewegungseinschränkung)
- Blockierungen an Bein oder Wirbelsäule S. 106 (Konvergenz oder Divergenz schmerzhaft eingeschränkt)
- Störungen im Bauchraum S. 157 (Druckschmerz der Hüftbeugemuskulatur)
- Koxarthrose (unterschiedliche Rotation der Beine, Flexionsstellung im Hüftgelenk)
- somatoforme Schmerzstörung S. 187 (unklare Gangstörung, z. B. bei psychogener Lähmung)

Zehengang, Hackengang, Hüpfen auf einem Bein

Indikation
● Routineuntersuchung

Ausführung

Der Patient wird aufgefordert, mit bloßen Füßen einige Schritte auf den Zehen (Abb. 2.14) und danach auf den Hacken zu gehen (Abb. 2.15). Es empfiehlt sich, dem Patienten den Zehen- und Hackengang vorzumachen, damit der Test durch Nachahmung eher unbewußt abläuft.

Bei Auffälligkeiten oder anamnestischen bzw. klinischen Hinweisen auf eine Schwäche sollte man Patienten auffordern, abwechselnd auf einem Bein zu hüpfen. In jedem Fall sollte der Patient zur Lokalisation evtl. auftretender Schmerzen befragt werden. Der Untersucher achtet v. a. auf folgende Punkte:
• sicheres hinkfreies Gangbild,
• seitengleicher Bewegungsausschlag in den Sprunggelenken,

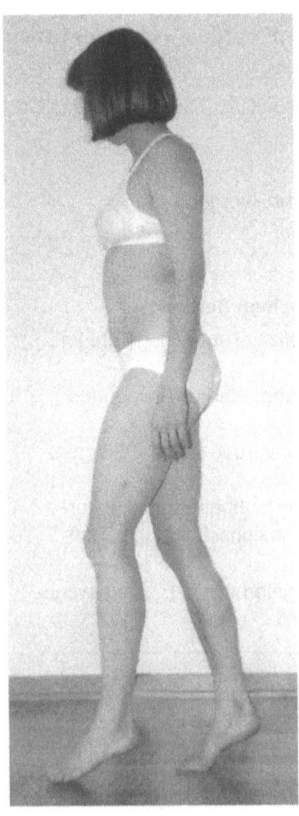

Abb. 2.14. Zehengang

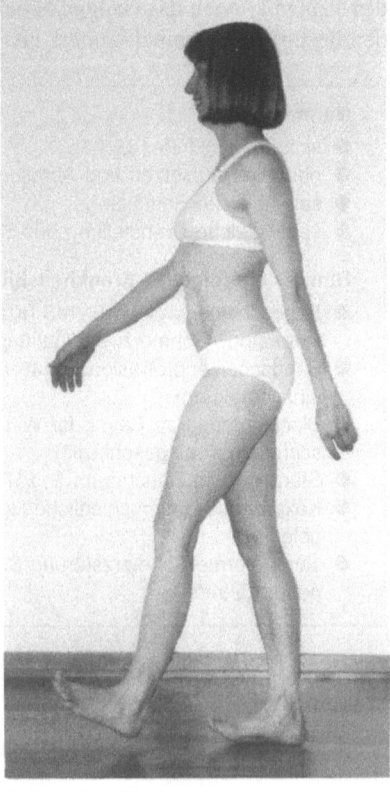

Abb. 2.15. Hackengang

- Ausweichbewegungen im Bein oder in der Wirbelsäule,
- Bewegungsausmaß in den Sprunggelenken.

Erklärung und Beurteilung

Eine Teillähmung der Muskulatur ist mit einer Kraftminderung und rascheren Ermüdbarkeit bei maximaler Belastung verbunden. Beim Zehenstand kann die Teillähmung der Fußsenkermuskulatur durchaus unerkannt bleiben, da zum einen nur das halbe Körpergewicht getragen werden muß und zum anderen das Gewicht auf beide Füße ungleichmäßig verteilt werden kann. Deshalb empfiehlt sich zumindest der Zehengang und bei fraglichen Befunden das Hüpfen auf einem Bein.

Beim Hackengang werden Erschütterungen ohne Dämpfung durch das Fußgewölbe bis in den Rücken weitergeleitet. Daher können bei stauchungsempfindlichen Krankheitsbildern (Wirbelfraktur, Prolaps, Protrusion) lokale oder ausstrahlende Schmerzen auftreten.

Erstaunlicherweise lösen auch Narben und Verwachsungen im Bauchraum manchmal Belastungsschmerzen eines Beines aus, die sich beim Zehen- oder Hackengang verstärken. Eine Schwäche findet sich dabei nicht, auch wenn das Gangbild ein Hinken zeigt. Die Ursache hierfür könnte in der veränderten Beckenstellung oder beim Hackengang in der reduzierten Dämpfungsfunktion der Füße liegen. Interessant ist auch, daß manche Patienten unter Schmerzangabe den Zehen- und Hackengang ausführen können, im Sitzen oder Liegen jedoch die Kraft nicht aufbringen, den Fuß endgradig zu heben oder zu senken. Hinter diesen Befunden verbergen sich meist Lähmungen auf dem Boden einer somatoformen Schmerzstörung (sog. psychogene Lähmung) oder aber die Simulation des Befundes. Um diese mit relativ hoher Wahrscheinlichkeit klinisch diagnostizieren zu können, ist die Kenntnis der Zugehörigkeit der Muskeln zu den entsprechenden Nervenwurzeln notwendig (s. bei Bandscheibenprolaps S. 148).

Normalbefund:
- sicheres Gehen
- kein Absinken eines Fußes
- seitengleiche Winkelstellung im Sprunggelenk
- Schmerzfreiheit

Hinweis auf folgende Krankheitsbilder bei pathologischem Befund:
- Bandscheibenprolaps S. 148 (Zehengang oder Hackengang kraftlos, evtl. Schmerz)
- Bandscheibenprotrusion S. 145 (Schmerz, Zehengang oder Hackengang evtl. abgeschwächt)
- Wirbelfraktur S. 174 (Hackengang sehr schmerzhaft)
- Störungen im Bauchraum S. 157 (Schmerzen, keine Schwäche)
- periphere Nervenlähmung (Schwäche, keine Schmerzen)
- somatoforme Schmerzstörung, z. B. psychogene Lähmung S. 187 (unklare Gangstörung, z. B. Zehen- und Hackengang gestört)
- Simulation und Aggravation S. 184 (Diskrepanzen bei der Untersuchung im Stehen und Liegen)

Hockstellung

Indikation
● Routineuntersuchung

Ausführung

Der Patient steht in seiner physiologischen Haltung barfuß auf dem Boden. Der Untersucher fordert ihn auf, ganz hinunter in die Hocke zu gehen (Abb. 2.16). Das Bewegungsausmaß kann bei einem stark bewegungseingeschränkten, verlangsamten oder klagsamen Patienten u. U. dadurch erhöht werden, daß ihm der Bewegungsablauf vorgemacht wird, da bei Nachahmung der Bewegungsvorgang eher unbewußt abläuft. Am Bewegungsende sollte immer gefragt werden, ob die Einschränkung schmerzbedingt oder durch Kraftmangel verursacht wird. Beobachtet werden v. a.:
- maximaler Beugewinkel der Kniegelenke,
- maximaler Beugewinkel der Hüftgelenke,
- Mitbewegung der Wirbelsäule, insbesondere der Lendenwirbelsäule.
- Bleiben die Fersen auf dem Boden?
- Schnelligkeit der Ausführung,
- Gewichtsverlagerung nach einer Seite,
- Sicherheit der Ausführung und Ausweichbewegungen.

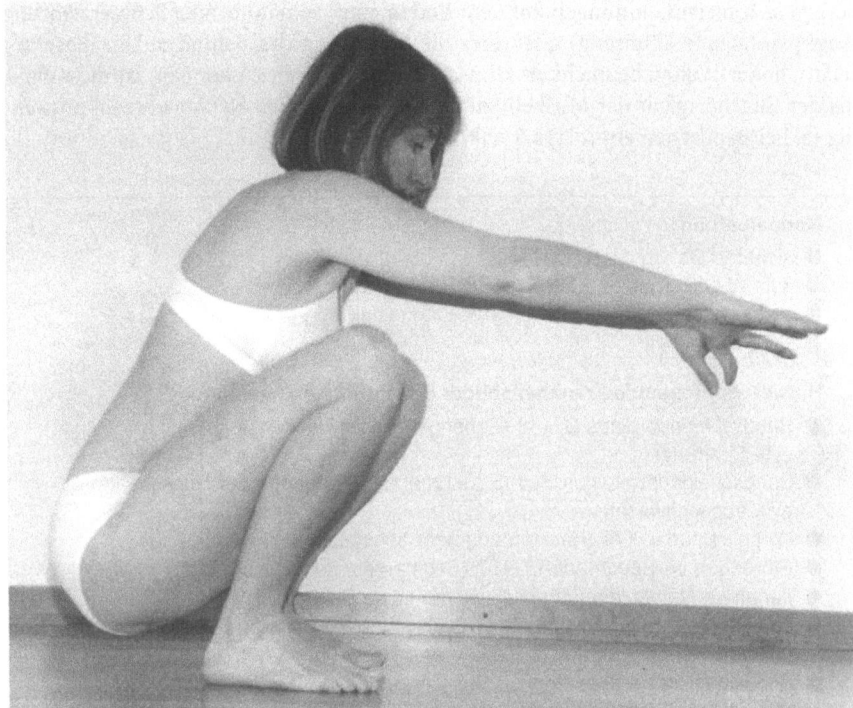

Abb. 2.16. Die Hockstellung ist endgradig möglich, die Fersen bleiben auf dem Boden

Erklärung und Beurteilung

Wenn die Hockstellung endgradig möglich ist und der Patient dabei mit beiden Fersen auf dem Boden bleibt, kann man davon ausgehen, daß wesentliche statische Probleme oder gar eine frische Bandscheibenprotrusion nicht vorhanden sind. Kommt eine Ferse früher hoch, spricht dies für eine Blockierung des Wadenbeinköpfchens oder für ein Sprunggelenkproblem.

Das gesamte Bewegungsausmaß ist wichtig, liefert es doch Hinweise für Schmerzzustände oder für degenerative Veränderungen an den Gelenken der unteren Extremitäten. Treten lediglich bei der Wiederaufrichtung Schwierigkeiten wie Schmerzen, Schwäche und Abstützreaktionen an den Oberschenkeln auf, handelt es sich meist um ein muskuläres Problem.

Man achte auch darauf, ob die Lendenwirbelsäule in der Lage ist, eine Kyphosehaltung einzunehmen, oder ob die Lendenwirbelsäule in Streckhaltung fixiert ist. Bei Stabilitätsproblemen der Wirbelsäule ist die Lendenwirbelsäule bei diesem Test im Gegensatz zum Flexionstest im Stand durchaus kyphosierbar, da die Scherkräfte und die Zug- bzw. Druckkräfte wesentlich geringer sind.

Einem Teil der Patienten wird die Einnahme der Hockstellung nicht möglich sein. Deutlich schmerzhafte Bewegungseinschränkungen finden sich bei einer Bandscheibenprotrusion oder einem Prolaps sowie bei Hüft- und Kniegelenkarthrosen. Die Frage nach der Lokalisation der Schmerzen ist hier richtungweisend. Schmerz bzw. subjektive Schwäche im Bein sprechen für eine Nervenwurzelirritation oder eine Störung im Bauchraum mit Beteiligung der Hüftbeuge- oder Kniestreckmuskulatur; bei der Irritation der Nervenwurzel steht mehr der Schmerz, bei der abdominellen Problematik mehr die Schwäche im Vordergrund. Ist die Kraft beider Beine subjek-

---

Normalbefund:
- endgradige Hockstellung möglich
- Wiederaufrichtung möglich
- Schmerzfreiheit

Hinweis auf folgende Krankheitsbilder bei pathologischem Befund:
- Bandscheibenprotrusion S. 145 (Schmerz, starke Bewegungseinschränkung, Balanceprobleme)
- Bandscheibenprolaps S. 148 (Schmerz, starke Bewegungseinschränkung, Kraftverlust, Balanceprobleme)
- Nervenwurzelreizung L 3 oder L 4 S. 142 (schmerzbedingte Kraftminderung)
- Störung im Bauchraum S. 157 (Kraftminderung, evtl. Schmerz)
- somatoforme Schmerzstörung, z. B. psychogene Lähmung S. 187 (Schmerz und Schwäche)
- Aggravation und Simulation S. 184 (extrem verlangsamte Ausführung unter starker Schmerzangabe)
- Arthrose an den unteren Extremitäten (Schmerz lokal, Bewegungseinschränkung, seitendifferenter Bewegungsablauf)

Ausschluß folgender Krankheitsbilder bei normalem Befund:
- Bandscheibenprotrusion oder -prolaps
- statische Störung

tiv vermindert, liegt die Ursache oft in einer somatoformen Schmerzstörung oder
einer Störung im Bauchraum. Für eine Aggravation ist typisch, daß die Bewegung
unter starker Schmerzangabe extrem langsam ausgeführt und am Ende in kräfte-
zehrender Position verharrt wird.

Dies gilt in ähnlicher Weise auch für die Chondropathia patellae; die beidseitige
Form wird fast immer, die einseitige Form meistens durch Probleme im Bauch, im
Becken oder in der Lendenwirbelsäule verursacht.

Ergänzungsuntersuchung im Stand

Rotation im Stand

Indikation
- starke Bewegungseinschränkung oder Bewegungsschmerzen bei Seitneigung und
  Flexion

Ausführung

Der Patient steht in seiner normalen Haltung barfuß auf dem Boden, die Füße sind
handbreit gespreizt, die Beine gestreckt und seitengleich rotiert. Die Wirbelsäule
befindet sich in ihrer physiologischen individuellen Haltung, die Arme hängen seitlich herab oder sind gekreuzt. Der Untersucher dreht den Patienten an den Schultern nach links und nach rechts, ohne ihn aus dem Gleichgewicht zu bringen
(Abb. 2.17). Geprüft werden Bewegungsausmaß und Schmerzangabe des Patienten.

Erklärung und Beurteilung

Die Rotation im Stand ist für die Lendenwirbelsäule nur wenig spezifisch, weil sie
zum überwiegenden Teil in der Brustwirbelsäule, in den Hüftgelenken, in den Gelenken zwischen Schien- und Wadenbein und in den Sprunggelenken ausgeführt wird.
Sie erhält dann Bedeutung, wenn der Patient bei den vorausgegangenen Untersuchungen im Stand über so starke Schmerzen geklagt hat, daß eine eigentliche Bewegungsprüfung kaum möglich war oder Zweifel an der Glaubwürdigkeit der Klagen
bestehen. Gibt er hierbei im Bereich der Lendenwirbelsäule oder der Kreuzbeinregion ebenfalls starke Schmerzen an, so ist der Pseudorotationstest sofort anzu-
schließen.

Schmerzen, ohne daß eine Gegenspannung fühlbar wird, sprechen für eine somatoforme Schmerzstörung oder eine Aggravation bzw. Simulation. Eine merkliche
Spannungszunahme ohne Abwehrspannung kann man bei degenerativen Veränderungen, v. a. einer fortgeschrittenen Osteochondrose, feststellen. Bei willkürlicher
Abwehrspannung handelt es sich meist um eine akute Problematik z. B. mit Bandscheibenschaden.

Wenn nur nach einer Seite Schmerzen angegeben werden, handelt es sich am ehesten um ein Problem des Abdomens, eines Hüftgelenkes oder um eine Iliosakralgelenkblockierung. Die Lokalisation der Beschwerden hilft dann weiter.

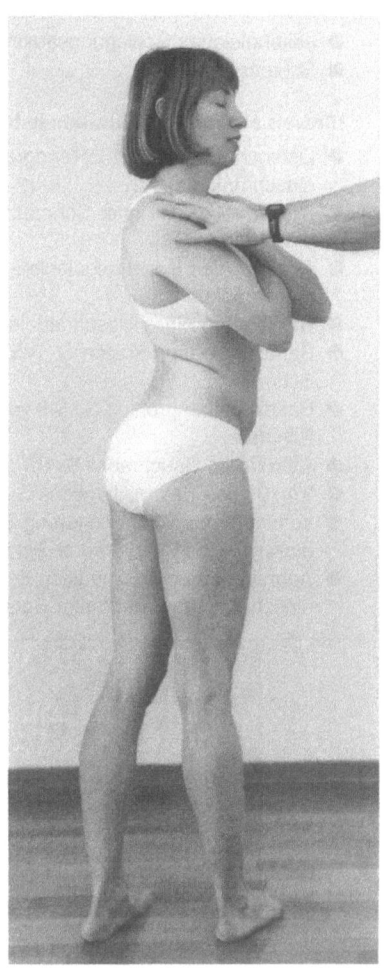

Abb. 2.17. Rotationstest im Stand. Die Arme des Patienten können auch locker herunterhängen

Dem M. psoas major kommt bei der Rotation auf Grund seines Ursprungs an den Querfortsätzen und den Wirbelkörpern vom 12. Brustwirbel bis zum 4. Lendenwirbel eine besondere Bedeutung zu, da er ein starker Gegenspieler der passiven Rotation ist und bei Verkürzung durch den rotationsbedingten Zug Schmerzen im Rücken auslösen kann. Durch seinen engen Bezug zu Problemen im Bauchraum ist die Verkürzung meist reflektorisch und kann durch die Palpation der einzelnen Hüftbeugemuskeln und des Abdomens weiter differenziert werden.

Normalbefund:
- seitengleiches Bewegungsausmaß
- Schmerzfreiheit

Hinweis auf folgende Krankheitsbilder bei pathologischem Befund:
- Osteochondrose S. 135 (endgradiger beidseitiger Schmerz, Bewegungseinschränkung)
- Koxarthrose (seitlicher Schmerz bei beide Richtungen, Bewegungseinschränkung)
- Arthrose des Iliosakralgelenkes S. 133 (Schmerz, evtl. Bewegungseinschränkung)
- Blockierung eines Iliosakralgelenkes S. 108 (Schmerz nur in eine Richtung)
- Bandscheibenprotrusion S. 145 (deutliche Bewegungseinschränkung, starker Schmerz)
- Bandscheibenprolaps S. 148 (deutliche Bewegungseinschränkung, starker Schmerz)
- Störung im Bauchraum S. 157 (schmerzhafte Bewegungseinschränkung)
- Verkürzung des M. iliopsoas S. 112 (endgradiger Schmerz, oft nur einseitig)
- somatoforme Schmerzstörung S. 187 (deutliche beidseitige Bewegungseinschränkung und starker Schmerz)
- Aggravation oder Simulation S. 184 (deutliche beidseitige Bewegungseinschränkung und starker Schmerz)

Pseudorotationstest im Stand

Indikation
- starke Bewegungseinschränkung oder Bewegungsschmerzen bei Seitneigung und Flexion

Ausführung

Der Patient steht in seiner normalen Haltung barfuß auf dem Boden, die Füße sind handbreit gespreizt, die Beine gestreckt und seitengleich rotiert. Die Wirbelsäule befindet sich in ihrer physiologischen individuellen Haltung. Die Arme hängen seitlich herab.

Beim Pseudorotationstest wird die Mitdrehung der Lendenwirbelsäule weitgehend vermieden: Der Untersucher fixiert die Unterarme des Patienten seitlich gegen das Becken und dreht den Patienten nach links und rechts, indem er die Hände des Patienten gegen die Beine drückt und dabei über die Beine die Drehung ausführt (Abb. 2.18). Dabei findet in der Lendenwirbelsäule nur eine sehr geringe Mitbewegung statt, weil die Arme die Wirbelsäule seitlich schienen (Abb. 2.19).

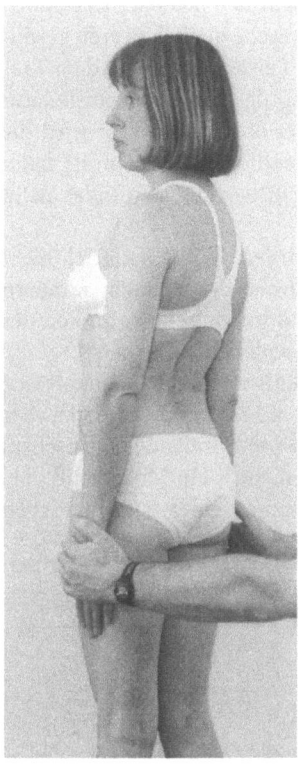

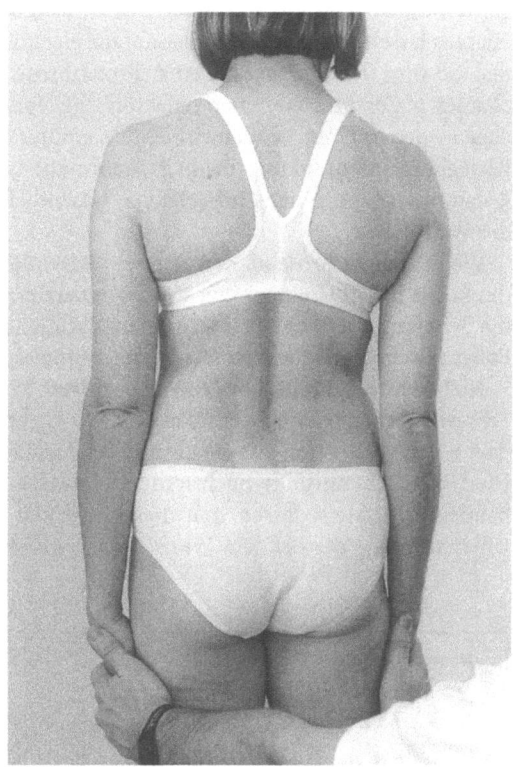

Abb. 2.18. Beckenrotationstest
mit Drehung über das Becken

Abb. 2.19. Beckenrotationstest, minimale Mitbewegung
der Lendenwirbelsäule

Erklärung und Beurteilung

Der Name „Pseudorotationstest" soll darauf hindeuten, daß dieser Test für den Patienten eine Wirbelsäulendrehung simuliert, die in Wirklichkeit nur in geringem Maße vorliegt.

Werden Schmerzen in der Lendenwirbelsäule angegeben, wird die Ursache nur in seltenen Fällen wirklich in der Lendenwirbelsäule liegen. Da die Drehung hauptsächlich im Bereich der Beine erfolgt, kann der Schmerz durch eine Einschränkung der Drehfähigkeit in diesen Gelenken ausgelöst worden sein. In Frage kommen degenerative Veränderungen oder Blockierungen an den Iliosakralgelenken, Hüftgelenken, Tibiofibulargelenken und an den unteren Sprunggelenken, aber auch Zug an der Hüftmuskulatur, v. a. an den Hüftbeugemuskeln. Bei diesen gibt es direkte und indirekte Ursachen: Direkt schmerzauslösend ist der Zug an der schmerzhaft verspannten Muskulatur, indirekt der Zug am Nervensystem (Plexus lumbalis), welches den Muskeln direkt benachbart ist. In beiden Fällen sollte man an Störungen im Bauchraum, aber auch an somatoforme Schmerzstörungen denken. Leider werden diese Zusammenhänge oft nicht erkannt.

Wichtig ist bei diesem Test der Ort, an dem der Patient den Schmerz empfindet. Hieraus lassen sich gute Hinweise auf die eigentliche Ursache der Schmerzen gewinnen. So wird der Schmerz bei einer Koxarthrose in der Leiste oder hinter dem Trochanter major und bei einer reflektorische Verkürzung der Hüftbeugemuskulatur eher in der unteren Lendenwirbelsäule empfunden. Bei der Koxarthrose wird die Bewegungseinschränkung beim Pseudorotationstest deutlicher ausfallen als beim Rotationstest, da in den Hüftgelenken wesentlich mehr Bewegung stattfindet als in der Wirbelsäule.

Wenn eine Arthrose an den unteren Extremitäten vorliegt, ist sie natürlich nicht direkt für die Entstehung von Kreuzschmerzen verantwortlich. Sekundär wandern die Schmerzen jedoch oft bis zur Wirbelsäule, da sich durch falsches Abrollen des Fußes falsche Bewegungsmuster in der Wirbelsäule einschleifen.

Nicht selten kommen bei einem positiven Testergebnis auch eine somatoforme Schmerzstörung oder eine Simulation bzw. Aggravation in Frage. Man hüte sich aber davor, jeden Patienten mit positivem Pseudorotationstest als Simulanten anzusehen. Die Untersuchung sollte noch weitere Hinweise bringen, auch ein Motiv muß vorhanden sein. Meist lassen sich diese Patienten im Rahmen einer gutachterlichen Untersuchung oder bei dem Wunsch nach Arbeitsunfähigkeit entdecken.

Normalbefund:
- seitengleiches Bewegungsausmaß
- Schmerzfreiheit

Hinweis auf folgende Krankheitsbilder bei pathologischem Befund:
- Störungen im Bauchraum S. 157 (Schmerz, evtl. schmerzbedingte Bewegungseinschränkung)
- Verkürzung des M. iliopsoas S. 112 (Schmerz, evtl. Bewegungseinschränkung)
- Koxarthrose (seitlicher Schmerz bei beide Richtungen, Bewegungseinschränkung)
- Arthrose des Iliosakralgelenkes S. 133 (Schmerz, evtl. Bewegungseinschränkung)
- Blockierung eines Iliosakralgelenkes S. 108 (Schmerz nur in eine Richtung)
- Bandscheibenprotrusion S. 145 (bessere Beweglichkeit und weniger Schmerzen als beim Rotationstest im Stand)
- Bandscheibenprolaps S. 148 (bessere Beweglichkeit und weniger Schmerzen als beim Rotationstest im Stand)
- somatoforme Schmerzstörung S. 187 (identische Bewegungseinschränkung zum Rotationstest, starker Schmerz in der Lendenwirbelsäule)
- Simulation oder Aggravation S. 184 (identische Bewegungseinschränkung zum Rotationstest, starker Schmerz in der Lendenwirbelsäule)

Ausschluß folgender Krankheitsbilder bei pathologischem Befund:
- ○ wirbelsäulenbedingte Ursache der Schmerzen

Einbeinstand mit offenen und geschlossenen Augen

Indikation
- unklare Gangstörungen
- Gleichgewichtsstörungen
- motorische Schäden an den unteren Extremitäten
- Sensibilitätsstörungen an den Füßen

Ausführung

Der Patient wird aufgefordert, auf einem Bein zu stehen und das andere etwas anzuheben (Abb. 2.20). Bei einem unsicheren Patienten sollte man in der Nähe sein, um
ihn bei Ausweichbewegungen halten zu können. Der Test wird im Seitenvergleich
durchgeführt.

Wenn der Patient mit offenen Augen den Einbeinstand hinreichend sicher ausführen kann, ist es gerechtfertigt, den Patienten auch mit geschlossenen Augen zu
testen (Abb. 2.21). Kleine Unsicherheiten wirken sich dabei wesentlich stärker aus.
Bei der Ausführung sollte man seine Arme in einem gewissen Abstand um den Patienten legen, um ihm einerseits die Angst zu nehmen, daß er fallen könne, und um
andererseits schnell genug reagieren zu können, falls der Patient das Gleichgewicht
verlieren sollte.

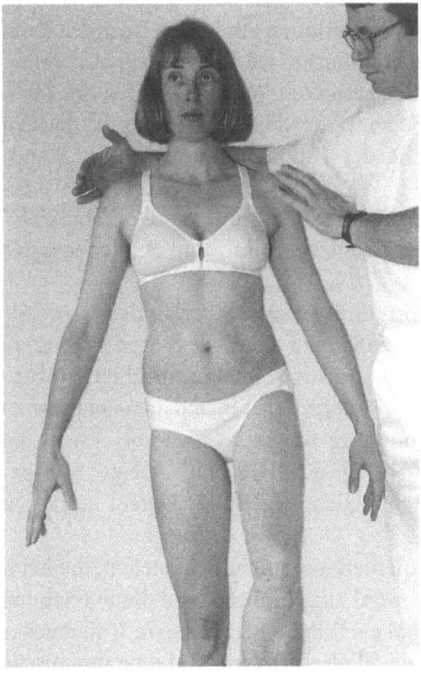
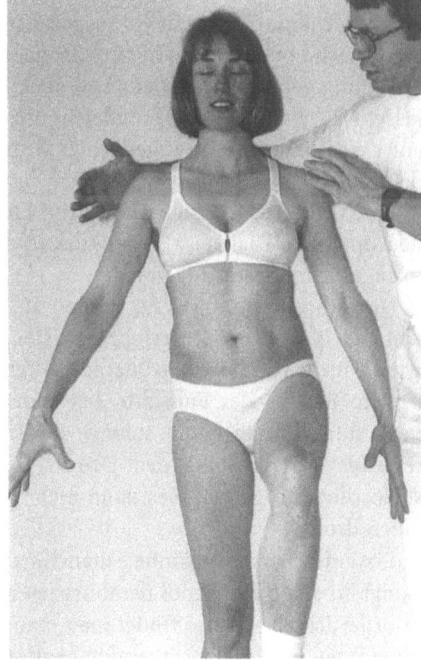

Abb. 2.20. Einbeinstand mit offenen Augen   **Abb. 2.21.** Einbeinstand mit geschlossenen
Augen

Erklärung und Beurteilung

Der Einbeinstand kann nur durchgeführt werden, wenn die Koordination mit schnellem Wechsel von Anspannung und Lockerlassen zwischen den Pro- und Supinatoren und zwischen Flexoren und Extensoren des Fußes gut funktioniert. Hierzu müssen die Nervenwurzeln L5, S1 und S2 intakt sein.

Der Schwierigkeitsgrad beim Einbeinstand läßt sich folgendermaßen steigern:
- Einbeinstand mit Schuhen auf festem Untergrund, Augen geöffnet;
- Einbeinstand barfuß auf festem Untergrund, Augen geöffnet;
- Einbeinstand barfuß auf weichem Untergrund (Teppich), Augen geöffnet;
- Einbeinstand mit Schuhen auf weichem Untergrund, Augen geschlossen;
- Einbeinstand barfuß auf festem Untergrund, Augen geschlossen;
- Einbeinstand barfuß auf weichem Untergrund, Augen geschlossen.

Eine Standunsicherheit mit Schuhen und geschlossenen Augen ist bereits bei vielen Menschen normal, wobei die koordinativen Fähigkeiten mit dem Alter zusätzlich deutlich abnehmen. Daher sollte ein auffälliger Befund nur bei Einseitigkeit verwertet werden.

Die einseitige Unsicherheit weist auf eine Muskelschwäche oder eine Störung des Reflexbogens zwischen der Propriozeption der Gelenke bzw. der Haut und der schnellen Muskelanspannung mit Wechsel zwischen Agonist und Antagonist (Pro-/Supination, Heben/Senken des Fußes) hin. Der Reflexbogen kann unter anderem gestört sein bei lähmungsbedingter Schwäche der Fußmuskulatur, Blockierungen an den Gelenken des Standbeines, z. B. des unteren Sprunggelenkes oder des Wadenbeinköpfchens, oder nach vorausgegangenen Operationen am Bein. Prinzipiell kann die Ursache bei koordinativen Störungen überall liegen, wo Gelenke zur Ausweichbewegung gebraucht werden, also auch in der gesamten Wirbelsäule. Bei der Muskelschwäche ist v. a. das Trendelenburg-Zeichen zu erwähnen, bei dem das Becken auf der Spielbeinseite wegen einer Schwäche der Hüftabduktoren auf der Standbeinseite absinkt.

Eine beidseitige Unsicherheit beim Einbeinstand kommt unter anderem bei Polyneuropathien, Diabetes, Erkrankungen des Gleichgewichtsinns und bei der somatoformen Schmerzstörung vor.

Die Störung muß nicht immer auf dem direkten Weg vorhanden sein. Sie kann auch über das Zentralnervensystem von außen auf den Reflexbogen einwirken, wie sie auch von dort korrigierend eingreifen kann wie z. B. bei Sensibilitätsstörungen im Bereich der Fußsohle, bei denen der Patient den Einbeinstand manchmal noch durchführen kann, solange die Orientierung im Raum über die Augen die fehlende Afferenz aus den Druckrezeptoren an der Fußsohle ersetzt. Mit geschlossenen Augen ist dies dann nicht mehr möglich, so daß der Patient immer zu fallen droht.

Erstaunlicherweise können manchmal Patienten auf einem Bein stehen, die beim Gangbild einen Hängefuß demonstrieren, obwohl zum Einbeinstand die Fußhebung erforderlich ist. Ebenso findet man manchmal auch Patienten, die dem Untersucher ohne irgendeine Balancereaktion in die Arme fallen. Dies weist auf eine psychische Ursache oder Mitbeteiligung der Störung hin, zumal die Balancereaktion mit Fuß oder Armen unterbewußt abläuft und nur schwer zu unterdrücken ist.

Normalbefund mit offenen Augen:
- sicherer Einbeinstand
- kleine Ausweichbewegungen

Normalbefund mit geschlossenen Augen:
- Einbeinstand möglich
- Ausweichbewegungen

Hinweis auf folgende Krankheitsbilder bei pathologischem Befund:
- Bandscheibenprolaps S. 148 (Standunsicherheit durch Muskelschwäche, Gefühlsminderung und Koordinationsstörungen)
- Bandscheibenprotrusion S. 145 (Standunsicherheit, evtl. Gefühlsminderung und Koordinationsstörungen)
- motorische Lähmung am Bein (Standunsicherheit durch Muskelschwäche und Koordinationsstörung)
- Hypästhesie an der Fußsohle (Standunsicherheit durch Koordinationsstörung)
- Blockierungen an Gelenken des Beines (Standunsicherheit durch Koordinationsstörung)
- Koordinationsstörungen nach Operationen am Bein oder an der Wirbelsäule (Standunsicherheit)
- Hüftmuskelschwäche (Absinken des Beckens)
- somatoforme Schmerzstörung S. 187 (Umfallen)

Ausschluß folgender Krankheitsbilder bei normalem Befund:
- ○ motorischer Nervenschaden am Unterschenkel (wenn Einbeinstand möglich)
- ○ sensibler Nervenschaden an der Fußsohle (wenn Einbeinstand mit geschlossenen Augen möglich)

Routineuntersuchung im Sitzen

Inspektion

Indikation
- Routineuntersuchung

Ausführung

Der Patient wird aufgefordert, sich auf die Liege zu setzen. Man achte darauf, ob zuvor im Stand festgestellte seitliche Wirbelsäulenverbiegungen auch im Sitzen nachweisbar sind und ob eine Neutralhaltung (Abb. 2.22) oder eine kyphotische Haltung (Abb. 2.23) eingenommen wird. Bei Verdacht auf eine Insuffizienz der Rückenstreckmuskulatur sollte man den Patienten auffordern, gerade sitzen zu bleiben, und ihn dann einige Minuten beobachten, ob eine Haltungsänderung mit vermehrter Kyphosierung der Brust- und Lendenwirbelsäule eintritt.

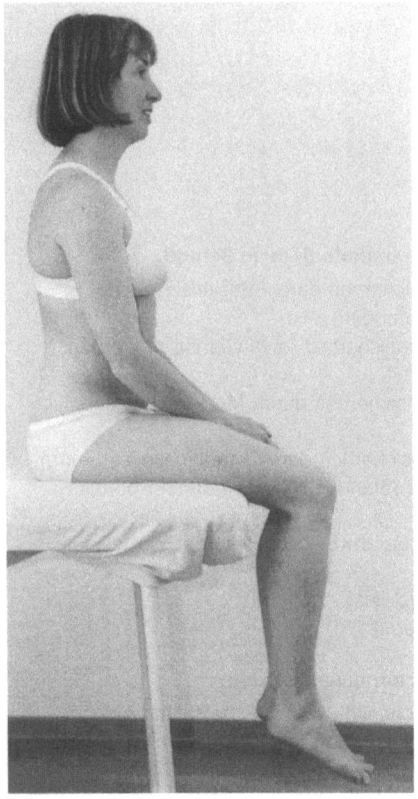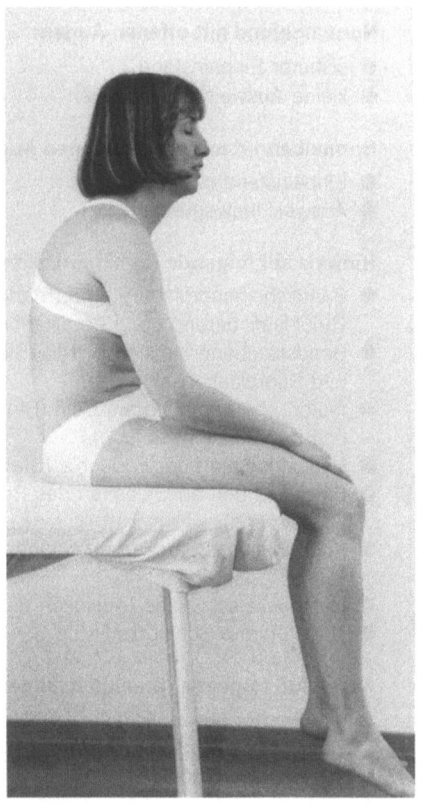

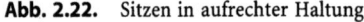

Abb. 2.22.   Sitzen in aufrechter Haltung   **Abb. 2.23.**   Sitzen in Kyphose

Erklärung und Beurteilung

Die Inspektion im Sitzen gibt Auskunft über den Zustand der Muskulatur. Wenn
zuvor im Stand festgestellte seitliche Wirbelsäulenverbiegungen im Sitzen nicht
mehr nachweisbar sind, liegt wahrscheinlich ein Einfluß über die Beinlänge oder
durch Muskelungleichgewichte im Becken-Oberschenkel-Bereich vor.

Falls die Flexion der Lendenwirbelsäule im Stand unmöglich und sehr schmerzhaft war, im Sitzen jedoch eine Kyphose möglich ist, ist die Ursache des Lumbal-
schmerzes primär nicht in einem Bandscheibenschaden zu sehen, vielmehr ist anzu-
nehmen, daß die Hüftbeugemuskeln den Schmerz in die Lenden-Becken-Region
projizieren oder die Schmerzverarbeitung zentral gestört ist.

Bei myostatischen Problemen von Kindern hat sich als ergänzende Zusatzunter-
suchung der Armvorhaltetest nach Matthiaß bewährt; er spielt jedoch bei der Analyse der Ursache von Kreuzschmerzen keine wesentliche Rolle.

Normalbefund:
- aufgerichtete Wirbelsäule
- schmerzfreies Sitzen in Kyphose möglich

Hinweis auf folgende Krankheitsbilder (Kyphose schmerzfrei möglich):
- myostatische Insuffizienz S. 113 (Zusammensinken der Haltung nach wenigen Minuten trotz Aufforderung, gerade zu sitzen)
- Erkrankung im Bauchraum S. 157 (bei der Untersuchung im Sitzen deutlich weniger Beschwerden als im Stand)
- somatoforme Schmerzstörung S. 187 (Dauerschmerz, Schmerzen bei Bewegungsprüfung in jede Richtung)

Ausschluß folgender Krankheitsbilder (wenn Kyphosierung im Sitzen möglich im Gegensatz zum Stand):
- ○ Bandscheibenprolaps als Schmerzursache

Prüfung der Muskeleigenreflexe (Achilles- und Patellarsehnenreflex)

Indikation
- Routineuntersuchung

Ausführung

Die Auslösung der relevanten Muskeleigenreflexe mit dem Reflexhammer ist allgemein bekannt und wird an dieser Stelle nicht ausführlich beschrieben. Wichtig ist, daß der Patient sich bei der Testung nicht verspannt.

Ich bevorzuge die Prüfung des Patellar- (PSR, Abb. 2.24) und Achillessehnenreflexes (ASR, Abb. 2.25) im Sitzen, da sie sich für mich sehr einfach in den Untersuchungsablauf eingliedern läßt. Wenn der ASR sich im Sitzen schwer auslösen läßt, empfiehlt es sich, den Patienten so auf der Bank knien zu lassen, daß die Füße überhängen. Der jeweils zu untersuchende Fuß wird im oberen Sprunggelenk in Rechtwinkelstellung gebracht, und es wird mit dem Reflexhammer leicht von oben auf die Achillessehne geschlagen.

Die Auslösung weiterer Reflexe, wie z. B. des Tibialis-posterior-Reflexes, ist oft schwierig und kann nur im Seitenvergleich beurteilt werden. Zur Beschreibung wird dazu auf die entsprechende Fachliteratur verwiesen.

Erklärung und Beurteilung

Ein einseitig fehlender Reflex spricht fast immer für eine Schädigung der entsprechenden Nervenwurzel oder des peripheren Nervs, der den Muskel innerviert; Ausnahme ist ein muskulärer Schaden. Bei Schädigung der Nervenwurzel liegt fast regelmäßig zusätzlich ein Sensibilitätsausfall (Taubheitsgefühl) vor, der im entsprechenden Segment lokalisiert sein muß. Berücksichtigt werden muß bei der Festlegung der Segmenthöhe des Nervenwurzelschadens, daß ein Prolaps durchaus in der Lage ist,

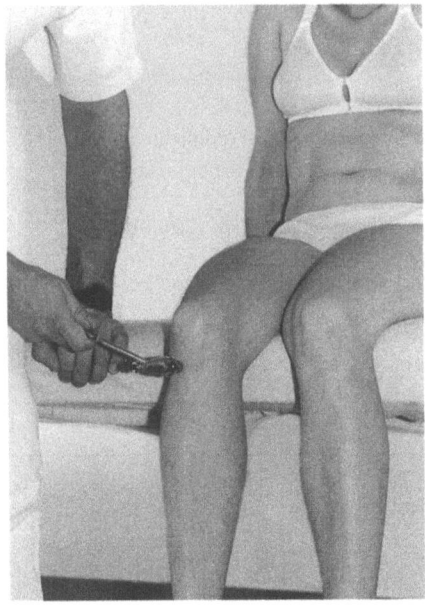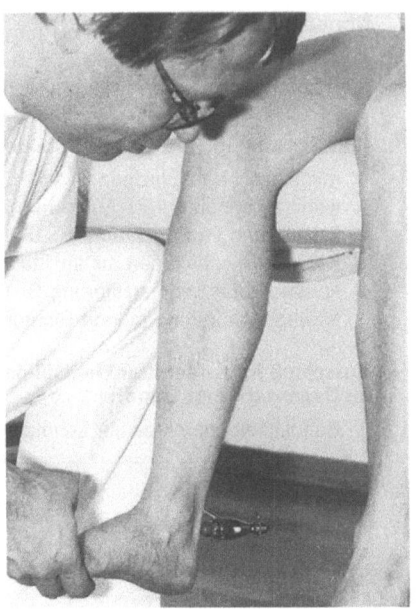

Abb. 2.24. Prüfung des Patellarsehnenreflexes im Sitzen

Abb. 2.25. Prüfung des Achillessehnenreflexes im Sitzen

eine darunterliegende Nervenwurzel zu komprimieren, da das Rückenmark etwa in Höhe des 2. Lendenwirbels endet und die Nerven bis zu ihrem Austritt aus dem Foramen intervertebrale im Rückenmarkkanal verlaufen.

Es sind auch einseitige Reflexsteigerungen möglich; sie sprechen für eine Störung des Zentralnervensystems oder für eine lokale Hypersympathikotonie. Die Differenzierung zur Reflexherabsetzung der Gegenseite ist schwierig, hier hilft neben der „Eichung" des Reflexniveaus vom Masseterreflex nach unten die Suche nach anderen Zeichen wie Tonuserhöhung, Spastizität oder pathologischen Reflexen. Ich verweise hierzu auf die Lehrbücher der Neurologie.

Beidseitige Reflexabschwächungen oder -ausfälle kommen bei Polyneuropathien vor. Bandscheibenvorfälle, die beidseitig zu einer Nervenwurzelkompression führen, sind äußerst selten und gehen mit weiteren typischen Kennzeichen (Sensibilitätsverlust oder Querschnittsymptomatik) einher. Normale Reflexe schließen zwar eine Läsion des peripheren Nervs, aber nicht die Schädigung einer Nervenwurzel aus, da die Funktion z. T. auch von einer Nachbarwurzel übernommen werden kann. Als Kennreflexe bzw. Kennmuskeln für die entsprechenden Nervenwurzeln gelten:
PSR: M. quadriceps mit N. femoralis;   Nervenwurzel L3 (L4);
ASR: M. triceps surae mit N. tibialis (N. ischiadicus);   Nervenwurzel S1 (S2).

Normalbefund:
- normale Auslösbarkeit von ASR und PSR
- seitengleicher Befund
- Schmerzfreiheit

Hinweis auf folgende Krankheitsbilder bei pathologischem Befund:
- Bandscheibenprolaps S. 148 (Abschwächung oder Fehlen eines Reflexes, stark schmerzhaft eingeschränkte Beweglichkeit der Lendenwirbelsäule)
- Bandscheibenprotrusion mit Nervenkompression S. 145 (Abschwächung oder Fehlen eines Reflexes, stark schmerzhaft eingeschränkte Beweglichkeit der Lendenwirbelsäule)
- alter Nervenschaden (Abschwächung oder Fehlen eines Reflexes)
- Hypersympathikotonie, z. B. bei sympathikusinduziertem Schmerzsyndrom S. 153 oder reaktiv bei Entzündungen, Unfällen etc. (ein- oder beidseitig gesteigerte Reflexe)
- Tumoren S. 175 (Reflexabschwächung, oft segmentübergreifende neurologische Störungen)

Ausschluß folgender Krankheitsbilder bei normalem Befund:
- ○ kein Krankheitsbild kann ausgeschlossen werden!

Kniegelenkextension im Sitzen

Indikation
- Routineuntersuchung

Ausführung

Der Patient sitzt auf der Untersuchungsliege, der Rücken ist etwas aufgerichtet (nicht in Kyphose), die Unterschenkel hängen herab. Der Untersucher fordert den Patienten auf, beide Kniegelenke zu strecken (Abb. 2.26). Es ist dabei sinnvoll, beide Hände auf die Kniescheiben zu legen, wodurch der Untersucher zum einen Informationen über Reibegeräusche hinter der Kniescheibe und zum anderen der Patient das Gefühl bekommt, der Untersucher würde ausschließlich auf die Kniegelenke achten.

Erklärung und Beurteilung

Die Durchführung einer aktiven Kniegelenkextension im Sitzen, möglichst gleichzeitig an beiden Seiten, gibt Hinweise auf Reizzustände im Bereich des Ischiasnervs oder auch eine Wurzelirritation durch Protrusion oder Prolaps (Kernig-Zeichen). In diesem Fall ist die Streckung im Kniegelenk auf einer Seite nicht möglich, gleichzeitig erfolgen Ausweichbewegungen mit Rückneigung des Oberkörpers und zusätz-

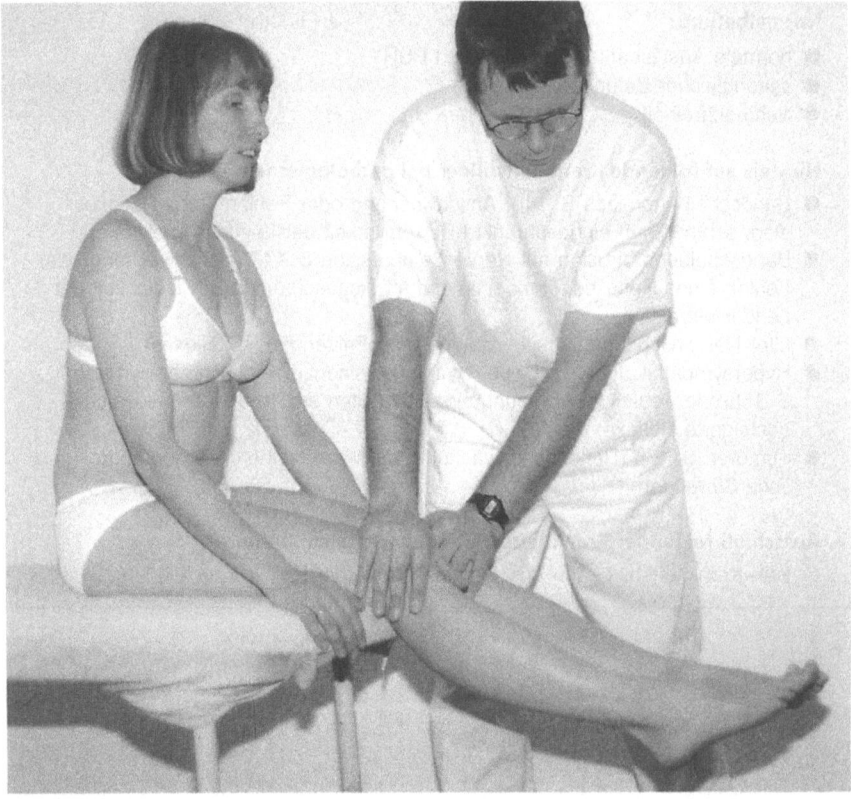

Abb. 2.26.   Kniegelenkextension im Sitzen

licher Abstützung mit den Händen. Auch eine Mobilitätsstörung des Ischiasnervs kann gelegentlich einmal vorliegen, dann sind jedoch Ausweichbewegungen mit dem Oberkörper seltener. Der Schmerz wird in diesem Fall auf der Rückseite des Beines empfunden.

Verkürzungen der Ischiokruralmuskulatur können ein- und beidseitig vorhanden sein. Einseitig lassen sie sich von Irritationen des Nervensystems unterscheiden, da die verkürzungsbedingten Schmerzen lediglich vom Sitzbeinhöcker bis zur Kniekehle ausstrahlen und nicht oberhalb oder unterhalb davon empfunden werden. Wenn eine einseitige Muskelverkürzung festgestellt wird, ist diese normalerweise nur Folge einer weiteren Störung, meist einer Blockierung des Kreuzdarmbeingelenkes.

Wenn die Untersuchung eine Schwäche bei der Kniegelenkextension zeigt, muß außerdem eine Kraftprüfung erfolgen (s. S. 65).

Normalbefund:
- Kniegelenkextension möglich
- Schmerzfreiheit
- kein Spannungsgefühl

Hinweis auf folgende Krankheitsbilder bei pathologischem Befund:
- Bandscheibenprolaps S. 148 (Einschränkung und Schmerz)
- Bandscheibenprotrusion S. 145 (Einschränkung und Schmerz)
- Nervenwurzelreizsyndrom S. 142 (Einschränkung und Schmerz)
- Mobilitätsstörung des Ischiasnervs S. 143 (Einschränkung und Schmerz im Bein)
- Muskeldysbalance S. 111 (Einschränkung ohne Schmerz)

Ausschluß folgender Krankheitsbilder bei normalem Befund:
- ○ Bandscheibenprolaps oder -protrusion als Schmerzursache
- ○ Nervenwurzelreizsyndrom
- ○ Mobilitätsstörung des Ischiasnervs

Rumpfrotation im Sitzen

Indikation
- Routineuntersuchung

Ausführung

Der Patient sitzt auf der Liege, die Wirbelsäule ist aufgerichtet, die Unterschenkel hängen herab. Der Untersucher faßt den Patienten bei den Schultern und dreht ihn sanft um seine Längsachse (Abb. 2.27). An der Bewegungsgrenze ist das Austesten eines Endgefühls durch vorsichtiges Nachfedern in Rotationsrichtung zusätzlich sinnvoll, sofern es schmerzbedingt durchführbar ist.

Wird ein endgradiger Rotationsschmerz angegeben, empfiehlt sich zum Ausschluß eines muskulären Schmerzes die isometrische Anspannung in Gegenrotation aus endgradiger Position. Wenn der Muskel sich in vorgedehnter Stellung befindet, kann die isometrische Anspannung gegen Widerstand mit einer Zunahme der Dehnschmerzen oder zumindest mit einem vermehrten Spannungsgefühl im Muskel verbunden sein. Am Bewegungsende wird der Patient an den Schultern fixiert und gebeten, sich wieder zurückzudrehen.

Erklärung und Beurteilung

Die Stellung der Gelenkflächen, die im Bereich der Lendenwirbelsäule fast senkrecht stehen und nach hinten divergieren, lassen eine rotatorische Bewegung nur zu, wenn der Drehpunkt in Dornfortsatznähe liegt und sich die Wirbelkörper gegeneinander

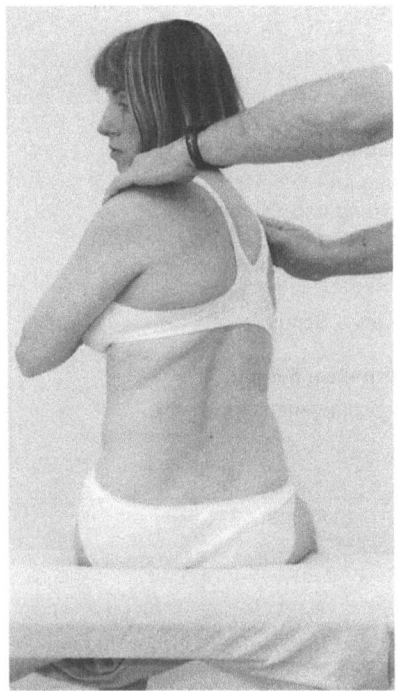

Abb. 2.27. Rotation im Sitzen

verschieben (s. Abb. 3.1). Dies bedeutet, daß im Bereich der Bandscheibe dabei die größten Scherkräfte wirksam werden, so daß die Rotation der beste Test für die Bandscheibenschädigung darstellt.

Ein Patient mit Osteochondrose wird sowohl bei Rotation nach links als auch nach rechts über Schmerzen klagen, zumindest bei endgradiger Provokation durch Testen des Endgefühls. Wenn die Rotation schmerzfrei durchführbar ist, ist auch eine evtl. vorhandene Osteochondrose ohne klinische Relevanz.

Schmerzen finden sich auch bei einer aktivierten Wirbelbogengelenkarthrose, wobei der Schmerz, wenn er lokalisierbar ist, sowohl bei einseitiger als auch bei beidseitiger Rotation auftreten kann.

Bei Blockierungen ist der Rotationstest meist nicht schmerzhaft, da die Blockierung im Wirbelbogengelenk lokalisiert ist, diese aber durch die Drehung nicht in eine Endstellung (Konvergenz oder Divergenz) gebracht werden.

Beim Baastrup-Phänomen kann gelegentlich auch einmal die Rotation nach einer Seite in Extensionsstellung der Wirbelsäule schmerzhaft sein, wenn die Dornfortsätze nicht genau übereinander, sondern etwas seitlich versetzt stehen und es durch die Drehung zu einem Gegeneinanderpressen der Dornfortsätze kommt.

Wenn die isometrische Anspannung zu einer Schmerzzunahme führt, spricht dies für eine muskuläre Ursache, da die Anspannung eines verkürzten oder gereizten Muskels aus vorgedehnter Stellung mit Schmerzen verbunden ist.

Normalbefund:
- seitengleiches Bewegungsausmaß
- Schmerzfreiheit
- Schmerzfreiheit bei Test des Endgefühls

Hinweis auf folgende Krankheitsbilder bei pathologischem Befund:
- Osteochondrose S. 135 (Schmerz, evtl. Einschränkung)
- aktivierte Wirbelbogengelenkarthrose S. 130 (Schmerz und Einschränkung)
- Bandscheibenprotrusion S. 145 (Schmerz und Einschränkung)
- Bandscheibenprolaps S. 148 (Schmerz und Einschränkung)

Ausschluß folgender Krankheitsbilder bei normalem Befund:
- ○ Osteochondrose als Schmerzursache
- ○ Bandscheibenprolaps und -protrusion als Schmerzursache

Ergänzungsuntersuchung im Sitzen

Flexion im Sitzen

Indikation
- bei eingeschränkter oder schmerzhafter Flexion im Stand

Ausführung

Der Patient sitzt auf der Liege, die Wirbelsäule ist aufgerichtet, die Unterschenkel hängen herab. Man fordert den Patienten auf, den Kopf auf die Brust zu nehmen und sich nach vorn zu beugen (Abb. 2.28). Die Arme sollten zwischen den Beinen nach unten geführt werden. Man beobachtet die Entfaltung der Wirbelsäule und das gesamte Bewegungsausmaß im Vergleich zur Flexion im Stand. Bei der Wiederaufrichtung wird auf Ausweichbewegungen geachtet.

Erklärung und Beurteilung

Die meisten Patienten haben auch bei endgradiger Flexion im Sitzen keine Beschwerden in der Lendenwirbelsäule, da die Kräfteverhältnisse, die auf die Bewegungssegmente einwirken, wesentlich geringer sind als im Stand. Auch wenn hierbei keine Schmerzen auslösbar sind, ist das Vorliegen einer Wirbelsäuleninstabilität im Sinne der Spondylolisthese oder der Osteochondrose möglich.

Die Flexion im Sitzen ist beim Vorliegen eines Bandscheibenvorfalles oder einer akuten Bandscheibenprotrusion nicht möglich, da auch hierbei der Druck der Bandscheibe in Richtung des hinteren Längsbandes bzw. der Nervenwurzel verstärkt wird. Es gibt unterschiedliche Ansichten, ob sich der Nucleus pulposus bei der Flexion nach ventral oder nach dorsal bewegt. Wenn jedoch der Anulus fibrosus der Bandscheibe dorsal beschädigt ist, wird der Nucleus immer die Tendenz haben, nach dorsal „auszubrechen".

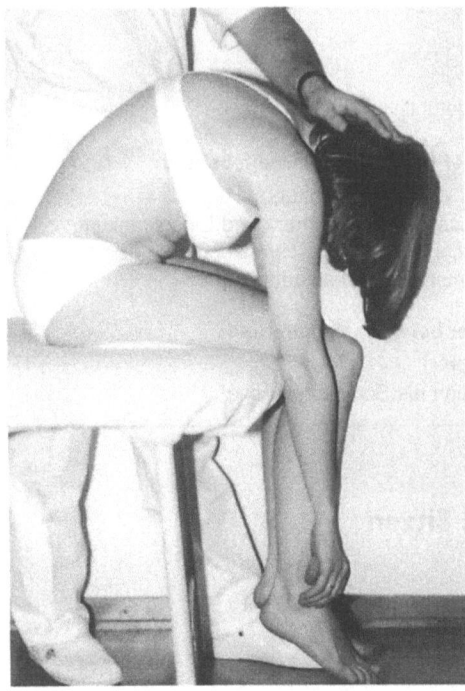

Abb. 2.28. Flexion im Sitzen

Normalbefund:
- schmerzfreie Kyphose möglich
- harmonischer Bogen mit gleichmäßiger Entfaltung der Wirbelsäule

Hinweis auf folgende Krankheitsbilder bei pathologischem Befund:
- Bandscheibenprolaps S. 148 (Fehlhaltung, Schmerz und Bewegungs-einschränkung)
- Bandscheibenprotrusion S. 145 (Fehlhaltung, Schmerz und Bewegungs-einschränkung)
- aktivierte Wirbelbogengelenkarthrose S. 130 (Schmerz, evtl. Bewegungs-einschränkung)
- somatoforme Schmerzstörung S. 187 (Dauerschmerzen)
- Aggravation und Simulation S. 184 (Flexion deutlich schmerzhaft eingeschränkt)

Hinweis auf folgende Krankheitsbilder bei normalem Befund (bei pathologischer Prüfung im Stand):
- Erkrankung oder Störung im Bauchraum S. 157
- Muskeldysbalance mit Verkürzung der ischiokruralen Muskulatur S. 111

Ausschluß folgender Krankheitsbilder (Kyphose möglich):
- Bandscheibenprolaps oder Bandscheibenprotrusion als Ursache

Eine Konvergenzblockierung im Wirbelbogengelenk (das Gelenk kann nicht in Divergenz, d. h. auseinander, gleiten, es steht in Konvergenz blockiert; s. auch bei Blockierungen an der Lendenwirbelsäule, S. 106) macht sich unter anderem in einer schmerzhaften und evtl. leicht eingeschränkten Flexion bemerkbar, die sowohl im Sitzen wie im Stehen nachweisbar ist. Für die Divergenzblockierung gilt entsprechendes in Gegenrichtung.

Der Patient mit Morbus Baastrup oder engem Spinalkanal wird die Flexionsstellung gerne einnehmen, da dadurch die Schmerzen beseitigt bzw. reduziert werden. Dagegen wird ein Patient mit Aggravationstendenz oder somatoformer Schmerzstörung bei allen Bewegungen Schmerzen ohne wesentlichen Unterschied zwischen Sitzen und Stehen angeben.

Bei einer erheblichen Verkürzung der Rückenstreckmuskulatur bestehen allenfalls mäßige paravertebrale Schmerzen.

Extension im Sitzen

Indikation
● bei eingeschränkter oder schmerzhafter Extension im Stand

Ausführung

Der Patient sitzt in seiner individuellen Haltung auf der Liege, die Unterschenkel hängen herab. Man fordert ihn auf, eine Hohlkreuzposition einzunehmen bzw. „den Bauch nach vorn zu schieben". Zur korrekten Durchführung sollte man ihn durch Führung an der Schulter und leichten Schub im Bereich der mittleren Lendenwirbelsäule in die gewünschte Position bringen (Abb. 2.29). Wenn möglich, sollten Schmerz und Endgefühl durch vorsichtiges Nachfedern getestet werden.

Erklärung und Beurteilung

Man achte v. a. auf Ausweichbewegungen und auf das Erreichen einer endgradigen Extension. Die Einnahme dieser Position ist bei einem Patienten mit relativ akuten Bandscheibenproblemen nicht möglich und bei einem Patienten mit Baastrup-Phänomen endgradig schmerzhaft, evtl. auch eingeschränkt. Blockierungen in der Lendenwirbelsäule in Flexion (Einschränkung der Extension bzw. der Konvergenz im Wirbelbogengelenk) führen zu Extensionsschmerzen mit unterschiedlicher Einschränkung. Leichte Ausweichbewegungen sind möglich und weisen auf eine Blockierung in der Lendenwirbelsäule hin.

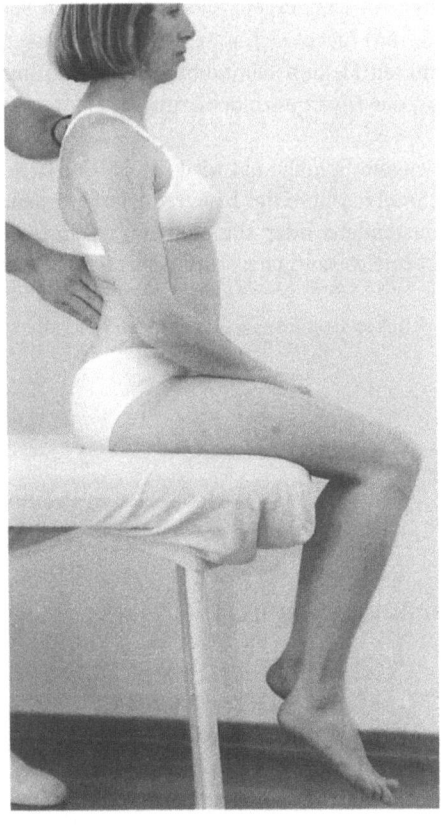

Abb. 2.29. Extension im Sitzen

Normalbefund:
- endgradige Extension möglich
- Schmerzfreiheit

Hinweis auf folgende Krankheitsbilder bei pathologischem Befund:
- Bandscheibenprolaps S. 148 (Extension nicht möglich)
- Bandscheibenprotrusion S. 145 (Extension meist nicht möglich)
- Baastrup-Phänomen S. 140 (Extensionsschmerz)
- Wirbelbogengelenkarthrose S. 128 (Extensionsschmerz)
- Blockierung in der Lendenwirbelsäule S. 106 (Ausweichbewegung, Extensionsschmerz)

Hinweis auf folgende Krankheitsbilder bei normalem Befund (bei pathologischer Prüfung im Stand):
- Erkrankung im Bauchraum S. 157 (Entzündung, Narben, Bewegungsstörung)

Ausschluß folgender Krankheitsbilder bei normalem Befund:
- ○ Bandscheibenprolaps als Schmerzursache
- ○ aktivierte Wirbelbogengelenkarthrose

Seitneigung im Sitzen

Indikation
● bei eingeschränkter oder schmerzhafter Seitneigung im Stand
● bei eingeschränkter oder schmerzhafter Extension im Stand oder im Sitzen

Ausführung

Der Patient sitzt auf der Liege, die Wirbelsäule ist aufgerichtet (nicht in Flexion), die Unterschenkel hängen herab. Der Untersucher steht hinter dem Patienten und führt ihn nach links und rechts in die Seitneigung (Abb. 2.30). Geprüft wird das Bewegungsausmaß, die Schmerzangabe und möglichst auch das Endgefühl durch leichten federnden Druck auf die Schulter der Neigungsseite.

Wird ein endgradiger Schmerz angegeben, empfiehlt sich zum Ausschluß eines muskulären Schmerzes die isometrische Anspannung aus endgradiger Position. Am Bewegungsende wird der Patient an den Schultern fixiert und gebeten, sich wieder zurückzuneigen.

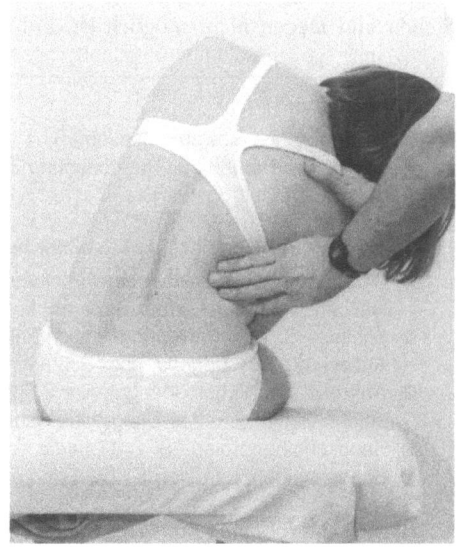

Abb. 2.30. Die Rechtsseitneigung im Sitzen ist auf Grund einer Skoliose großbogig eingeschränkt

Erklärung und Beurteilung

Schmerzhafte Bewegungseinschränkungen finden sich bei Wirbelbogengelenkarthrosen und akuten Erkrankungen der Bandscheiben. Wenn der Schmerz auf der Neigungsseite lokalisiert wird, handelt es sich meist um ein Gelenkproblem, befindet er sich auf der Gegenseite, liegt eher eine muskuläre oder abdominelle Problematik vor. Patienten mit Skoliosen zeigen einen deutlichen Unterschied im Bewegungsausmaß nach links und rechts, aber keine Schmerzen.

Blockierungen im Bereich der Lendenwirbelsäule erzeugen typischerweise nur nach einer Seite eine klinische Symptomatik, ein wesentlicher Unterschied zwischen den Befunden im Sitzen und Stehen liegt nicht vor. Entsprechend der Gelenkstellung spielt die Rotation bei der Diagnostik nur eine untergeordnete Rolle.

Erstaunlicherweise findet man bei dieser Untersuchung oft deutliche Unterschiede im Vergleich zum Befund im Stand. Nicht selten ist die Seitneigung schmerzfrei, während im Stand eine deutliche schmerzhafte Einschränkung vorliegt. In diesem Fall ist die Ursache für die Beschwerden nicht im Bereich der Lendenwirbelsäule zu suchen, sofern die Durchführung in der gleichen Extensionshaltung wie im Stand erfolgt ist. Die meisten Entzündungen im kleinen Becken (Uterus, Ovarien, Prostata, Harnblase, Appendix, Zäkum, Sigma) verursachen diesen Befund. Für die Beschwerdediskrepanz verantwortlich sind die Hüftflexoren (M. iliacus und M. psoas major) auf einer Seite oder beiden Seiten, die aufgrund der benachbarten Entzündung in ihrer Funktion eingeschränkt sind. Dies kommt im Stand wesentlich mehr zum Tragen, weil sich diese Muskeln in einer relativen Dehnstellung befinden, während sie im Sitzen entspannt sind.

Somit deutet die nur im Stand und nach einer Seite nachweisbare schmerzhafte Seitneigungseinschränkung auf einen entzündlichen Befund im Bauchraum auf der Gegenseite hin, insbesondere wenn die Schmerzen vom Patienten auf der Gegenseite im Rücken lokalisiert werden. Als Beispiel führe man sich die akute Blinddarmentzündung vor Augen, bei der oftmals eine Extension im Hüftgelenk im Stehen und Liegen nicht möglich ist und der Patient unter Palpation des rechten

---

Normalbefund:
- seitengleiches Bewegungsausmaß
- identischer Befund zur Untersuchung im Stand
- Schmerzfreiheit

Hinweis auf folgende Krankheitsbilder bei pathologischem Befund:
- Blockierungen an der Lendenwirbelsäule S. 106 (Schmerz, Bewegungseinschränkung nach einer Seite mit kurzer Abflachung des Bogens)
- Skoliose S. 119 (Bewegungseinschränkung nach einer Seite mit deutlicher Abflachung des Bogens, kein Schmerz)
- Arthrose der Wirbelbogengelenke S. 128 (Bewegungseinschränkung nach beiden Seiten, straffes Endgefühl, Schmerz)
- Bandscheibenprolaps S. 148 (starke schmerzbedingte Einschränkung)
- Bandscheibenprotrusion S. 145 (starke schmerzbedingte Einschränkung)

Hinweis auf folgende Krankheitsbilder bei reduziertem Schmerz im Vergleich zum Stand:
- Erkrankung im Bauchraum S. 157 (Entzündung, Narben, Bewegungsstörung der Organe)
- muskuläre Dysbalance mit Verkürzung der Hüftflexoren S. 111 (Schmerz auf der Gegenseite)

Ausschluß folgender Krankheitsbilder bei normalem Befund:
- ○ aktivierte Wirbelbogengelenkarthrose
- ○ Bandscheibenprolaps und -protrusion als Schmerzursache

Unterbauches schmerzbedingt seine rechte Hüfte beugt. Die Seitneigung im Stand nach links müßte in diesem Fall ebenfalls schmerzverstärkend sein.

Gelegentlich finden sich auch Befunde mit typischem Druckschmerz, die auf eine Entzündung oder andere Störungen im Bauchraum hinweisen, bei denen jedoch der entsprechende Facharzt (Gynäkologe, Urologe, Internist) keinen krankhaften Befund erheben kann. In diesen Fällen ist das Vorliegen einer osteopathischen Störung wahrscheinlich, bei der es sich um Einschränkungen der Beweglichkeit zwischen den Organen handelt, die ebenso wie Blockierungen bei entsprechender Ausbildung mit den Händen erfolgreich behandelt werden können.

Auch Narben und Verwachsungen im Bauchraum können langfristig erhebliche Beschwerden verursachen. Verantwortlich sind dafür hauptsächlich Verklebungen mit der Muskulatur (M. iliacus, M. psoas major), die zu einer Irritation der Muskeln, ihrer Ursprünge (Lendenwirbelsäule, Darmbeine) und des Kreuzbeins führen. Ebenso wird der M. psoas major auch bei primären Erkrankungen der Wirbelsäule schmerzhafte Verspannungen zeigen.

Wenn die isometrische Anspannung aus gedehnter Stellung zu einer Schmerzzunahme führt, spricht dies für eine muskuläre Ursache, da die Kontraktion eines verkürzten oder gereizten Muskels aus vorgedehnter Stellung immer mit Schmerzen verbunden ist.

Konvergenz der Wirbelbogengelenke

Indikation

- bei eingeschränkter oder schmerzhafter Extension und Seitneigung im Stand und im Sitzen
- bei Verdacht auf Erkrankung oder Blockierung eines Wirbelbogengelenkes

Funktionelle Anatomie der Wirbelbogengelenke

Da sich die Drehachse für die Flexion und Extension im Bereich der Bandscheiben befindet, gleiten die Gelenkflächen der Wirbelbogengelenke bei der Extension ineinander. Bei der Rechtsseitneigung und der Rechtsrotation kommt es ebenfalls zu einem Zusammenschieben der Gelenkflächen. Maximale Konvergenz (Zusammenschieben) der rechten Wirbelbogengelenke ergibt sich somit aus der Kombinationsbewegung von Extension, Rechtsseitneigung und Rechtsrotation.

Ausführung

Der Patient sitzt auf der Liege, die Wirbelsäule ist aufgerichtet, die Unterschenkel hängen herab. Man führt ihn in Extension, maximale Seitneigung und Rotation zur gleichen Seite (Schulter in Richtung Kreuzbein). Durch Testen des Endgefühls mittels leichten Nachfederns (Druck auf die Schulter) kann man auch bei geringgradiger Krankheitsausprägung eine Schmerzinformation erhalten.

In Abbildung 2.31 ist der Test der rechten Wirbelbogengelenke auf Konvergenz gezeigt: Extension, Seitneigung rechts, Rotation rechts.

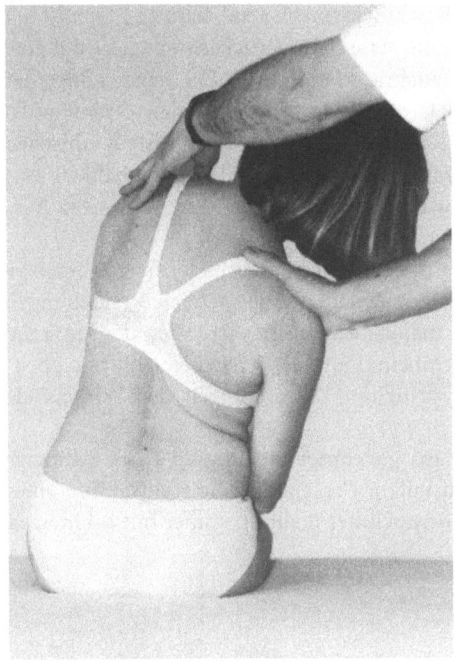

Abb. 2.31. Die Gesamtbewegung bei der Konvergenzprüfung der rechtenWirbelbogengelenke ist auf Grund einer Skoliose großbogig eingeschränkt

Erklärung und Beurteilung

Die Durchführung von Kombinationsbewegungen gibt gute Hinweise auf Erkrankungen der Wirbelbogengelenke. Diese Untersuchung ist nur im Sitzen sinnvoll, weil im Stand Ausweichbewegungen über das Becken erfolgen. Ein evtl. auftretender Schmerz ist normalerweise gut lokalisierbar.

Bei einer Divergenzblockierung ist die Konvergenz des Wirbelgelenkes auf der entsprechenden Seite schmerzhaft, da das Gelenk die Konvergenzstellung nicht erreichen kann. Die Paravertebralmuskulatur auf der gleichen Seite kann gleichzeitig verspannt sein, wobei dann in der Dehnstellung ein Ziehen, aber kein scharfer Schmerz verspürt wird. Die Dehnstellung der Muskulatur erreicht man durch die entgegengesetzte Einstellung, d. h. in Flexion mit Seitneigung und Rotation zur anderen Seite.

Bei einer Wirbelbogengelenkarthrose bietet sich ein ähnlicher Befund, man findet ebenfalls eine schmerzhaft eingeschränkte Konvergenz, bedingt durch den knöchernen Anschlag der arthrotischen Gelenkausziehungen, sowie Muskelverspannungen. Regelmäßig besteht auch ein Schmerz bei alleiniger Seitneigung. Da die Wirbelbogengelenkarthrose meist beidseitig auftritt, liefert die Untersuchung einen seitengleichen Befund.

Bei der aktivierten Wirbelbogengelenkarthrose ist zusätzlich die Divergenz der Gelenkflächen mit Schmerzen verbunden, da der Druck im Gelenkraum durch Zug an der Gelenkkapsel erhöht wird. Die Bewegungsfähigkeit der Lendenwirbelsäule ist soweit herabgesetzt, daß der Test des Endgefühls aufgrund der starken Schmerzen nicht möglich ist. Dagegen sind die Bewegungen in einer mittleren Gelenkstellung nur wenig schmerzhaft. Eine Aktivierung der Arthrose ist oft auch einseitig anzutreffen.

Schmerzen oder Bewegungseinschränkungen beim Test auf Konvergenz können auch bei Krankheitsbildern auftreten, bei denen die Prüfung der Seitneigung, Rotation oder der Extension positive Befunde ergeben hat, wie bei Bandscheibenerkrankungen, Skoliose oder der somatoformen Schmerzstörung.

Normalbefund:
- seitengleiches Bewegungsausmaß
- Schmerzfreiheit
- Schmerzfreiheit bei Test des Endgefühls

Hinweis auf folgende Krankheitsbilder bei pathologischem Befund:
- Blockierung eines Wirbelbogengelenkes an der Lendenwirbelsäule S. 106 (Schmerz, Bewegungseinschränkung)
- Skoliose S. 119 (Bewegungseinschränkung nach einer Seite mit deutlicher Abflachung des Bogens, kein Schmerz)
- Arthrose eines Wirbelbogengelenkes S. 130 (Bewegungseinschränkung nach einer Seite, straffes Endgefühl, Schmerz)
- Osteochondrose S. 135 (Schmerzen, Endgefühl testbar)
- somatoforme Schmerzstörung S. 187 (Bewegungseinschränkung, starke Schmerzen, kein Endgefühl testbar)
- Bandscheibenprolaps S. 148 (starke schmerzbedingte Einschränkung)
- Bandscheibenprotrusion S. 145 (starke schmerzbedingte Einschränkung)

Divergenz der Wirbelbogengelenke

Indikation
- bei eingeschränkter oder schmerzhafter Flexion oder Seitneigung im Stand und im Sitzen
- bei Verdacht auf Erkrankung oder Blockierung eines Wirbelbogengelenkes

Funktionelle Anatomie der Wirbelbogengelenke

Die Wirbelgelenke befinden sich dorsal von der Bewegungsachse für die Flexion und Extension, daher gleiten die Gelenkflächen der Wirbelbogengelenke bei der Flexion auseinander. Ein Auseinandergleiten erzielt man für die rechten Wirbelbogengelenke außerdem durch Linksseitneigung und Linksrotation. Maximale Divergenz, d. h. Auseinandergleiten der rechten Gelenkflächen, ergibt sich somit aus der Kombination dieser Untersuchungsrichtungen: Flexion, Linksseitneigung und Linksrotation.

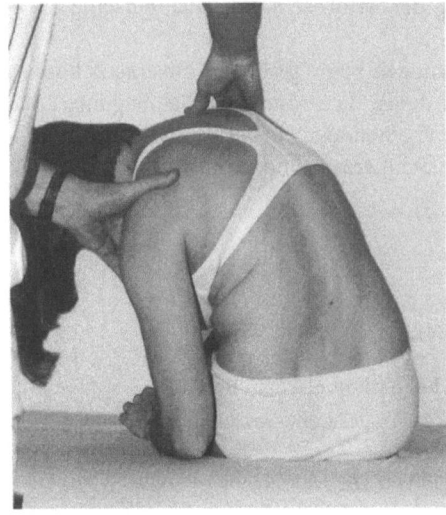

Abb. 2.32. Prüfung der rechten Wirbelbogengelenke auf Divergenz: Flexion, Linksseitneigung und Linksrotation

Ausführung

Der Patient sitzt auf der Liege, die Wirbelsäule ist aufgerichtet, die Unterschenkel
hängen herab. Man führt ihn zunächst in Flexion, dann zusätzlich in maximale Seitneigung und Rotation zur gleichen Seite (Schulter möglichst weit vom Kreuzbein
weg) (Abb. 2.32). Durch Testen des Endgefühls mittels leichten Nachfederns (Druck
auf die Schulter) werden auch weniger schwere Krankheitsbilder erfaßt.

Erklärung und Beurteilung

Das Auseinanderziehen der Gelenkflächen ist v. a. bei Blockierungen und bei aktivierten Wirbelbogengelenkarthrosen schmerzhaft. Ein bei der Ausführung auftretender Schmerz ist normalerweise gut lokalisierbar. Meist wird er auf der Seite der
Divergenz empfunden. Außerdem können Beschwerden auftreten, wenn ein Krankheitsbild vorliegt, daß bei einer der Komponenten anspricht, z. B. Osteochondrose
durch Test der Rotation.

Bei einer Konvergenzblockierung ist die Divergenz der Wirbelbogengelenke auf
der entsprechenden Seite schmerzhaft, da das Gelenk nicht in die Divergenzstellung
gleitet. Die Paravertebralmuskulatur auf der gleichen Seite kann verspannt sein und
unterstreicht den Schmerz durch ein zusätzliches muskelbedingtes Ziehen.

Wenn eine aktivierte Wirbelbogengelenkarthrose vorliegt, ist die Divergenz der
Gelenkflächen mit Schmerzen verbunden, bedingt durch die Druckerhöhung im
Gelenkraum. Die Testung des Endgefühls ist meist möglich und liefert eine
Schmerzverstärkung. Aktivierte Wirbelbogengelenkarthrosen, die gleichzeitig links
und rechts auftreten, sind selten; so daß je nach den Ergebnissen der anderen Untersuchungen eher eine somatoforme Schmerzstörung oder ein akuter Bandscheibenprolaps vorliegen, die beide starke Einschränkungen in meist alle Richtungen zeigen.

Bei einer einfachen Wirbelbogengelenkarthrose ist dieser Test nicht empfindlich, weil es im Gegensatz zur Konvergenz nicht zu einem knöchernen Anschlag an den Gelenkflächen kommt. Auch die Osteochondrose zeigt bei diesem Test keine Beschwerden, da der Rotationsanteil in der Divergenzprüfung nur sehr gering ist. Schmerzen oder Bewegungseinschränkungen beim Test auf Divergenz finden sich außerdem, wenn die einzelne Prüfung der Seitneigung, Rotation oder der Extension positive Befunde ergeben hat. Die Skoliose ist nur mit einer Bewegungseinschränkung, nicht mit primären Schmerzen verbunden, so daß meist andere Ursachen für den Schmerz verantwortlich sind.

Normalbefund:
● seitengleiches Bewegungsausmaß
● Schmerzfreiheit
● Schmerzfreiheit bei Test des Endgefühls

Hinweis auf folgende Krankheitsbilder bei pathologischem Befund:
● Blockierung eines Wirbelbogengelenkes an der Lendenwirbelsäule S. 106 (Schmerz, nur geringe Bewegungseinschränkung)
● Skoliose S. 119 (Bewegungseinschränkung nach einer Seite mit Abflachung der Krümmung, kein Schmerz)
● aktivierte Arthrose eines Wirbelbogengelenkes S. 130 (Schmerz, evtl. leichte Bewegungseinschränkung nach einer Seite)
● somatoforme Schmerzstörung S. 187 (Bewegungseinschränkung, starke Schmerzen, kein Endgefühl testbar)
● Bandscheibenprolaps S. 148 (starke schmerzbedingte Einschränkung)
● Bandscheibenprotrusion S. 145 (starke schmerzbedingte Einschränkung)

Langsitz

Indikation
● eingeschränkte oder schmerzhafte Flexion im Stand
● eingeschränkte oder schmerzhafte Kniegelenkextension im Sitzen
● positives Lasègue- oder Pseudo-Lasègue-Zeichen

Ausführung

Nachdem die Untersuchung in Rückenlage abgeschlossen ist, fordert man den Patienten auf, sich aufzusetzen. Eventuell kann man ihm durch Reichen der Hand dabei behilflich sein.

Erklärung und Beurteilung

Kann der Patient mit ausgestreckten Beinen sitzen (Abb. 2.33), können Bandscheibenprolaps und Protrusion weitgehend ausgeschlossen werden. Die Einnahme des

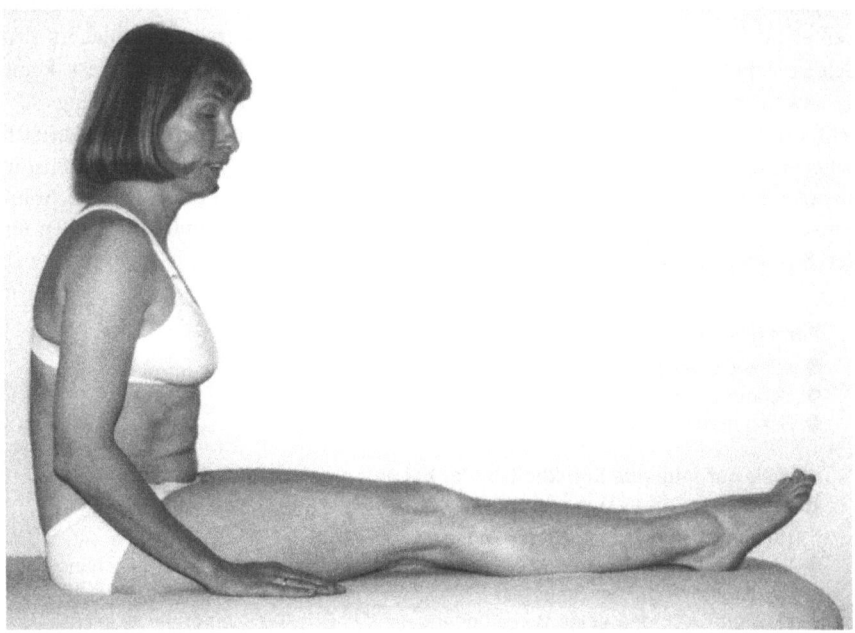

Abb. 2.33.   Langsitz problemlos möglich

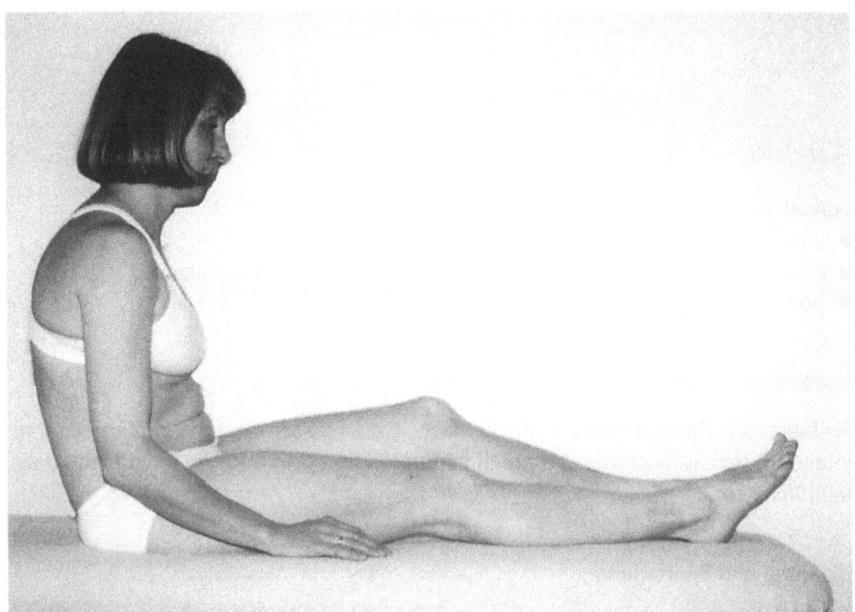

Abb. 2.34.   Langsitz nur mit Flexion des linken Kniegelenkes und der Lendenwirbelsäule möglich

Langsitzes ist ebenfalls nicht möglich, wenn eine Wurzelreizsymptomatik oder eine Gleitstörung des Ischiasnervs vorliegt. Bei einer Verkürzung der Ischiokruralmuskulatur erfolgt automatisch eine Flexion in einem oder beiden Kniegelenken, Brust- und Lendenwirbelsäule nehmen dabei eine kyphotische Haltung ein (Abb. 2.34).

Das Ergebnis dieses Tests sollte immer im Vergleich zum Flexionstest im Stand und zur Kniegelenkextension im Sitzen gesehen werden.

Normalbefund:
- Langsitz möglich
- Schmerzfreiheit

Hinweis auf folgende Krankheitsbilder bei pathologischem Befund:
- Bandscheibenprolaps S. 148 (ausstrahlende Schmerzen, Knie nicht streckbar)
- Bandscheibenprotrusion S. 145 (Schmerzen, Knie nicht streckbar)
- Nervenwurzelreizsyndrom S. 142 (ausstrahlende Schmerzen, Knie nicht streckbar)
- Mobilitätsstörung des Ischiasnervs S. 143 (Knie nicht streckbar, ausstrahlender Schmerz, der bei anderen Untersuchungen nur bei gestrecktem Knie auslösbar ist)
- Muskeldysbalance S. 111 (keine ausstrahlenden Schmerzen, Knie schwer streckbar)

Hinweis auf folgende Krankheitsbilder bei normalem Befund (bei Auffälligkeiten in den genannten Indikationen):
- somatoforme Schmerzstörung S. 187
- Simulation oder Aggravation S. 184

Ausschluß folgender Krankheitsbilder bei normalem Befund:
- ◯ Bandscheibenprolaps oder -protrusion
- ◯ Nervenwurzelreizsyndrom L 4–S 2
- ◯ Mobilitätsstörung des Ischiasnervs

Kraftprüfung an Hüftbeuge- und Kniestreckmuskulatur

Indikation
- Zehen- oder Hackengang schmerzhaft oder eingeschränkt durchführbar
- gestörtes Gangbild
- Hockstellung eingeschränkt oder schmerzhaft
- Unterschiede bei Tests zwischen Stehen und Sitzen
- Verdacht auf Nervenwurzelkompression oder Bandscheibenprolaps

Ausführung

Die Beine werden einzeln nacheinander nicht nur statisch, sondern in Bewegung auf Kraft untersucht.

Meist bringen die Patienten nur so viel Kraft auf wie der Untersucher, daher wird er aufgefordert, „die Hand hochzudrücken". Auf diese Weise wird die Bewegungsbahn durchlaufen. Am Ende der Bewegung sollte man den Patienten bitten, sich nicht wegdrücken zu lassen, und den Druck noch einmal verstärken. Bei Hinweisen auf eine muskuläre Insuffizienz sollte die Bewegungsbahn dreimal durchlaufen werden.

Nervenwurzel L2 (Heben des Beines im Hüftgelenk - M. iliacus und M. psoas major)

Der Patient sitzt auf der Liege, die Wirbelsäule ist aufgerichtet, die Unterschenkel hängen herab. Der Untersucher legt eine Hand auf das Kniegelenk und fordert den Patienten auf, die Kniegelenke kräftig zur Nase zu ziehen (Abb. 2.35). Dabei ist zu beachten, daß das Kniegelenk nicht gestreckt wird, sondern gebeugt bleibt. Am Ende der Bewegung sollte man den Druck noch einmal verstärken, weil geringe Kraftverluste nur in der Endstellung und bei wiederholter Testung deutlich werden.

Nervenwurzel L3 (Kniegelenkextension - M. quadriceps femoris)

Der Untersucher legt eine Hand auf den distalen Unterschenkel und bittet den Patienten, das Kniegelenk kräftig zu strecken, „gerade zu machen" (Abb. 2.36). Der Druck wird so lange gehalten, bis das Bein ganz gestreckt ist.

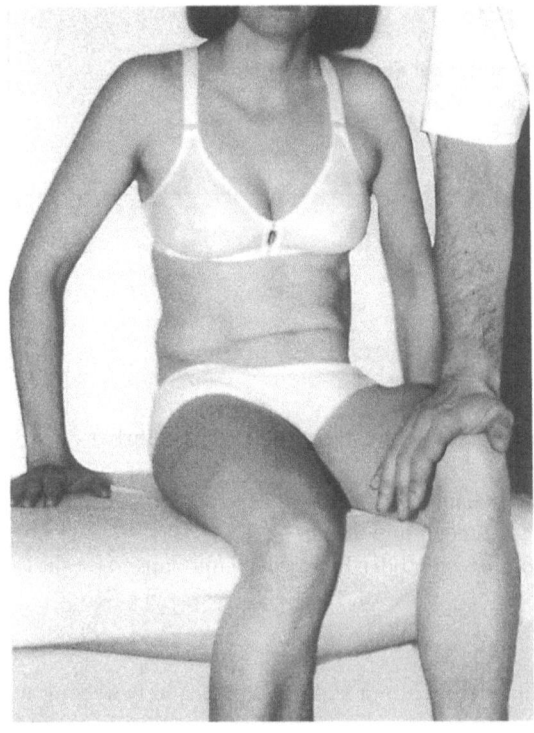

Abb. 2.35. Kraftprüfung an der Hüftbeugemuskulatur

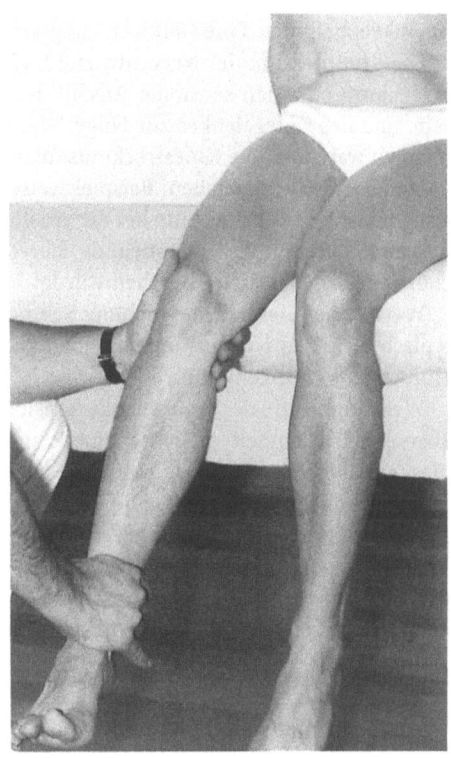

Abb. 2.36. Kraftprüfung bei Kniegelenk-extension

Es ist empfehlenswert, die Bewegungsbahn zwischen 90° und 0° durchlaufen zu lassen, indem man dem Patienten erklärt, daß er bei der Kniegelenkextension gewinnen soll, daß man es ihm aber nicht leicht macht. Bei Schmerzangaben in einem bestimmten Winkelbereich kann man diesen unter exzentrischer Belastung noch einmal durchlaufen. (Der Patient hält das Bein gestreckt und läßt den Untersucher, der das Bein im Knie zu beugen versucht, unter starkem Gegenhalten „gewinnen".)

Erklärung und Beurteilung

Ein Nervenwurzelschaden durch einen Bandscheibenprolaps oder einen Tumor ist im oberen und mittleren Lendenwirbelsäulenbereich selten. Meist sind nur die beiden unteren Bandscheiben betroffen. Da das Rückenmark ungefähr in Höhe des 12. Brustwirbels oder des 1. Lendenwirbels endet, können nur die Spinalnerven komprimiert werden. Allerdings ist ein Prolaps durchaus in der Lage, nicht nur den Nerv zu komprimieren, der auf der gleichen Etage die Wirbelsäule verläßt, sondern auch die weiter nach unten verlaufenden Nerven. Daraus folgt, daß ein Prolaps zwar für einen tiefer liegenden Nervenwurzelschaden verantwortlich sein kann, jedoch nicht für einen darüberliegenden.

Die Schädigung der Nervenwurzel L 2 fällt durch eine Kraftminderung der Hüftgelenkflexion und eine Hypästhesie oder Anästhesie im entsprechenden Dermatom auf, das sich an der Außenseite und der oberen Hälfte der Vorderseite des Oberschenkels befindet. Eine Gefühlstörung am Unterschenkel hat andere Ursachen.

Die Kompression der Nervenwurzel L 3 hat eine Kraftminderung der Kniegelenkextension und einen sensiblen Ausfall der unteren Hälfte der Oberschenkelvorderseite und des Kniegelenkes zur Folge. Wenn Gangbild und Hockstellung problemlos möglich waren, ist die Kniestreckmuskulatur als normal anzusehen und die Ursache an anderer Stelle zu suchen. Beispielsweise könnte die Diskrepanz durch die unterschiedliche Bewußtseinsstufe bei der Ausführung, d. h. durch die Konzentration auf die jeweils vermutete Untersuchung, hervorgerufen worden sein, was für eine psychosomatische Ursache sprechen würde.

Werden bei dieser Untersuchung Schmerzen angegeben, so ist dies primär nicht typisch für einen Nervenwurzelschaden. Sie deuten eher auf ein Problem im Bauch, Hüft- oder Kniegelenk hin.

Wenn die Kraft der Kniegelenkextension nur in einem bestimmten Bereich herabgesetzt ist, handelt es sich ebenfalls nicht um eine Nervenschädigung, sondern dies spricht für ein koordinatives oder kniescheibengebundenes Problem. Eine unterschiedliche Schmerzangabe bei konzentrischer Arbeit (der Muskel verkürzt sich unter Anspannung) und exzentrischer Arbeit (der Muskel verlängert sich trotz Anspannung, d. h. die von außen wirkende Kraft ist stärker) kann ein Hinweis darauf sein, daß ein Kniescheibenproblem Störungen im Bauchraum, im Beckenbereich oder an der Lendenwirbelsäule für den Schmerz verantwortlich sind.

Normalbefund:
- Kraft der Hüftgelenkflexion und Kniegelenkextension normal und seitengleich
- Schmerzfreiheit

Hinweis auf folgende Krankheitsbilder bei pathologischem Befund:
- Bandscheibenprolaps (oder -protrusion) mit Kompression der Nervenwurzel L 2 S. 148 (Schwäche bei der Hüftgelenkflexion)
- Bandscheibenprolaps (oder -protrusion) mit Kompression der Nervenwurzel L 3 S. 148 (Schwäche bei der Kniegelenkextension)
- Störung im Bauchraum S. 157 (Schmerzen bei der Hüftgelenkflexion)
- somatoforme Schmerzstörung S. 187 (Dauerschmerz)
- Erkrankung des Hüft- oder Kniegelenkes (Schmerzlokalisation)

Hinweis auf folgende Krankheitsbilder bei normalem Befund (bei Auffälligkeiten in den genannten Indikationen):
- somatoforme Schmerzstörung S. 187
- Simulation oder Aggravation S. 184

Ausschluß folgender Krankheitsbilder bei normalem Befund:
- ○ Bandscheibenprolaps oder -protrusion als Schmerzursache
- ○ Nervenwurzelreizsyndrom L 2 oder L 3

Routineuntersuchung in Rückenlage

Hüftgelenkflexion und -extension (indirekter Test)

Indikation
● Routineuntersuchung

Ausführung

Der Patient liegt auf dem Rücken. Der Untersucher nimmt das Bein auf seiner Seite an Unter- und Oberschenkel und beugt es soweit wie möglich. Wenn der Patient nicht locker lassen kann, wird er aufgefordert, das Knie „in Richtung Nase" zu ziehen. Am Bewegungsende wird über den Oberschenkel passiv weitergebeugt, ohne dabei das Kniegelenk in maximale Flexion zu drücken (Abb. 2.37). Ein evtl. auftretender Schmerz sollte genau lokalisiert werden. Man achte darauf, daß nicht mit Hilfe des Unterschenkels gebeugt wird, da dies bei einer Gonarthrose, Bakerzyste oder einem Meniskusschaden sehr schmerzhaft sein kann.

Die Streckfähigkeit des Hüftgelenkes kann in Rückenlage indirekt geprüft werden, indem das andere Bein soweit gebeugt wird, bis die Lendenwirbelsäule flach auf der Liege aufliegt (Thomas-Handgriff). Dies führt zu einer relativen Überstreckung im Hüftgelenk von ca. 10°. Bei auffälligen Befunden empfiehlt sich die Untersuchung in Bauchlage oder am Liegenrand mit Überhang des Beines.

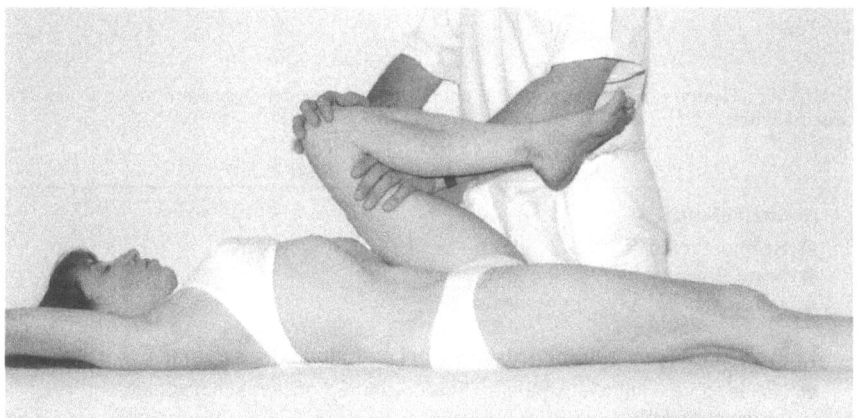

Abb. 2.37.   Unauffällige Flexion im linken und Extension im rechten Hüftgelenk

Erklärung und Beurteilung

Die Prüfung der Hüftgelenkbeweglichkeit ist unerläßlich für die Beurteilung von Rückenbeschwerden. Wenn die Hüftgelenkflexion deutlich über 90° hinausgeht, findet auch beim Gesunden die weitere Beugung zunächst im Kreuz-Darmbein-Gelenk statt, wobei die Darmbeinschaufel sich gegenüber dem Kreuzbein nach hinten dreht.

Ist auch hier die Bewegung am Ende angekommen, wird die Lendenwirbelsäule ebenfalls mitgebeugt. Wenn die Flexion in der Lendenwirbelsäule bei den vorausgegangenen Untersuchungen stark schmerzhaft eingeschränkt war, muß dieser Test daher ebenfalls eingeschränkt sein und lumbale Schmerzen auslösen. Dies wird v. a. für die Bandscheibenprotrusion zutreffen.

Gelegentlich kommen Patienten zur Untersuchung, bei denen der Rücken die Bewegungseinschränkung in den Hüftgelenken durch die fortgeschrittene Koxarthrose soweit ausgeglichen hat, daß die Schmerzen nur noch im Rücken empfunden werden. Liegen die Patienten bereits in Ruhe in deutlicher Hyperlordose der Lendenwirbelsäule, handelt es sich oft um eine ein- oder beidseitig eingeschränkte Streckfähigkeit im Hüftgelenk, sei es durch Koxarthrose oder Verkürzung der Hüft-

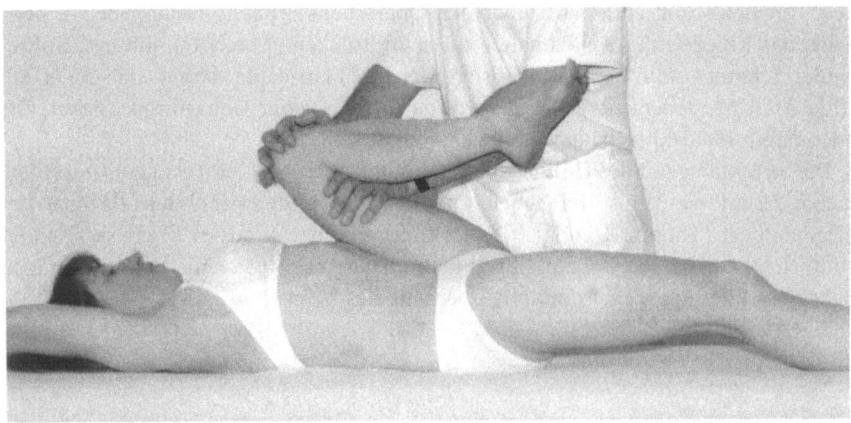

Abb. 2.38.   Flexion im linken Hüftgelenk unter Mitbewegung der Gegenseite wegen Extensionseinschränkung

---

Normalbefund:
● Schmerzfreiheit
● keine Bewegungseinschränkung
● keine Mitbewegung der Gegenseite

Hinweis auf folgende Krankheitsbilder bei pathologischem Befund:
● Koxarthrose, Hüftgelenkarthritis (Flexion und Extension schmerzhaft eingeschränkt)
● Bandscheibenprolaps S. 148 (Flexion durch Mitbewegung der Lendenwirbelsäule schmerzhaft eingeschränkt)
● Bandscheibenprotrusion S. 145 (Flexion durch Mitbewegung der Lendenwirbelsäule schmerzhaft eingeschränkt)
● Iliosakralgelenkblockierung S. 108 (Flexion oder Extension schmerzhaft, evtl. leicht eingeschränkt)

Ausschluß folgender Krankheitsbilder bei normalem Befund:
○ Bandscheibenprolaps als Schmerzursache

beugemuskeln. Bei Koxarthrose oder muskulär bedingter Hüftbeugekontraktur findet in diesem Test eine Zwangsbeugung im anderen Hüftgelenk statt (Abb. 2.38).

Ein Schmerz auf der Gegenseite bei endgradiger Flexion kann auf einen Hüftgelenkverschleiß oder eine Nervus-femoralis-Problematik hinweisen; die Untersuchung der Extension der schmerzhaften Seite sollte in diesem Fall in Bauchlage wiederholt werden.

Kniegelenkextension aus Hüftflexionsstellung

Indikation
● Routineuntersuchung

Ausführung

Der Patient befindet sich in Rückenlage. Aus einer Hüftflexionsstellung von ca. 90° heraus wird das Kniegelenk passiv soweit wie möglich gestreckt Abb. 2.39). Bei starken Schmerzen oder Spannung der ischiokruralen Muskulatur wird die Hüftflexion etwas zurückgenommen, jedoch nicht so weit, bis das Kniegelenk gestreckt ist. Man kann den Patienten dann auffordern, das Kniegelenk einmal zu strecken, während man den Unterschenkel in unveränderter Position hält. Bei starken Schmerzäußerungen ist es sinnvoll, den Patienten aufzufordern, den Fuß bei gestrecktem Bein „in Richtung Nase" zu ziehen und danach zusätzlich noch den Kopf anzuheben. Passiv einzeln ausgeführt sind diese Tests als Zeichen nach Bragard bzw. nach Brudzinski bekannt.

Bei maximal möglicher Kniegelenkextension sollte anschließend auch das Lasègue-Zeichen negativ ausfallen. Wenn sich das Kniegelenk nicht ganz strecken läßt, kann man den Schmerz durch Druck auf die medialen oder lateralen Sehnen der ischiokruralen Muskulatur an der Rückseite des distalen Oberschenkels verstärken, falls er durch diese Muskeln ausgelöst wurde.

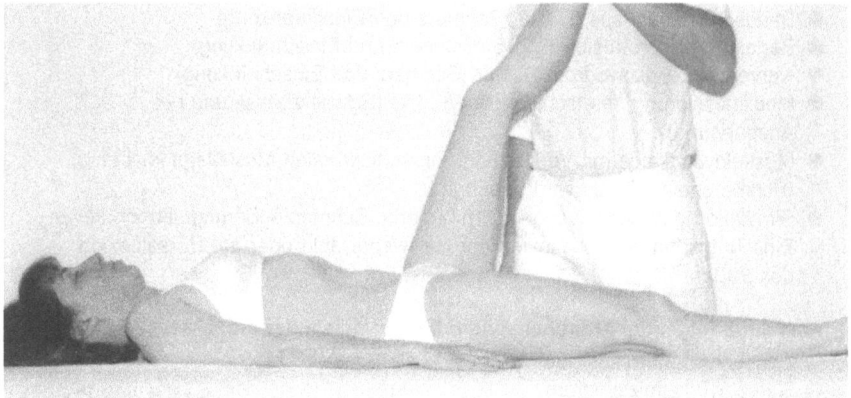

Abb. 2.39. Aktive Kniegelenkextension in Hüftflexionsstellung

Rückseitig in das Bein ausstrahlende Schmerzen könnten auch im Rahmen einer Mobilitätsstörung des Ischiasnervs vorliegen. In diesem Fall ist es empfehlenswert, den Patienten das Bein nach unten zur Liege drücken zu lassen.

Erklärung und Beurteilung

Die Kniegelenkextension in Hüftflexionsstellung entspricht in seinem Ergebnis meist dem auf S. 77 beschriebenen Lasègue-Phänomen. Es gibt Auskunft darüber, ob die Ursache der Beschwerden muskulär oder im Bereich des Ischiasnervs zu suchen ist.

Ein muskulär ausgelöster Schmerz tritt nur zwischen Ursprung und Ansatz auf, d. h. bei der Ischiokruralmuskulatur zwischen Tuber ischiadicum und proximalem Unterschenkel. Ein Schmerz, der in den Unterschenkel ausstrahlt, ist eher dem N. ischiadicus zuzuordnen. Wenn der Schmerz im Gesäßbereich oder der Lumbalregion lokalisiert wird, können auch degenerative Veränderungen in der Lendenwirbelsäule, verkürzte paravertebrale lumbale Muskeln oder auch eine Nervenwurzelreizsymptomatik verantwortlich sein.

Die erwähnten Zusatztests mit Anheben des Fußes (Zeichen nach Bragard) und des Kopfes (Zeichen nach Brudzinski) können bei zunehmenden Schmerzen den Verdacht auf eine neurogene Ursache der Schmerzen wesentlich erhärten oder bei fehlender Schmerzzunahme den Simulanten aufdecken.

Bei Verdacht auf eine Mobilitätsstörung des Ischiasnervs ist die Untersuchung des Rückens im wesentlichen ohne Nervenreizerscheinungen, nur die Nervendehnungstests ergeben positive Befunde. Liegt eine neurogene Problematik vor, führt die Anspannung der Hüftstrecker aus der Dehnstellung heraus zu einer Schmerzlinderung.

Normalbefund:
- Kniegelenkextension möglich
- Schmerzfreiheit
- „Ziehen" auf der Oberschenkelrückseite möglich
- zusätzlich: Heben des Fußes möglich
- zusätzlich: Heben des Kopfes möglich

Hinweis auf folgende Krankheitsbilder bei pathologischem Befund:
- Bandscheibenprolaps S. 148 (Schmerz und Einschränkung)
- Bandscheibenprotrusion S. 145 (Schmerz und Einschränkung)
- Nervenwurzelreizsyndrom S. 142 (Schmerz und Einschränkung)
- Mobilitätsstörung des Ischiasnervs S. 143 (Schmerzbesserung bei Anspannung)
- Muskeldysbalance mit Verkürzung der ischiokruralen Muskulatur S. 111 (Schmerzfreiheit, Knie wird gebeugt)
- Simulation oder Aggravation S. 184 (starke Schmerzäußerung, jedoch keine Einschränkung bei der Flexion der Halswirbelsäule oder der Dorsalflexion des Fußes)

Ausschluß folgender Krankheitsbilder bei normalem Befund:
- Bandscheibenprolaps oder -protrusion als Schmerzursache
- Nervenwurzelreizsyndrom
- Mobilitätsstörung des Ischiasnervs

Hüftgelenkrotation

Indikation
● Routineuntersuchung

Ausführung

Der Patient befindet sich in Rückenlage. Der Untersucher nimmt das Bein des Patienten und beugt es im Hüft- und Kniegelenk möglichst 90°. Dann wird das Bein um die Oberschenkellängsachse gedreht, indem das Kniegelenk festgehalten und der Unterschenkel vom Untersucher weg- (Abb. 2.40) bzw. zum Untersucher hingedreht (Abb. 2.41) wird. Am Bewegungsende ist die Testung des Endgefühls durch leichtes Nachfedern sinnvoll, falls keine Kontraindikationen vorliegen (Luxationsgefahr bei

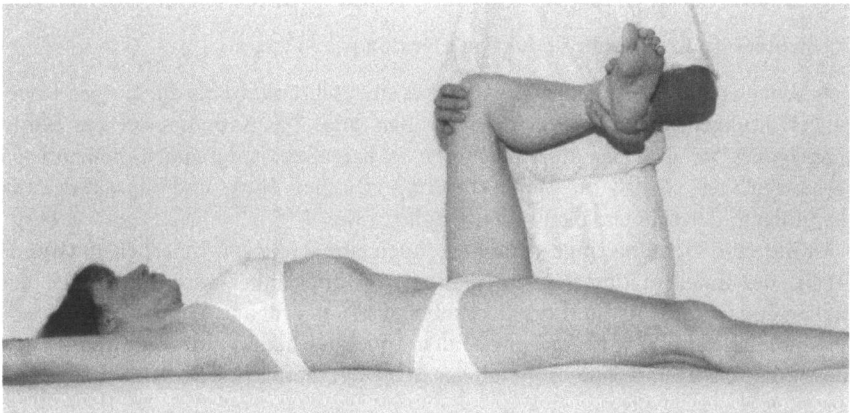

Abb. 2.40. Außenrotation im Hüftgelenk

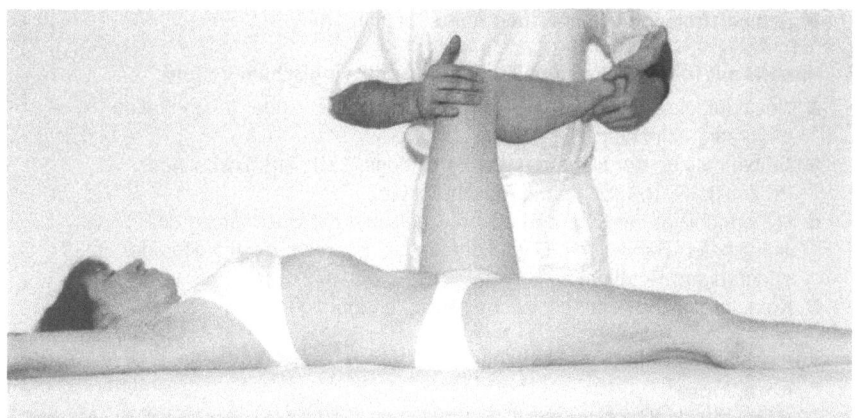

Abb. 2.41. Innenrotation im Hüftgelenk

Endoprothese, Zustand nach Operationen am Becken, Ober- oder Unterschenkel, starke Osteoporose oder Tumoren). Bei nur endgradigem Schmerz kann man das Bein in der Schmerzposition halten, um abzuwarten, ob der Schmerz mehr oder weniger wird.

Erklärung und Beurteilung

Für die Rotation gilt ähnliches wie für die Hüftgelenkflexion. Die Bewegung läuft bei passiver endgradiger Prüfung über das Kreuzdarmbein hinaus bis zur Lendenwirbelsäule weiter. Bei Schmerzangabe sollte der Schmerzpunkt vom Patienten genau lokalisiert werden.

Sind Innen- und Außenrotation eingeschränkt, liegt die Ursache normalerweise im Hüftgelenk, z. B. beim Hüftgelenkverschleiß. Es kommen aber auch degenerative Veränderungen im Kreuzdarmbeingelenk, Verkürzungen der Hüftrotatoren und starke Schmerzzustände in der Lendenwirbelsäule ursächlich in Frage. Die festgestellte Bewegungseinschränkung ist typisch für das Hüftgelenk, wenn sie dem Kapselmuster nach Cyriax entspricht: Dabei ist das Verhältnis der Einschränkungen:

Innenrotation : Extension : Abduktion : Flexion = 2 : 1 : 1 : 1.

Dies bedeutet, daß die Innenrotation stärker eingeschränkt ist als die übrigen Bewegungsrichtungen, die gleichermaßen betroffen sind. Das Kapselmuster des Iliosakralgelenkes ist übrigens durch Schmerzen bei allen endgradigen Bewegungen gekennzeichnet, so daß die Unterscheidung zwischen Hüft- und Iliosakralgelenk eher anhand der Schmerzlokalisation möglich ist.

Ist nur eine Richtung eingeschränkt, können eine Reihe von Ursachen zu Grunde liegen. Bei Innenrotation des 90° gebeugten Hüftgelenkes wird funktionell der Beckenausgang geöffnet und der Beckenboden etwas gedehnt. Wem dies nicht verständlich ist, setze sich einmal mit beiden Tubera ischiadica auf seine Hände und führe eine Innen- und Außenrotation der Beine durch. Leicht läßt sich dabei fühlen,

---

Normalbefund:
- seitengleiche Beweglichkeit
- Schmerzfreiheit bei Innen- und Außenrotation

Hinweis auf folgende Krankheitsbilder bei pathologischem Befund:
- Iliosakralgelenkblockierung S. 108 (Flexion, Außen- oder Innenrotation endgradig schmerzhaft)
- Problematik in der Nähe des Beckenbodens, z. B. Streßinkontinenz, Prostatitis S. 159 (Schmerz, Einschränkung)
- Hypermobilität der unteren Lendenwirbelsäule mit Überlastung der iliolumbalen Bänder S. 117 (zunehmender Schmerz beim Halten der endgradigen Rotation)
- Koxarthrose (Bewegungseinschränkung, endgradiger Schmerz)

Ausschluß folgender Krankheitsbilder bei normalem Befund:
- ○ Koxarthrose
- ○ Iliosakralgelenkblockierung

wie die Tubera bei Außenrotation aufeinander zu gehen und sich bei Innenrotation voneinander entfernen. Schmerzen bei der Innenrotation finden sich daher verstärkt bei Problemen in der Nähe des Beckenbodens.

Schmerzen bei endgradiger Außenrotation sprechen eher für eine Problematik der iliolumbalen Bänder, da diese dabei unter Spannung kommen. Ein Bänderschmerz nimmt in seiner Intensität innerhalb von 30 s zu, wenn die endgradige Dehnposition längere Zeit gehalten wird. Ein Schmerz, der bei längerem Halten verschwindet, ist meist muskulär bedingt.

Patrick-Test

Indikation
● Routineuntersuchung

Ausführung

Der Patient befindet sich in Rückenlage. Bei der Ausführung dieses Testes wird der Fuß in Höhe des anderen Kniegelenkes auf die Liege gestellt und das Bein nach außen abgelegt (Abb. 2.42). Beurteilt wird zum einen das Bewegungsausmaß im Seitenvergleich und das Endgefühl bei passiver Verstärkung der Bewegung, wobei der vordere Beckenkamm der Gegenseite mit der anderen Hand fixiert wird.

Bei Verdacht auf eine Hypermobilität im Iliosakralgelenk sollte die Spannung ca. 30 s gehalten werden.

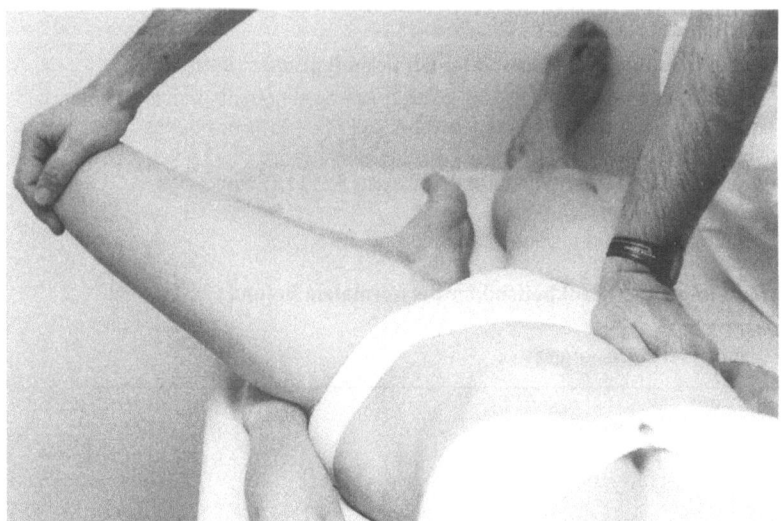

Abb. 2.42. Ausführung des linksseitigen Patrick-Testes

Erklärung und Beurteilung

Das Ergebnis dieses Tests wird nicht nur durch das Hüftgelenk, sondern auch durch das Iliosakralgelenk, die Spannung der Hüftadduktoren und reflektorisch durch Blockierungen in der Lendenwirbelsäule (L3) beeinflußt. Er ist positiv, wenn die Bewegung eingeschränkt, schmerzhaft oder das Endgefühl fester als auf der Gegenseite ist.

Folgende Ergebnisse sind für Rückenbeschwerden von Bedeutung:

1. *Die Beweglichkeit ist beidseits schmerzfrei eingeschränkt.* Falls es sich nicht um eine Normvariante handelt, kommen hierfür Verkürzungen im Bereich der Adduktoren mit Ausnahme des M. gracilis in Betracht. Die Palpation dieser Muskeln mit Prüfung ihrer Spannung wird hier Klärung bringen. Der M. gracilis ist beim Patrick-Test wegen seines Ansatzes an der Tibia entspannt. Beim eher seltenen, beidseitig gleich ausgeprägten Hüftgelenkverschleiß ist die Prüfung des Endgefühls schmerzhaft und fester als normal.

2. *Einseitige Bewegungseinschränkung.* Meist findet sich als Ursache eine Blockierung des gleichseitigen Kreuzdarmbeingelenkes oder ein Hüftgelenkverschleiß. Eine einseitige Verkürzung der Adduktoren ist selten und hat reflektorische Gründe. Blockierungen oder Störungen im Bereich des 3. Lendenwirbels können für eine einseitige Störung verantwortlich sein. Bei Koxarthrose wird die Endgefühlprüfung eine vermehrte Spannung, oft auch einen Schmerz ergeben, während bei lumbaler Ursache das Endgefühl normal und die Bewegungseinschränkung reflektorisch verursacht ist.

3. *Schmerzen ohne Bewegungseinschränkung,* v. a. mit Schmerzzunahme während des Haltens der Spannung, sprechen für eine Hypermobilität des Iliosakralgelenkes.

Normalbefund:

● Schmerzfreiheit
● seitengleiche Beweglichkeit

Hinweis auf folgende Krankheitsbilder bei pathologischem Befund:

● Iliosakralgelenkblockierung S. 108 (Bewegungseinschränkung, evtl. Schmerz)
● Blockierung in der mittleren Lendenwirbelsäule S. 106 (Bewegungseinschränkung, kein Schmerz)
● Muskeldysbalance mit Adduktorenverkürzung S. 111 (Bewegungseinschränkung, kein Schmerz)
● Koxarthrose (Bewegungseinschränkung und Schmerz)

Ausschluß folgender Krankheitsbilder bei normalem Befund:

○ Koxarthrose
○ Iliosakralgelenkblockierung

Lasègue und Pseudo-Lasègue

Indikation

● Routineuntersuchung

Ausführung

Das Lasègue-Zeichen wird bei passivem Heben des gestreckten Beines aus Rückenlage heraus beurteilt (Abb. 2.43). Der typische Schmerz ist heftig einschießend bis elektrisierend und tritt bei einem Hüftbeugewinkel unter 40° auf. Die Grenze ist absolut und ändert sich auch bei wiederholtem Testen nicht. Die Bestätigung kann durch Zusatztests erfolgen: Nach Bragard wird der Fuß des Patienten an der Bewegungsgrenze, jedoch noch im schmerzfreien Bereich, passiv in Dorsalflexion gebracht. Alternativ kann das Bein aus der gleichen Position in Adduktion gebracht werden.

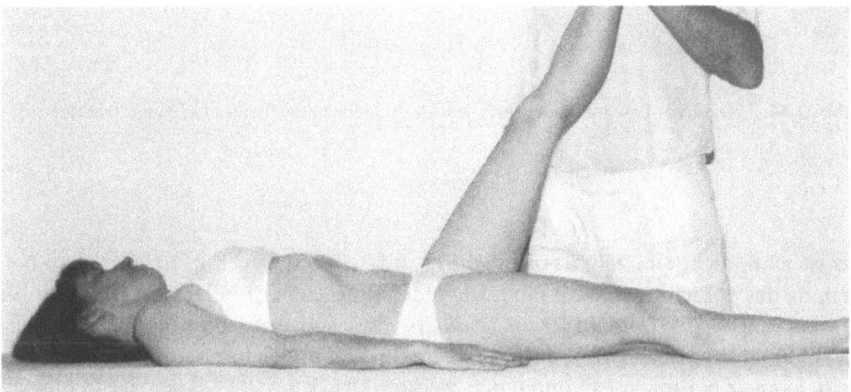

Abb. 2.43. Negatives Lasègue-Phänomen bis 65°

Im Bereich zwischen 40° und 60° sollten die genannten Zusatztests zur Differenzierung herangezogen werden. In der Regel ist die Schmerzgrenze in diesem Bereich keine absolute Bewegungsgrenze, sondern durch „gutes Zureden" um 10–20° überschreitbar. Dieser Schmerz wird als Pseudolasègue bezeichnet, da er nicht primär bandscheibenbedingt, d. h. durch eine neurogene Dehnung ausgelöst ist. Wenn bis 60° kein Schmerz auftritt, ist das Ergebnis als negativ zu bewerten.

Erklärung und Beurteilung

Der Schmerz bei Auslösung des Lasègue-Phänomens wird durch eine Einschränkung der Dehn- oder Gleitfähigkeit des Ischiasnervs oder durch Druck des Nervs gegen ein mechanisches Hindernis ausgelöst. Es tritt ein plötzlich einschießender, auf der gleichen Seite in das Bein einstrahlender Schmerz auf, der bis zum Fuß ziehen kann. Bei einem Patienten mit Bandscheibenvorfall und positivem Lasègue-Zeichen (unter 40°) ist ein Überschreiten der Schmerzgrenze in keinem Falle möglich, eher hebt der Patient die betreffende Gesäßhälfte an oder läßt sich bei dem Versuch, die Schmerzgrenze zu überschreiten, mit dem Gesäß von der Liege heben (sog. Hüftlendenstrecksteife).

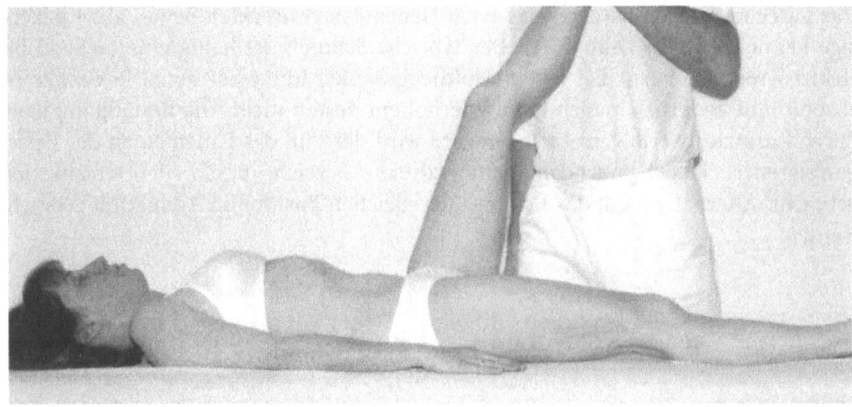

Abb. 2.44. Negatives Lasègue-Phänomen, jedoch Einknicken des Beines bei Muskelverkürzung

Es ist m. E. nicht sinnvoll, das Knie durch zusätzlichen Druck in Extension zu halten, da das vorzeitige passive Einknicken des Kniegelenkes in Flexion Hinweise für Verkürzungen der ischiokruralen Muskeln gibt (Abb. 2.44) und bei einer Ischiassymptomatik normalerweise nicht vorkommt. Wenn gleichzeitig ein Schmerz auftritt, kann er in diesem Fall durch den direkten Druck auf die Sehnen der ischiokruralen Muskulatur (medial oder lateral) verstärkt werden.

Bei fraglich positivem Befunden oder Verdacht auf Aggravation kann auf die Nervenwurzeln L5, S1 und S2 durch die Ergänzung des Lasègue nach Bragard und durch maximale Adduktion des Beines ein ebenfalls starker Nervendehnungsreiz gesetzt werden. Eine Betonung einzelner Nerven durch verschiedene Fußstellungen ist möglich (s. Mobilitätsstörungen des Femoral- und Ischiasnervs S. 143). Im negativen Fall, d. h. bei fehlender Schmerzäußerung, kann entweder eine Kompression der Nervenwurzel weitgehend ausgeschlossen werden, da diese Bewegungen starke Dehnungsreize auf den Ischiasnerv setzen, oder aber der Nerv ist vollkommen abgedrückt („tot"), was differentialdiagnostisch wegen der Begleitsymptomatik keine Probleme bereitet.

Normalbefund:
- Heben bis über 60° Hüftflexion möglich
- Schmerzfreiheit
- „Ziehen" auf der Oberschenkelrückseite möglich

Hinweis auf folgende Krankheitsbilder bei pathologischem Befund:
- Bandscheibenprolaps S. 148 (Hüftlendenstrecksteife, Einschränkung deutlich unter 40°)
- Bandscheibenprotrusion S. 145 (Hüftlendenstrecksteife, Einschränkung deutlich unter 40°)
- Nervenwurzelreizsyndrom S. 142 (selten Kraftverlust und Taubheitsgefühl)
- Mobilitätsstörung des Ischiasnervs S. 143 (kein ausstrahlender Schmerz bei Bewegung der Lendenwirbelsäule im Sitzen)
- Muskeldysbalance mit Verkürzung der Ischiokruralmuskulatur S. 111 (geringe Schmerzen, Knie wird automatisch gebeugt bei Hüftwinkel deutlich über 40°)

Ausschluß folgender Krankheitsbilder bei normalem Befund:
- ○ Bandscheibenprolaps oder -protrusion als Schmerzursache
- ○ Nervenwurzelreizsyndrom
- ○ Mobilitätsstörung des Ischiasnervs

Sensibilitätsprüfung

Indikation
- Routineuntersuchung

Ausführung

Beim Lumbalsyndrom ist in erster Linie die Sensibilität der Beine interessant. Die Prüfung kann zunächst orientierend mit der Hand erfolgen, indem man am sitzenden oder liegenden Patienten die Beine von oben nach unten nacheinander berührt (Abb. 2.45). Bei Angabe von Störungen ist die Testung auf Spitz-/Stumpfempfinden und Schmerz (z. B. mit aufgebogener Büroklammer oder stumpfer Sicherheitsnadel, wobei sich das andere Ende für die Prüfung der Stumpfempfindung verwenden läßt; Abb. 2.46) sowie auf Wärme- und Kälteempfindung (z. B. mit Hand und Stiel des Reflexhammers) zu ergänzen. Größe und Ausbreitungsgebiet des gestörten Hautareals sollten zunächst nicht mit einem Stift markiert werden, um den Patienten nicht zu beeinflussen.

Für gezielte neurologische Fragestellungen sei auf die Fachliteratur verwiesen.

Erklärung und Beurteilung

Bei den Gefühlstörungen muß grundsätzlich zwischen den Ausprägungen Analgesie, Hypästhesie, Hyperästhesie und Parästhesie (z. B. Kribbelgefühl) unterschieden werden.

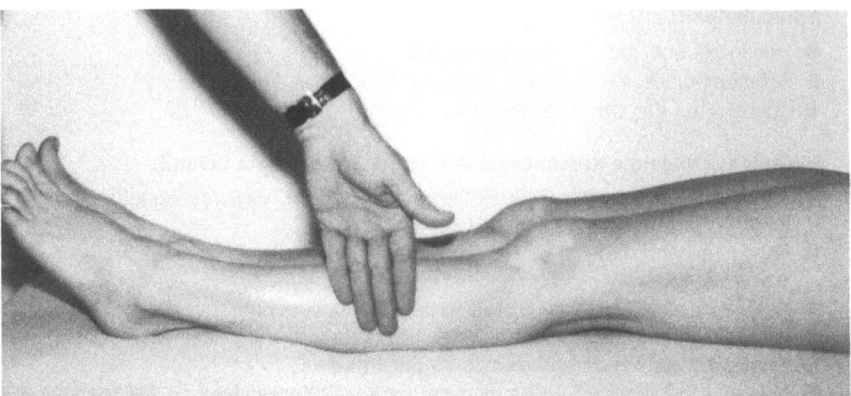

Abb. 2.45.   Sensibilitätstest. Berührungsempfindlichkeit mit dem Handrücken

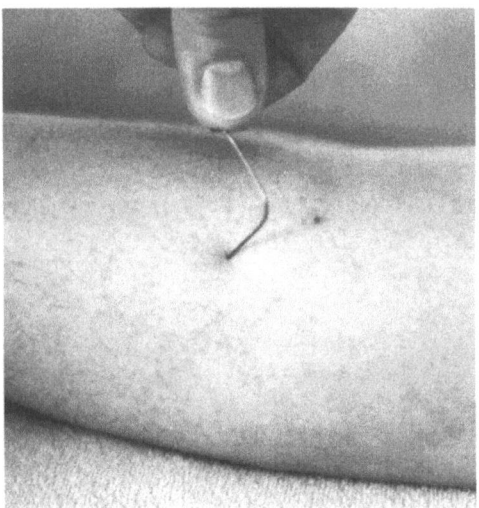

Abb. 2.46.   Sensibilitätstest. Spitzempfindlichkeit, hier mit einer Büroklammer

Wenn ein Patient über Gefühlstörungen klagt, sollte zunächst nicht unbedingt an einen Bandscheibenschaden als Ursache gedacht werden. Im Vordergrund der akuten Bandscheibenprotrusion steht der Schmerz im Rücken durch Druck auf die Dura und das hintere Längsband, während beim Bandscheibenvorfall eher Gefühlsverlust (Taubheitsgefühl) und Kraftminderung auftreten. Kribbelparästhesien ohne Schmerz werden fast immer durch Irritationen und Minderdurchblutungen des Nervensystems, nicht durch Nervenkompression verursacht. Sie können den existierenden Hautrezeptoren für Druck, Temperatur, Schmerz und Berührung nicht zugeordnet werden. Bei sorgfältiger Prüfung der Ausbreitung der Parästhesie findet man regelmäßig Segmentüberschreitungen, oft sogar eine strumpfförmige Lokalisation. Ursache ist fast immer eine hypersympathikotone Reaktion.

Der Sympathikus verläuft mit seinen beiden Grenzsträngen beiderseits der Wirbelkörper, im Brustwirbelsäulenbereich ventral der Rippenköpfchen (s. Abb. 1.1). Er bekommt seine Informationen aus den entsprechenden Nervenkernen, die im Seitenstrang der Wirbelsäule zwischen dem 7. Halswirbel und dem 2. Lendenwirbel liegen. Aus den Wirbelsäulenabschnitten darüber und darunter bekommt der Grenzstrang keine Informationen (s. Kapitel Der Schmerz, S. 5).

Beeinflußt werden kann der Sympathikus über einen leichten gegenläufigen rotatorischen Druck auf 2 benachbarte Dornfortsätze zwischen der mittleren Brustwirbelsäule und der oberen Lendenwirbelsäule, wenn die Störung von dort ausgeht. Innerhalb von 5–20 s tritt eine Besserung oder Zunahme der Gefühlstörung ein. Dieses Phänomen habe ich empirisch bei den Untersuchungen festgestellt; ob es auf einer Irritation von Mechanorezeptoren beruht, ist mir nicht bekannt. Die Behandlung sollte sich dann schwerpunktmäßig auf den Sympathikus und auf begleitende Störungen in Höhe der sympathischen Nervenaustritte und des sympathischen Versorgungsgebietes richten.

Blockierungen sind manchmal in der Lage, eine Hypästhesie (Taubheitsgefühl) oder Kribbelparästhesie in bestimmten, peripheren Nerven zugeordneten Dermatomen auszulösen. So findet sich bei Blockierung eines Kreuzdarmbeingelenkes dann ein entsprechender Befund im Versorgungsgebiet des N. cutaneus femoris lateralis am seitlichen Oberschenkel. Die Ursache dafür ist noch nicht bekannt, möglicherweise wird durch die Stellungsänderung im Becken ein irritierender Zug im Verlauf des Nervs am Beckenkamm wirksam. Segmentale Irritationen treten bei Blockierungen nicht auf, wohl aber sympathikusinduzierte Gefühlstörungen (s. S. 155).

Normalbefund:
- seitengleiches Gefühl
- Erkennen von Wärme und Kälte
- auch zeitweilig keine Kribbelparästhesie

Hinweis auf folgende Krankheitsbilder bei pathologischem Befund:
- Störungen im Bauchraum S. 157 (segmentübergreifende Parästhesie)
- Kribbelparästhesie bei Sympathikusirritation S. 155 (kein Taubheitsgefühl, segmentübergreifende Parästhesie)
- Blockierungen der Lendenwirbelsäule S. 106 (nichtsegmentale kleinere Parästhesie oder Anästhesie)
- Tumoren S. 175 (segmentübergreifende Parästhesie mit Anästhesie)
- Bandscheibenprolaps S. 148 (Schmerz oder Anästhesie segmental ausgebildet)
- peripherer Nervenschaden (einem peripheren Nerv entsprechende Anästhesie)

Ausschluß folgender Krankheitsbilder bei segmentübergreifenden Parästhesien:
- ○ Bandscheibenprolaps

Ergänzungsuntersuchung in Rückenlage

Kraftprüfung der Unterschenkelmuskulatur

Indikation
- Schmerzen oder Kraftminderung bei Zehen-, Hackengang
- gestörtes Gangbild
- Kraftverlust bei Hüftgelenkflexion oder Kniegelenkextension
  (auch Patientenangabe)
- Sensibilitätsstörungen
- Verdacht auf Nervenwurzelkompression

Ausführung

Üblicherweise werden beide Füße gleichzeitig untersucht. Bei Seitenunterschieden muß jeder Fuß einzeln im Seitenvergleich nachuntersucht werden.

Meist bringen die Patienten nur soviel Kraft auf wie der Untersucher, daher wird er aufgefordert, die Hände wegzudrücken. Am Ende der Bewegung sollte man den Patienten bitten, sich nicht wegdrücken zu lassen, und den Druck noch einmal verstärken.

Nervenwurzel L 4 (Dorsalflexion mit Supination im Sprunggelenk – M. tibialis anterior)

Der Patient befindet sich in Rückenlage. Der Untersucher legt die Hände von medial auf den Fußrücken und fordert den Patienten auf, die Füße nach oben „in Richtung Nase zu klappen" (Abb. 2.47). Meist bringen die Patienten nur soviel Kraft auf wie der Untersucher, daher sollte man ihn auffordern, die Hände des Untersuchers nach oben hochzuziehen. Am Ende der Bewegung sollte man den Patienten auffordern, sich nicht wegdrücken zu lassen, und den Druck noch einmal verstärken, weil geringe Kraftverluste nur in der Endstellung deutlich werden. Diese Untersuchung erlaubt

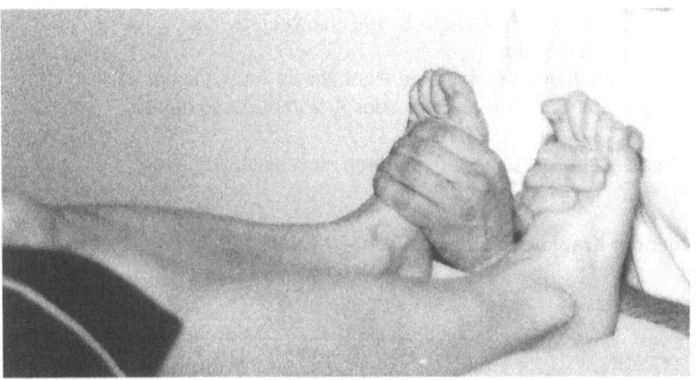

Abb. 2.47. Kraftprüfung bei Fußhebung

eine genauere Kraftprüfung als der Hackengang, bei dem oft weniger die Schwäche als vielmehr die Bewegungseinschränkung auffällt.

Nervenwurzel L5 (Heben der Zehen 2–5 – M. extensor digitorum longus et brevis, Heben des Großzehenendgliedes – M. extensor hallucis longus)

Bei der Zehenhebung wird in gleicher Weise vorgegangen. Zu beachten ist, daß am Großzeh der Daumen auf den Zehennagel gelegt wird, da die lange Sehne am Endglied ansetzt (Abb. 2.48). Die Zehen 2–5 können als Ganzes gegengehalten werden.

Nervenwurzel S1 [Heben des äußeren Fußrandes – M. peronaeus longus et brevis, Senken des Fußes im oberen Sprunggelenk – M. triceps surae (gastrocnemius et soleus)]

Die Hände werden von außen auf den lateralen Fußrücken gelegt und der Fuß im oberen Sprunggelenk in Rechtwinkelstellung (0°-Position) eingestellt (Abb. 2.49).

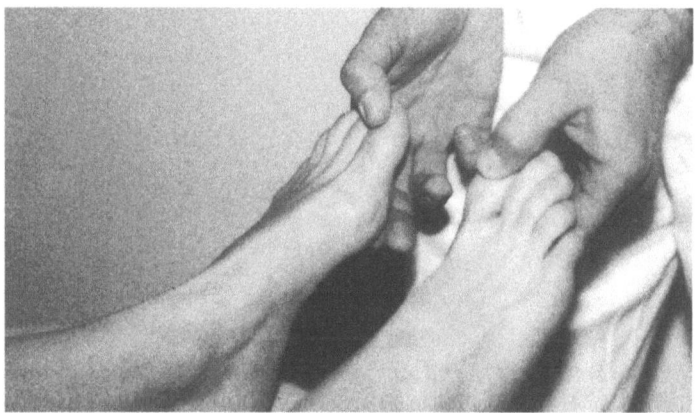

Abb. 2.48.   Kraftprüfung der Großzehenheber

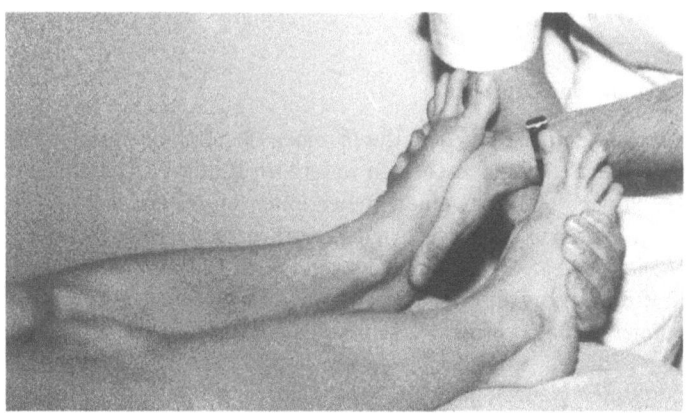

Abb. 2.49.   Kraftprüfung der lateralen Fußrandhebung

Der Patient wird aufgefordert, den seitlichen Fußrand hochzuziehen. Man achte darauf, daß der Fuß nicht in Dorsalextension gezogen wird.

Wichtig für die Beurteilung der Nervenwurzel S1 ist außerdem die Prüfung der Kraft der Gastroknemiusmuskulatur beim Zehengang und Hüpfen. Sie kann auch in Rückenlage durch Gegenhalten geprüft werden (Abb. 2.50); wenn sich hierbei im Gegensatz zum Zehengang ein auffälliger Befund findet, ist eine Aggravation sehr wahrscheinlich.

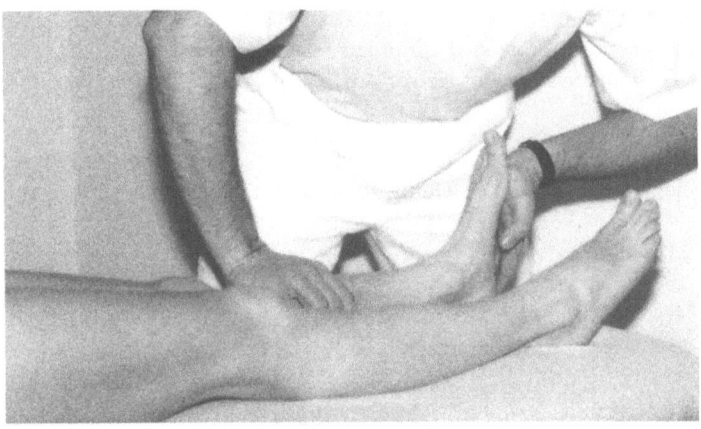

Abb. 2.50.   Kraftprüfung bei Fußsenkung

Nervenwurzel S2 (Ab- und Anspreizen der Zehen - Fußbinnenmuskulatur, z. T.: Senken des Fußes im oberen Sprunggelenk – M. triceps surae)

Man läßt den Patienten die Zehen spreizen und zusammendrücken, entscheidend ist der Seitenvergleich. Weitere Hinweise liefert die Inspektion und Palpation der Muskulatur in Funktion.

Erklärung und Beurteilung

Ein Nervenwurzelschaden durch einen Bandscheibenprolaps ist an den beiden untersten Lendenbandscheiben wesentlich häufiger als oberhalb davon. Dabei kann ein Prolaps durchaus einen weiter unten austretenden Nerv komprimieren oder Mischbilder aus 2 benachbarten Nervenwurzeln verursachen.

Die Nervenwurzelschädigung kann nicht allein aus der klinisch festgestellten Kraftminderung diagnostiziert werden, da die Schwäche auch vorgetäuscht oder schmerzbedingt vorhanden sein kann. Außerdem kann ein peripherer Nervenschaden vorliegen. Zum Nachweis gehört die Messung der Nervenleitgeschwindigkeit durch den Neurologen. Die Kraftminderung muß immer in Zusammenhang mit dem typischen Sensibilitätsausfall beurteilt werden. Auch degenerative oder entzündliche Veränderungen an den Gliedmaßen können schmerzbedingt eine

Schwäche vortäuschen. Wenn Schmerzen angegeben werden, sollte zunächst die genaue Schmerzlokalisation festgestellt werden. Schmerzen ohne Kraft- und Sensibilitätsverlust sprechen gegen einen Nervenwurzelschaden.

Länger bestehende Schädigungen eines motorischen Nervs führen immer zu einer Atrophie der zugehörigen Muskulatur, die an den großen Muskeln des Ober- und Unterschenkels sicht- und meßbar (Umfangsmessung) und an den kleinen Muskeln (Fußbinnenmuskulatur) zumindest tastbar ist.

Eine Fußheber- oder Fußsenkerschwäche gehört zu den gern vorgetäuschten Symtomen. Fast immer überschreiten die demonstrierten Schwächen die Grenze einer Nervenwurzel. Eine angebliche Fußheberparese läßt sich manchmal bei maximaler passiver Dorsalflexion des Fußes im Sprunggelenk durch eine fühlbare Anspannung der Extensoren lateral der Tibiakante ausschließen, noch sicherer sind das Elektromyogramm und bei der Plantarflexion der Reflexnachweis.

Zur Differenzierung der einzelnen Nervenwurzelschäden s. unter Bandscheibenprolaps, S. 150.

Normalbefund:
- gute Kraftentfaltung
- seitengleiche Kraft
- Schmerzfreiheit

Hinweis auf folgende Krankheitsbilder bei pathologischem Befund in der Kraftprüfung:
- Bandscheibenprolaps S. 148 (Schwäche, Hypästhesie, evtl. Schmerz)
- Bandscheibenprotrusion mit Nervenwurzelkompression S. 145 (Schwäche, Hypästhesie, evtl. Schmerz)
- Nervenwurzelreizsyndrom S. 142 (Schwäche und Schmerz)
- periphere Nervenläsion z. B. bei Polyneuropathie oder nach Trauma (Schwäche, Hypästhesie)
- somatoforme Schmerzstörung S. 187 (Dauerschmerz)
- Simulation oder Aggravation S. 184 (keine aktive Kraft bei erhaltenen Reflexen, fühlbare Muskelanspannung bei passiven Bewegungen, Diskrepanz zwischen Beobachtung und Klagen bzw. Demonstration der Symptome)
- Störung im Bauchraum S. 157 (Schmerz, evtl. schmerzbedingte Schwäche)
- Arthritis/Arthrose am Sprunggelenk oder am Fuß (Dorsalextension und Plantarflexion schmerzhaft eingeschränkt, lokale Gelenkschwellung, lebhafte Reflexe)

Ausschluß folgender Krankheitsbilder bei normalem Befund:
- ○ Bandscheibenprolaps mit motorischer Beteiligung

Schmerzpalpation der Hüftbeugemuskulatur

Indikation
● unterschiedliche Befunde im Stehen und Sitzen
● keine Schmerzen bei bisheriger Untersuchung
● Belastungsschmerzen eines Beines
● Verdacht auf Störung im Bauchraum

Ausführung

Der Patient befindet sich in Rückenlage, die Beine sind möglichst gestreckt. Der Untersucher sucht zunächst die Spina iliaca anterior superior auf und gleitet für die Palpation des M. iliacus mit den übereinandergelegten Langfingern beider Hände auf der Innenseite der Darmbeinschaufel in die Tiefe. Der Muskel kleidet die Innenseite der Darmbeinschaufel aus (Abb. 2.51). Es erfolgt eine Druckschmerzprüfung, außerdem wird der Patient unter der Palpation aufgefordert, das entsprechende Bein gestreckt anzuheben. Ein Druckschmerz oder eine Schmerzauslösung beim Heben des Beines ist ein positiver Befund.

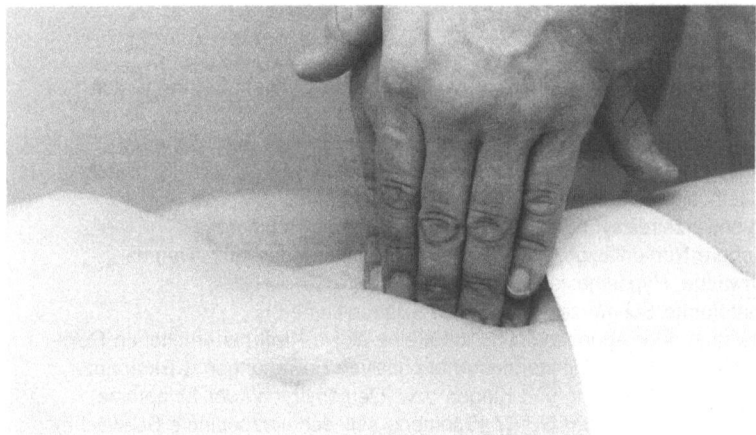

Abb. 2.51. Palpation des M. iliacus direkt an der Innenseite der Darmbeinschaufel

Anschließend wird der M. psoas major 2 Querfinger medial und 2 Querfinger oberhalb der Spina iliaca anterior superior durch den Bauchraum hindurch im Retroperitonealraum aufgesucht (Abb. 2.52) und der Test in gleicher Weise mit Heben des gestreckten Beines wiederholt.

Erklärung und Beurteilung

Viele chronische Erkrankungen und Verwachsungen der inneren Organe sind von Schmerzen in der Lumbalregion begleitet, welche für die Patienten meist im Vor-

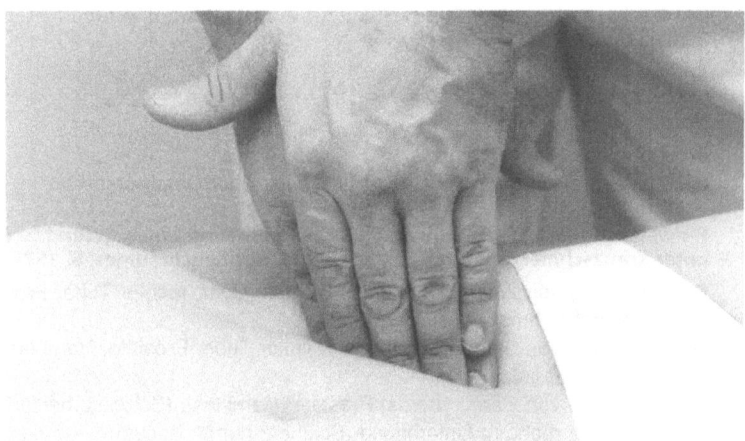

Abb. 2.52. Palpation des M. psoas major je 2 Querfinger oberhalb und medial der Spina anterior superior

dergrund stehen. Indikatoren im Bauchraum sind die Hüftbeugemuskeln M. iliacus und M. psoas major beidseits. Wenn die Palpation eines dieser Muskeln einen Druckschmerz ergibt, kann die Palpation unter Anspannung der Muskulatur als Provokationstest zusätzliche Informationen liefern. Die Funktion eines Muskels ist immer schmerzhaft eingeschränkt, wenn am Ursprung, Ansatz oder in seinem Verlauf eine Störung oder Entzündung vorhanden ist. Ein typisches Beispiel ist die akute Blinddarmentzündung, bei welcher der Kranke häufig nicht in der Lage ist, das rechte Hüftgelenk zu strecken.

Schmerzen bei der Palpation des M. iliacus weisen auf entzündliche Prozesse, osteopathische Läsionen oder Verwachsungen im Unterbauch hin. Bei Problemen an der Lendenwirbelsäule besteht primär kein Druckschmerz, da der M. iliacus seinen Ursprung nur an der Darmbeinschaufel, nicht an der Lendenwirbelsäule hat. Wenn die Palpation des M. iliacus nur auf einer Seite starke Schmerzen auslöst, liegt die Ursache seitlich in der Nähe des Muskelverlaufs, und zwar links eher an Sigma oder linkem Ovar, rechts an Zäkum, Appendix oder rechtem Ovar. Beidseitige Schmerzen werden meist durch Uterus-, Blasen- oder Prostataaffektionen ausgelöst.

Ist nur der M. psoas major druckschmerzhaft, kann die Ursache an der Lendenwirbelsäule oder im Bauch liegen, und zwar an allen Organen, die in der unmittelbaren Nähe des Muskels liegen. Für einen einseitigen Druckschmerz ist eher eine Problematik im seitlichen Bauchraum (z. B. am Zwölffingerdarm), an einer Niere oder einem Harnleiter verantwortlich, ein beidseitiger Druckschmerz spricht eher für ein Problem der Lendenwirbelsäule, z. B. Osteochondrose. Bei zu kaudaler Fingerlage kann der Schmerz auch durch Druck auf den N. femoralis ausgelöst sein, der ungefähr in Höhe der Spina iliaca anterior superior in der Tiefe zwischen M. psoas und M. iliacus austritt.

Sind M. iliacus und M. psoas major auf einer Seite druckschmerzhaft, liegt das Problem in der Nähe dieser beiden Muskeln im Bauchraum (z. B. Sigmaentzündung). Wenn diese Muskeln beidseits druckschmerzhaft sind, liegt die Ursache im

ganzen Bauchraum (z. B. Dünndarmentzündung) oder auf beiden Seiten (z. B. beidseitige Nierenerkrankung).

Normalbefund:

● Heben des Beines möglich
● Schmerzfreiheit oder nur geringer seitengleicher Druckschmerz

Hinweis auf folgende Krankheitsbilder bei pathologischem Befund (s. dazu unter Kreuzschmerzen durch Erkrankungen des Bauchraumes, S. 157):

● Erkrankung von Zäkum, Appendix, rechtem Ovar, rechter Tube, Prostata, Harnblase (Schmerz nur rechts)
● Erkrankung von Sigma, linkem Ovar, linker Tube, Prostata, Harnblase (Schmerz nur links)
● Erkrankung von Darm, Uterus, Prostata, Harnblase (Schmerz beidseits)
● Erkrankung mehr im Unterbauch (Schmerz nur M. iliacus)
● Erkrankung mehr im Ober-/Mittelbauch oder an der Lendenwirbelsäule (Schmerz nur M. psoas major)
● Spondylitis und Spondylodiszitis S. 165 (Druckschmerz beidseits am M. psoas major)

Ausschluß folgender Krankheitsbilder bei normalem Befund:

○ entzündliche Erkrankung im Bauchraum

Diagnostischer Bauchwandzug

Indikation

● Verdacht auf Verklebungen von Darm oder Omentum majus an der vorderen Bauchwand
● Operationsnarben im Bauchraum
● nichtsegmental ausstrahlende Schmerzen
● Belastungsschmerzen eines Beines
● Verdacht auf Störung im Bauchraum

Ausführung

Der Patient liegt auf dem Rücken, die Beine sind möglichst gestreckt. Zur Ausführung nimmt der Untersucher eine Bauchhautfalte und versucht, sie von den
Baucheingeweiden abzuheben (Abb. 2.53). Wenn die Bauchwand aufgrund von Narben oder inneren Verklebungen nicht faßbar oder abhebbar ist, wird die Falte in
einer anderen Richtung abgehoben (z. B. quer statt längs) oder etwas neben der
Narbe angefaßt.

Wenn auffällige Befunde in Form von Schmerzen oder vermehrter Spannung vorhanden sind, wird der Zug nacheinander in alle Richtungen verstärkt, wobei zum
einen die Spannung des Narbengewebes und zum anderen die Schmerzangabe des

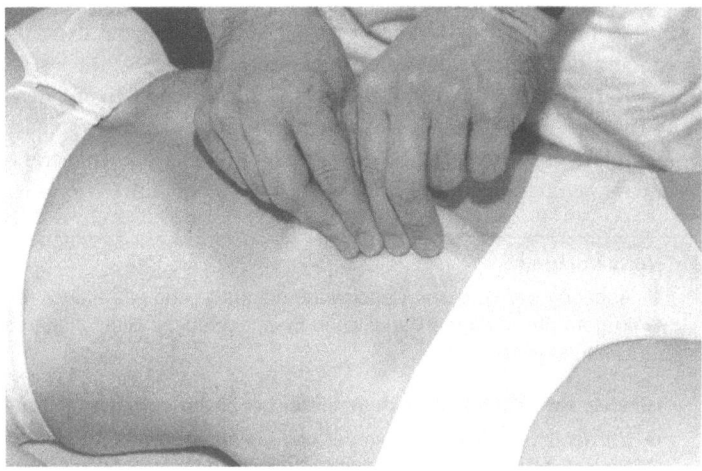

Abb. 2.53. Diagnostischer Bauchwandzug. Abheben einer Bauchfalte und Zug in verschiedene Richtungen, hier nach kranial

Patienten Berücksichtigung finden. Nicht selten treten beim Halten des Zuges in die eingeschränkte Richtung ausstrahlende Schmerzen in das Bein auf.

Bei adipösen Bauchdecken kann dieser Test manchmal für den Untersucher besser durchführbar und für den Patienten angenehmer sein, wenn die Bauchhautfalte mit beiden Handballen zwischen den gefalteten Händen gefaßt wird.

Erklärung und Beurteilung

Normalerweise ist die vordere Bauchwand gut von den Eingeweiden abhebbar. Wenn Verklebungen vorhanden sind, fühlt man eine vermehrte Spannung mit Zug von innen. Manchmal ist es nicht möglich, die Bauchwand im Bereich von Narben zu fassen oder abzuheben. Allein der Versuch ist meist mit einer Schmerzangabe des Patienten verbunden. Man muß dann eine in der Nähe liegende Stelle am Bauch suchen, an der dieser Test durchführbar ist.

Bei Zug an der Bauchfalte in verschiedene Richtungen lassen sich nicht selten ausstrahlende Schmerzen auslösen, manchmal sogar ein Kreuzschmerz. Dies ist ein guter Hinweis dafür, daß die Ursache der Schmerzen im Bereich des Abdomens liegt.

Warum sich ein intraabdominelles Problem in den Rücken projizieren kann, ist bis heute nicht sicher nachgewiesen. Es gibt verschiedene Denkansätze, die im folgenden dargestellt werden:

- Das Peritoneum wird über den N. phrenicus sensibel innerviert. Das Gehirn projiziert den Schmerz aufgrund der Konvergenz der Schmerzfasern und der nahezu fehlenden Repräsentation des Bauchraumes im Gyros postcentralis in die benachbarte Lenden-Kreuz-Region, aus der die Schmerzafferenzen normalerweise kommen.
- Narben im Bauchraum führen, wie andere Narben auch, zu einem chronischen Zug an den Nachbargeweben. Dieser Zug stört zum einen die Beweglichkeit der

inneren Organe und verändert zum anderen langfristig die Stellung der benachbarten Knochenstrukturen. Hiergegen spricht, daß meistens nicht die Gelenke, sondern das Unterhautgewebe schmerzhaft ist.

- Die Narben lösen durch ihren Zug eine chronische Reizung des vegetativen Nervensystems aus, speziell des Sympathikus, und führen auf spinaler Ebene zu einer Metaplasie der Nervenzellen oder zu einer Sympathikushyperaktivität mit konsekutiver Schmerzüberempfindlichkeit.

Normalbefund:
- ● Abheben der vorderen Bauchwand schmerz- und spannungsfrei möglich
- ● Zug an der vorderen Bauchwand in verschiedene Richtungen schmerz- und spannungsfrei

Hinweis auf folgende Krankheitsbilder bei pathologischem Befund:
- ● Verwachsung des Darmes oder des Omentum minus mit der vorderen Bauchwand S.163 (lokaler oder ausstrahlender Schmerz, schlechte Abhebbarkeit)

Ausschluß folgender Krankheitsbilder bei normalem Befund:
- ○ Verwachsung innerer Organe mit der vorderen Bauchwand

Beidseitiger Beinhebetest

Indikation
- ● „Durchbrechgefühl"
- ● Schmerzen bei der Rumpfvorbeuge oder Wiederaufrichtung
- ● Ausweichbewegungen oder Abstützreaktion bei der Wiederaufrichtung
- ● Schmerzen bei beidseitiger Rotation in der Lendenwirbelsäule
- ● bekannte Spondylolisthese, Verdacht auf Instabilität in der unteren Lendenwirbelsäule
- ● Verdacht auf eine Insuffizienz der Hüftbeugemuskulatur

Kontraindikation
- ○ Verdacht auf Wirbelsäulentumor
- ○ Herz-Kreislauf-Risikopatienten

Ausführung

Der Patient befindet sich in Rückenlage, die Arme liegen seitlich neben dem Körper. Er wird aufgefordert, die gestreckten Beine gleichzeitig soweit wie möglich von der Liege zu heben (Abb. 2.54). Ich habe mir zur Gewohnheit gemacht, hierbei die Hand unter die Lendenwirbelsäule des Patienten zu legen, um eine dabei entstehende Hyperlordose und ein eventuelles Wirbelgleiten palpatorisch beurteilen zu können.

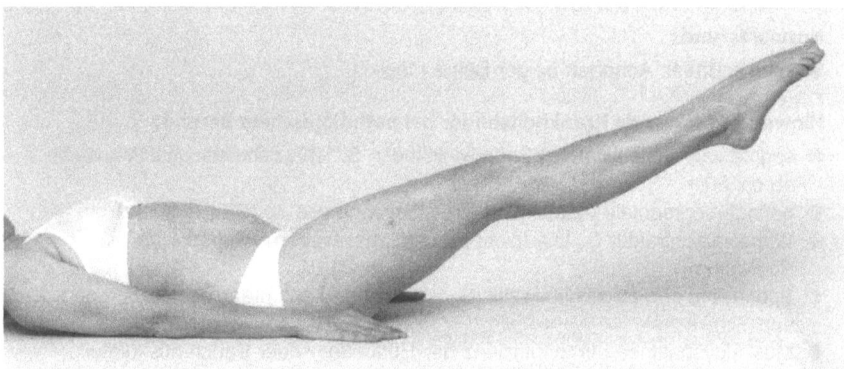

Abb. 2.54. Hebetest beider Beine. Die Beine werden aktiv gestreckt soweit wie möglich von der Liege abgehoben.

Erklärung und Beurteilung

Wenn eine segmentale Instabilität durch eine Spondylolisthese in der Lendenwirbelsäule vorliegt, tritt in Rückenlage eine spontane Reposition ein. Durch Heben beider gestreckten Beine wird über den M. psoas major ein kräftiger Zug an den Lendenwirbeln ausgelöst, der bei nur geringer Flexionsstellung der Hüftgelenke aufgrund des schrägen Muskelansatzes noch keine Dislokation im Bereich der Instabilität bewirken kann. Wenn die Beine jedoch eine bestimmte Höhe erreicht haben, wird durch den Muskelzug der obere gegen den unteren Wirbel nach ventral gezogen, was mit heftigen Schmerzen und reflektorischem Fallenlassen der Beine verbunden ist. Meistens sind die Patienten nicht in der Lage, den kritischen Punkt aktiv zu überschreiten.

Ein eventuelles Wirbelgleiten läßt sich auch während der Testausführung über die direkte Palpation mit den Fingern an den Dornfortsätzen fühlen. Bei Osteochondrosen und in Fehlstellung fixierten Spondylolisthesen sind die Befunde nicht immer eindeutig. Dann ist die Durchführung des beidseitigen Abfangtestes (s. folgende Seiten) sinnvoll.

Wenn anamnestisch ein „Durchbrechgefühl" oder eine Spondylolisthese bekannt sind oder die klinische Untersuchung Hinweise auf eine Instabilität geliefert hat, dieser Test aber schmerzfrei möglich ist, kann ein echtes Gleiten zwischen den Wirbeln ausgeschlossen werden. Die Ursache kann dann im psychosomatischen Bereich oder in einer Simulation bzw. Aggravation liegen. Bei Erkrankungen im Bauchraum ist der Test oftmals negativ, weil die Hüftbeugemuskulatur nicht in die schmerzhafte Dehnstellung gebracht wird.

Normalbefund:
- schmerzfreies Anheben beider Beine möglich

Hinweis auf folgende Krankheitsbilder bei pathologischem Befund:
- segmentale Instabilität bei Spondylolisthese S. 126 (Schmerz und Schwäche ab ca. 30°)
- geringe segmentale Instabilität bei Osteochondrose S. 135 (Schmerz)
- Wirbelsäulenfraktur S. 174 (nicht durchführbar wegen Schmerz und Schwäche)
- Spondylitis und Spondylodiszitis S. 165 (nicht durchführbar wegen Schmerz und Schwäche)
- Muskeldysbalance mit Insuffizienz der Hüftbeuge- oder Bauchmuskulatur S. 111 (nicht durchführbar wegen Schwäche)

Hinweis auf folgende Krankheitsbilder bei normalem Befund (bei Auffälligkeiten in den genannten Indikationen):
- Erkrankung im Bauchraum S. 157
- somatoforme Schmerzstörung S. 187
- Simulation oder Aggravation S. 184

Ausschluß folgender Krankheitsbilder bei normalem Befund:
- ○ Instabilität bei Spondylolisthese
- ○ Spondylitis und Spondylodiszitis
- ○ Wirbelfraktur

Abfangtest beider Beine

Indikation
- kein eindeutiger Befund beim Beinhebetest
- negativer Beinhebetest, aber bekannte Spondylolisthese

Kontraindikation
- ○ Verdacht auf Wirbelfraktur
- ○ Verdacht auf Wirbelsäulentumor

Ausführung

Der Patient befindet sich in Rückenlage, die Arme liegen seitlich neben dem Körper (in den Abbildungen sind die Arme zur besseren Sicht auf die Lendenwirbelsäule abgespreizt). Der Untersucher hebt beide Beine gestreckt bis auf eine Winkelstellung von ca. 40° Hüftgelenkflexion an und bereitet den Patienten darauf vor, daß er die Beine gleich fallen läßt (Abb. 2.55). Wenn das Gewicht der Beine gut auf dem Arm des Untersuchers lastet, zieht er plötzlich den Unterarm etwas nach unten weg, während der Patient ruckartig seine Bauch- und Hüftbeugemuskulatur anspannt,

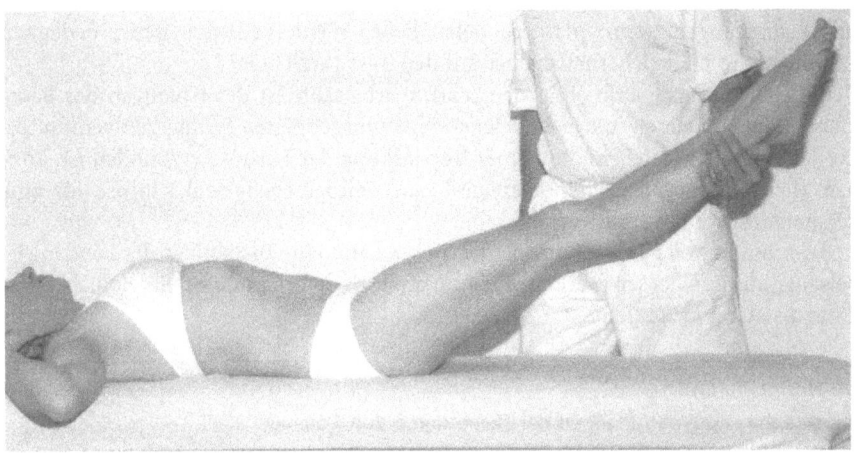

Abb. 2.55.   Abfangtest der Beine vor dem Loslassen

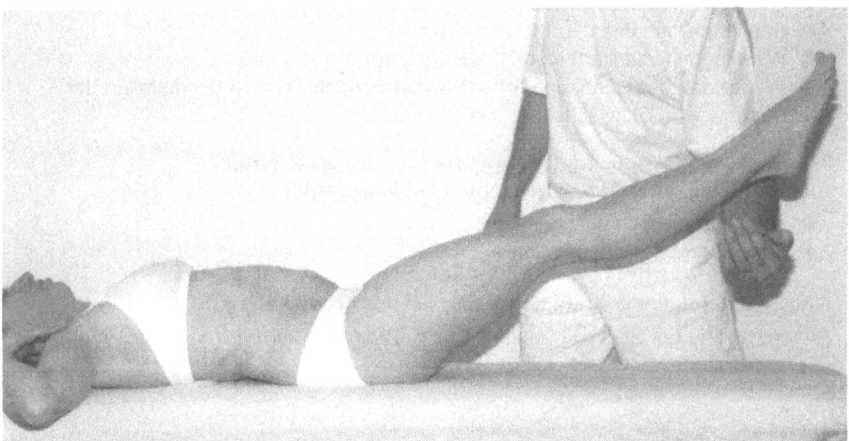

Abb. 2.56.   Abfangtest der Beine nach dem plötzlichen Loslassen. Die Patientin kommt durch die Aktivität der Hüftbeuger in verstärkte Lordose

um das Gewicht der Beine aufzufangen (Abb. 2.56). Um Verletzungen bei diesem Test zu verhindern, sollte man die Beine des Patienten keinesfalls bis auf den Tisch fallen lassen.

Erklärung und Beurteilung

Das biomechanische Erklärungsmodell für den Abfangtest entspricht dem des Hebe-testes beider Beine, allerdings kommt es beim Abfangtest zu einer massiven Provo-kation in der Lendenwirbelsäule. Daher sollte dieser Test nicht routinemäßig erfolgen. Es ist sinnvoll, die Patienten vorher zu fragen, ob sie in der Lage wären, die Beine abzufangen, wenn man sie fallen ließe. Wenn Patienten dabei Bedenken äußern, sollte man sicherheitshalber auf den Test verzichten.

Bei einer Osteochondrose in der Lendenwirbelsäule ist das Abfangen der Beine meist möglich, jedoch mit mehr oder weniger ausgeprägten Schmerzen verbunden. Da das Abfangen der Beine mit einer Verstärkung der Lordose verbunden ist, können auch ein Baastrup-Phänomen und eine Wirbelbogengelenkarthrose für eine Schmerzauslösung verantwortlich sein.

Bei schmerzfreier Durchführung des Testes kann eine Instabilität der Lendenwirbelsäule ausgeschlossen werden. Eine anamnestisch bekannte Spondylolisthese ist dann als stabil anzusehen.

Normalbefund:
- schmerzfreies Abfangen der Beine durch den Patienten

Hinweis auf folgende Krankheitsbilder bei pathologischem Befund:
- segmentale Instabilität bei Spondylolisthese S. 126 (Schmerz und Schwäche ab ca. 30°)
- geringe segmentale Instabilität bei Osteochondrose S. 135 (Schmerz)
- Baastrup-Phänomen S. 140 (Schmerz)
- Wirbelbogengelenkarthrose S. 128 (Schmerz)
- Insuffizienz der Hüftbeuge- oder Bauchmuskulatur S. 113 (Herabfallen der Beine wegen Schwäche)

Hinweis auf folgende Krankheitsbilder bei normalem Befund (bei Auffälligkeiten in den genannten Indikationen):
- somatoforme Schmerzstörung
- Simulation oder Aggravation

Ausschluß folgender Krankheitsbilder bei normalem Befund:
- ○ Instabilität bei Spondylolisthese

Routineuntersuchung in Bauchlage

Hüftgelenkextension aus Bauchlage und umgekehrter Lasègue

Indikation
- Routineuntersuchung

Ausführung

Der Patient befindet sich in Bauchlage, die Arme liegen seitlich neben dem Körper. Vor der Durchführung des Testes sollte beobachtet werden, ob das Becken aufliegt oder aufgrund einer Flexionskontraktur bereits angehoben ist. Die Untersuchung sollte immer im Seitenvergleich durchgeführt werden.

Das Heben des Beines für die Beurteilung der Hüftgelenkextension ist einfacher, wenn zuvor das Kniegelenk gebeugt wird. Eine Verkürzung des M. rectus femoris kann allerdings diesen Test verfälschen, so daß erst dieser Muskel auf Verkürzung geprüft werden muß. Dazu wird das Kniegelenk bei liegendem Oberschenkel auf einer oder beiden Seiten soweit wie möglich gebeugt. Wenn die Ferse fast das Gesäß erreicht, liegt keine Rektusverkürzung vor. Dann nimmt der Untersucher das Bein auf seiner Seite an Unter- und Oberschenkel und hebt es gestreckt soweit wie möglich an (Abb. 2.57). Ein evtl. auftretender Schmerz sollte genau lokalisiert werden, da die Bewegung auch mit einer Extension in der Lendenwirbelsäule verbunden ist. Wenn der Schmerz durch eine Dehnung des N. femoralis ausgelöst wurde, muß er knapp unterhalb der Schmerzgrenze durch eine zusätzliche Anspannung in Knieflexion wieder ausgelöst werden können (Abb. 2.58).

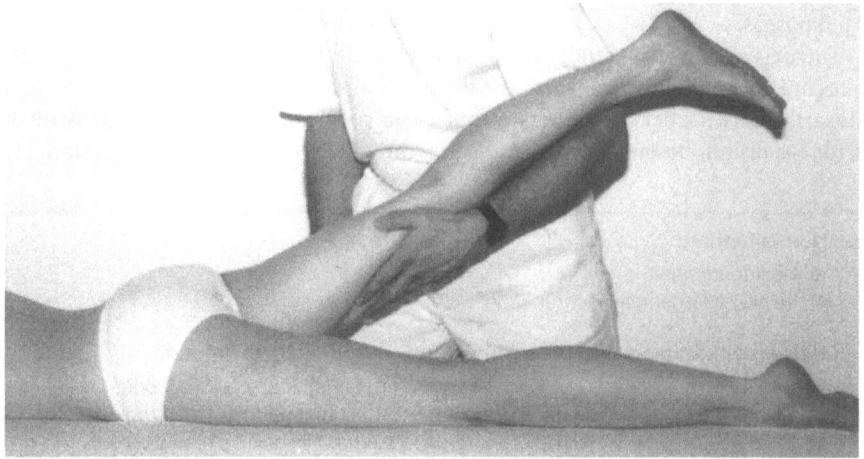

Abb. 2.57. Extensionsprüfung im Huftgelenk. Die Arme wurden der Anschaulichkeit halber nach oben gehalten

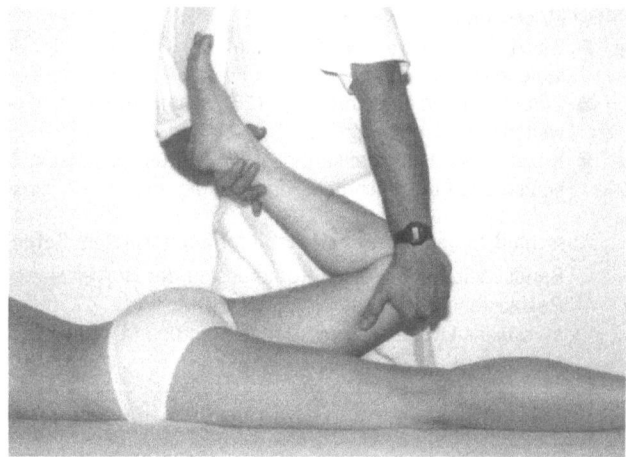

Abb. 2.58. Extensionsprüfung im Hüftgelenk mit zusätzlicher Kniegelenkflexion

Wenn man die Hüftgelenkextension bei deutlich über 90° gebeugtem Kniegelenk ausführt, wird dieser Test auch als umgekehrter Lasègue bezeichnet.

Erklärung und Beurteilung

Normalerweise sollte das Hüftgelenk um 10–20° überstreckbar sein. Eine Hüftbeugekontraktur, die in Bauchlage bereits vor der Untersuchung sichtbar ist, wird fast immer durch eine Koxarthrose verursacht.

Prinzipiell kommen als Schmerzursache bei der Untersuchung in Betracht: funktionelle oder strukturelle Veränderungen an Hüftgelenk, Kreuzdarmbeingelenk und Lendenwirbelsäule oder Reizzustände des N. femoralis bzw. der Nervenwurzeln L2–L4. Typisch für eine neurogene Auslösung ist ein plötzlich einschießender, in das Bein ausstrahlender Schmerz (positiver umgekehrter Lasègue). Eine schmerzfreie Einschränkung der Extensionsfähigkeit spricht für eine Verkürzung des M. iliopsoas.

Die degenerativen Veränderungen lassen sich durch die Stufen der Bewegungseinschränkung und die Angabe der Schmerzlokalisation erkennen. Bei bestehender Koxarthrose wird der Schmerz manchmal von den Patienten in der Lendenwirbelsäule lokalisiert, besonders bei starker Einschränkung der Hüftgelenkextension.

Normalbefund:
- Schmerzfreiheit
- keine Bewegungseinschränkung

Hinweis auf folgende Krankheitsbilder bei pathologischem Befund:
- Bandscheibenprolaps mit Kompression der Nervenwurzel L2, L3 oder L4 S. 148 (Hüftextension und Knieflexion stark schmerzhaft eingeschränkt)
- Reizzustand oder Mobilitätsstörung des N. femoralis S. 142 bzw. S. 143 (Hüftextension schmerzhaft eingeschränkt, mit gleichzeitiger Knieflexion noch wesentlich deutlicher)
- Iliosakralgelenkblockierung S. 108 (Flexion oder Extension schmerzhaft und leicht eingeschränkt)
- Iliosakralgelenkarthrose S. 133 (Flexion und Extension schmerzhaft und leicht eingeschränkt)
- Baastrup-Phänomen S. 140 (Schmerzen in der Lendenwirbelsäule bei weiterlaufender Bewegung)
- Wirbelbogengelenkarthrose S. 128 (Schmerzen in der Lendenwirbelsäule bei weiterlaufender Bewegung)
- Koxarthrose, Hüftgelenkarthritis (Flexion und Extension im Hüftgelenk schmerzhaft eingeschränkt, unabhängig von der Knieflexionsstellung)

Ausschluß folgender Krankheitsbilder bei normalem Befund:
- ○ Bandscheibenprolaps mit Kompression der Nervenwurzel L2, L3 oder L4
- ○ Reizzustand des N. femoralis
- ○ muskuläre Dysbalance mit Verkürzung des M. rectus femoris oder des M. iliopsoas

Springing-Test

Indikation
● Routineuntersuchung

Kontraindikation
○ Verdacht auf Wirbelfraktur

Ausführung

Der Springing-Test kann auf verschiedene Arten ausgeführt werden. Es wird hier eine einfache Testmöglichkeit beschrieben, die leicht von jedem Untersucher durchgeführt werden kann.

Der Patient befindet sich in Bauchlage, die Arme liegen seitlich neben dem Körper. Damit er nicht in Hyperlordose liegt, sollte der Bauch etwas unterlagert werden. Dies führt zu einem größeren Bewegungsspiel und einer genaueren Beurteilbarkeit des Testergebnisses. Manchmal ist es ausreichend, wenn der Patient seine Hände unter den Bauch legt.

Der Untersucher legt seinen Palpationsfinger zwischen 2 Dornfortsätze und drückt mit dem Handballen der anderen Hand langsam und vorsichtig auf die Dornfortsätze kranial des palpierenden Fingers (Abb. 2.59). Der Druck wird mit sehr wenig Kraft ausgeführt! Auch wenn man sich der Palpationsstelle nicht sicher ist, sollte der palpierende Finger keinen schmerzhaften Druck ausüben. Mit mehrfach wiederholtem sanftem Druck des Handballens auf die Dornfortsätze kann der Untersucher mit dem palpierenden Finger sehr leicht die Stelle zwischen beiden Dornfortsätzen an der tastbaren Bewegung erkennen und die Größe des Bewegungsspieles beurteilen.

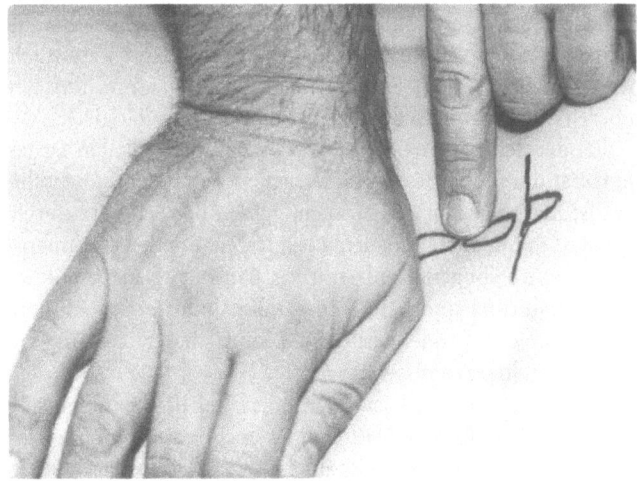

Abb. 2.59. Springing-Test bei L 4/L 5 mit palpierendem Finger zwischen den Dornfortsätzen L 4 und L 5

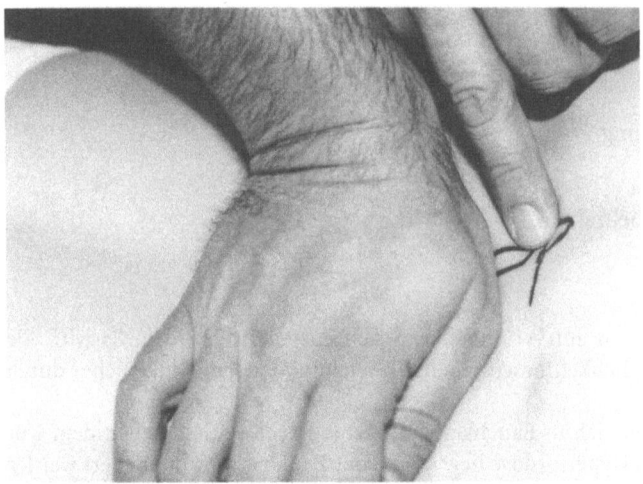

Abb. 2.60. Springing-Test bei L5/S1 mit veränderter Schubrichtung (Stellung des Unterarms)

Man beginnt mit der Untersuchung an der unteren Brustwirbelsäule und „wandert" Segment für Segment weiter zum Kreuzbein. Der Druck mit dem Handballen sollte senkrecht auf die Krümmung der Wirbelsäule zielen, d. h. er ist im oberen Lendenwirbelsäulenbereich aufwärts, im unteren Lendenwirbelsäulenbereich etwas abwärts gerichtet, um den größtmöglichen Bewegungsausschlag erspüren zu können (Abb. 2.60).

Erklärung und Beurteilung

Beim Springing-Test werden die Wirbel in unphysiologischer Weise annähernd parallel zu ihren Grund- und Deckplatten gegeneinander verschoben. Entscheidend ist bei der Beurteilung weniger, ob sich die Wirbel gegeneinander um 1 oder 2 mm verschieben lassen, sondern ob sich Schmerzen und wesentliche Unterschiede im Bewegungsspiel finden. Eine geringgradige Zunahme des Bewegungsspiels von der oberen zur unteren Lendenwirbelsäule ist physiologisch.

Bei der Schmerzangabe muß zwischen dem lokalen Druckschmerz und dem tiefen, erst durch die Bewegung ausgelösten Schmerz unterschieden werden. Der Patient ist hierzu gezielt zu befragen, ggf. ist der Schmerz durch Druck mit einem Finger statt mit dem Handballen auszutesten. Ein tiefer Schmerz findet sich bei der aktivierten Wirbelbogengelenkarthrose, Bandscheibenerkrankungen, der somatoformen Schmerzstörung und beim sympathikusinduzierten Schmerzsyndrom. Bei Blockierungen in der Lendenwirbelsäule kann dieser Test im entsprechenden Segment ebenfalls schmerzhaft sein.

Das Bewegungsspiel ist vermindert bei der Spondylose der Wirbelkörperrandkanten, bei der fortgeschrittenen Osteochondrose und bei einer Blockierung im entsprechenden Lendenwirbelsegment. Wenn kein Bewegungsspiel zu tasten ist, handelt es sich um eine Blockwirbelbildung oder eine Einsteifung durch übergreifende spondylophytäre Spangen.

Ein vermehrt tastbares Bewegungsspiel liefert sehr gute Hinweise auf eine Gefügestörung zwischen 2 Wirbeln. Bei einer Instabilität durch Spondylolisthese kann es bereits bei leichtem Druck vorkommen, daß man den oberen Wirbel nicht mehr tastet. Radikuläre Symptome können bei dieser Untersuchung normalerweise nicht auftreten, da die Nervenwurzel im Zwischenwirbelloch nicht eingeengt wird, sondern mehr Raum erhält. Allerdings ist theoretisch eine Querschnittssymptomatik möglich, wie sie bei der Spondylolisthese gelegentlich vorkommen kann. Praktisch habe ich sie jedoch bei der Untersuchung nie gesehen, da erstens nur mit minimaler Kraft gearbeitet wird und zweitens vorher eine reflektorische Muskelanspannung einsetzen würde.

Ist das Spiel leicht vermehrt und mit einer Schmerzauslösung verbunden, deutet dies auf eine Gefügestörung im Rahmen einer beginnenden Osteochondrose hin.

Normalbefund:
- Schmerzfreiheit
- palpatorisch keine großen Unterschiede zwischen den Segmenten bezüglich des Bewegungsspieles
- leichte Zunahme des Bewegungsspieles von kranial nach kaudal

Hinweis auf folgende Krankheitsbilder bei pathologischem Befund:
- Bandscheibenprolaps S. 148 (starker Schmerz, vermindertes Bewegungsspiel, falls testbar)
- Bandscheibenprotrusion S. 145 (starker Schmerz, vermindertes Bewegungsspiel, falls testbar)
- segmentale Instabilität S. 126 (vergrößertes Bewegungsspiel, Schmerz unterschiedlich)
- leichtere Osteochondrose S. 135 (Schmerz, vergrößertes Bewegungsspiel)
- fortgeschrittene Osteochondrose S. 135 (vermindertes Bewegungsspiel, evtl. Schmerz)
- fortgeschrittene Spondylose S. 138 (vermindertes Bewegungsspiel, evtl. Schmerz)
- aktivierte Wirbelbogengelenkarthrose S. 130 (Schmerz)
- Blockierung in der Lendenwirbelsäule S. 106 (vermindertes Bewegungsspiel und Schmerz)
- Einsteifung bei Blockwirbel, segmentübergreifende Spangen (kein Bewegungsspiel)

Hinweis auf folgende Krankheitsbilder bei Schmerzangabe ohne verändertes Bewegungsspiel:
- somatoforme Schmerzstörung
- sympathikusinduziertes Schmerzsyndrom
- Simulation oder Aggravation

Ausschluß folgender Krankheitsbilder bei normalem Befund:
- ○ segmentale Instabilität
- ○ Bandscheibenprolaps
- ○ Bandscheibenprotrusion
- ○ fortgeschrittene Spondylose oder Osteochondrose
- ○ aktivierte Wirbelbogengelenkarthrose

Kibler-Falte

Indikation

● Routineuntersuchung

Ausführung

Der Patient befindet sich in Bauchlage, die Arme liegen seitlich neben dem Körper. Der Untersucher faßt mit den Fingern beider Hände eine Hautfalte auf einer Seite der Wirbelsäule und versucht, diese Falte nach oben bzw. unten weiterzurollen (Abb. 2.61). Der Patient wird gebeten, sich bei Schmerzen bemerkbar zu machen.

Erklärung und Beurteilung

Das Abheben der Rückenhautfalte nach Kibler liefert gute Hinweise auf die Lokalisation des Schmerzgeschehens, wobei berücksichtigt werden muß, daß das Dermatom immer etwas weiter kaudal liegt als die dazugehörige Störung. Im positiven Fall findet sich eine auf einen bestimmten Bereich ausgedehnte Gewebeverquellung und eine schlechtere Abhebbarkeit der Hautfalte (Abb. 2.62). Der positive Befund kann sowohl einseitig wie auch beidseitig der Wirbelsäule auftreten.

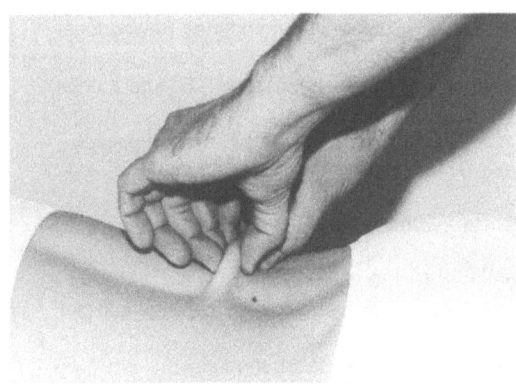

Abb. 2.61. Normale Kibler-Falte

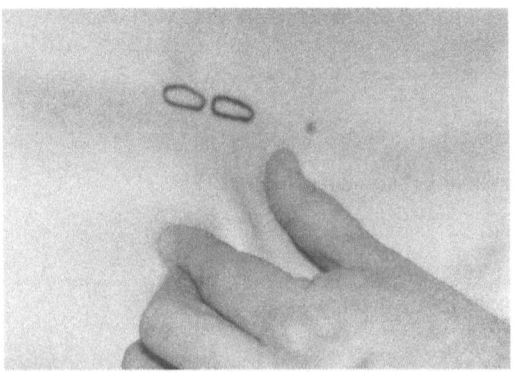

Abb. 2.62. Pathologische Kibler-Falte (schlecht abhebbar)

Ursache ist eine lokale Sympathikushyperaktivität, die mit einer Quellung des Bindegewebes und mit einer Schmerzüberempfindlichkeit einhergeht. Regelmäßig findet sich die positive Kibler-Falte bei Entzündungen oder Erkrankungen mit vegetativer Beteiligung.

Bei etwas adipöseren Patienten ist die technische Durchführung manchmal schwierig, es läßt sich jedoch immer die Frage beantworten, ob das Bindegewebe selbst druckempfindlich ist, da auf die darunterliegende Muskulatur oder den Knochen kein Druck ausgeübt wird (s. Druckschmerz, S. 17).

Normalbefund:
- schmerzfreies Abheben der Hautfalte
- keine wesentlichen Unterschiede in der Dicke des Unterhautfettgewebes
- kein Seitenunterschied

Hinweis auf folgende Krankheitsbilder bei pathologischem Befund:
- sympathikusinduziertes Schmerzsyndrom S. 153 (beidseitig positiv)
- Bandscheibenprolaps S. 148 (beidseitig positiv)
- Bandscheibenprotrusion S. 145 (beidseitig positiv)
- Spondylitis und Spondylodiszitis S. 165 (beidseitig positiv)
- aktivierte Wirbelbogengelenkarthrose S. 130 (meist einseitig positiv)
- lumbale Skoliose S. 119 (einseitig immer positiv)
- evtl. Blockierung S. 106 (einseitig positiv)

Ausschluß folgender Krankheitsbilder bei pathologischem Befund:
- ○ Simulation und Aggravation

Ergänzungsuntersuchung in Bauchlage

Segmentrotation in Bauchlage

Indikation
- Parästhesie
- nichtsegmentale Schmerzen
- Blockierung eines Wirbelbogengelenkes

Ausführung

Der Patient befindet sich in Bauchlage, die Arme liegen seitlich neben dem Körper. Der Untersucher drückt jeweils mit beiden Daumen gegen 2 benachbarte Dornfortsätze (Abb. 2.63). Man spürt sofort, ob die Wirbel sich ein wenig bewegen oder nicht. Die Wirbel werden jeweils einige Sekunden in beide Richtungen getestet. Überprüft werden alle Wirbel von der mittleren Brustwirbelsäule an bis zum Kreuzbein.

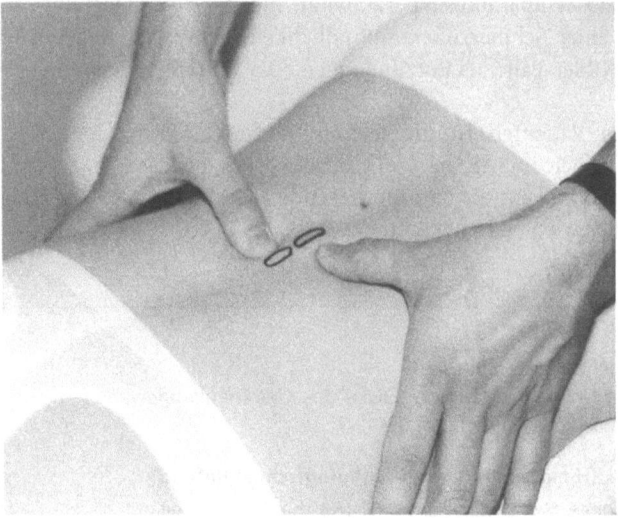

Abb. 2.63. Wirbelrotationstest in Bauchlage durch sanften Druck gegen 2 benachbarte Dornfortsätze

Wenn ein Segment mit reduzierter Beweglichkeit gefunden wurde oder der Palpationsbefund nicht eindeutig ist, wartet man ca. 30 s, bis der Widerstand nachgibt. Dabei wird der Patient gefragt, ob sich an seiner Gefühlstörung oder seinen Schmerzen etwas ändert. Es sollte nicht so stark gedrückt werden, daß ein lokaler Druckschmerz entsteht. Bei Zunahme von Schmerz oder Parästhesie muß die Druckrichtung umgedreht werden; wenn eine Besserung eintritt, ist der Druck weiter zu halten.

Anmerkung: Dieser Test eignet sich auch sehr gut zur Überprüfung der Ursache von Gefühlstörungen an den oberen Extremitäten, hier sind die Segmente zwischen dem 7. Halswirbel und dem 6. Brustwirbel zu untersuchen.

Erklärung und Beurteilung

Dieser Test ist fast ausschließlich für die Lokalisation der Ursache von Schmerzen und Gefühlstörungen geeignet, v. a. bei Kribbelparästhesien, weniger bei Taubheitsgefühlen. Kribbelparästhesien werden meist durch eine Irritation des Sympathikus ausgelöst, der die Sensibilität der peripheren Sensoren und der Spinalnervenzellen beeinflußt. Die sympathischen Fasern kommen für die unteren Extremitäten aus dem Grenzstrang zwischen dem 7. Brustwirbel und dem 2. Lendenwirbel. Der Grenzstrang verläuft seitlich neben der Wirbelsäule, im Bereich der Brustwirbelsäule mehr dorsal in der Nähe der Rippenköpfchen, in der Lendenwirbelsäule mehr lateral der Wirbelkörper (Abb. 1.1). Die ankommenden sympathischen Fasern kommen aus den Nervenwurzeln C 8–L 2.

Wenn die Gefühlsirritation durch eine Sympathikushyperaktivität ausgelöst ist, kann sie über einen leichten Druck von lateral auf die Dornfortsätze in entgegengesetzter Richtung verstärkt oder gebessert werden. Diese Technik läßt sich auch therapeutisch nutzen, indem der Druck so lange gehalten wird, bis sich die Gefühlstörung normalisiert hat.

Wenn sich in eine Richtung ein Schmerz auslösen läßt, finden sich als Ursache oft Blockierungen der entsprechenden Wirbelgelenke oder, im Brustwirbelsäulenbereich, auch der Rippengelenke. Wenn die weitere körperliche Untersuchung diesen Verdacht bestätigt, hilft langfristig meist nur die gezielte chirotherapeutische Manipulation.

Im gestörten Bereich findet sich oft auch eine positive Kibler-Falte, da das Bindegewebe, bedingt durch die Sympathikusirritation, eine Verquellung zeigt.

Normalbefund:

● kein lokaler Druckschmerz
● leichtes seitengleiches Bewegen der Dornfortsätze bei Test in beide Richtungen
● kein Auftreten von Gefühlstörungen
● keine lokale Schmerzauslösung

Hinweis auf folgende Krankheitsbilder bei pathologischem Befund:

● Kribbelparästhesie bei Sympathikusirritation S. 155 (Besserung oder Verstärkung)
● sympathikusinduziertes Schmerzsyndrom S. 153 (Besserung oder Verstärkung)
● Blockierung in der Lendenwirbelsäule S. 106 (vermindertes Bewegungsspiel, Schmerz in eine Richtung)

Kapitel 3
Die Krankheitsbilder mit ihren typischen Befunden

Es gibt eine Reihe von Krankheiten, die sich aufgrund der klinischen Untersuchung mit relativ großer Sicherheit feststellen lassen. Dazu gehören v. a. die Blockierungen und die Instabilitäten der Lendenwirbelsäule wie Osteochondrose und Spondylolisthese. Diese Krankheitsbilder haben entweder eine Vielzahl von Testmöglichkeiten oder aber mehrere „sichere" Befunde.

Es gibt leider auch einige Krankheiten, bei denen auch dem Erfahrenen die klare Unterscheidung der Diagnosen schwerfällt. Hierzu zählen v. a. die Funktionsstörungen und Erkrankungen der Organe im Bauchraum, psychische Ursachen und Aggravation bzw. Simulation. Die Übergänge sich manchmal fließend, so daß nur eine weitere fachspezifische Abklärung letzten Endes Hinweise über die Ursache der Schmerzen liefert. Man hüte sich davor, die Diagnose bei nicht eindeutigen Krankheitsbildern zu rasch zu stellen. Dies kann den Patienten den oft langen und schmerzhaften Weg, den eine Fehldiagnose mit sich bringt, ersparen.

Die typischen Befunde wie auch die relativen Ausschlußkriterien wurden entsprechend ihrer Aussagekraft mit verschiedenen Symbolen gekennzeichnet. Ihre Bedeutung kann der folgenden Übersicht entnommen werden. Ein sicheres Kennzeichen bedeutet nicht, daß dieser Test allein ausreicht, die Diagnose zu stellen, da derselbe Test auch bei anderen Erkrankungen positiv sein kann. Es weist aber darauf hin, daß bei dieser Erkrankung der aufgeführte Test fast immer positiv ist.

In der Differentialdiagnose zu jedem Krankheitsbild sind in Klammern Testergebnisse aufgeführt, die eher für die Differentialdiagnose sprechen und daher die Unterscheidungsmöglichkeit vereinfachen. Man denke jedoch immer daran, daß völlig eindeutige Krankheitsbilder selten sind.

Die Interpretationsmöglichkeiten gehen bei einigen Tests über das Aufgeführte hinaus. Sie wurden nur soweit berücksichtigt, wie sie für die Differentialdiagnose des Lumbalsyndroms wichtig erschienen.

Erklärung der Symbole:

▶ sicheres Kennzeichen   ▷ sicheres Ausschlußkriterium
● ziemlich sicheres Kennzeichen   ○ ziemlich sicheres Ausschlußkriterium
• mögliches Kennzeichen   ∘ mögliches Ausschlußkriterium

Funktionelle und statische Störungen

Blockierung des Iliosakralgelenkes

Definition

Bewegungseinschränkung eines Wirbelbogengelenkes in eine Richtung, entweder in Konvergenz (zusammengeschoben) oder Divergenz (auseinandergezogen).

Biomechanik der Wirbelbogengelenke

Da sich der Drehpunkt für die Flexion und Extension im Bereich der Bandscheiben befindet, gleiten die Gelenkflächen der Wirbelbogengelenke bei der Flexion auseinander (die Gelenke liegen hinter dem Drehpunkt der Flexion). Bei der Linksseitneigung laufen die linken Wirbelbogengelenke ineinander (Konvergenz) und die rechten auseinander (Divergenz). Aufgrund der Stellung der Gelenkflächen ist wegen der Lage der Drehachse im Dornfortsatz nur eine geringe Rotation von ca. 1° pro Segment in jede Richtung möglich, solange die Bandscheibe intakt ist (Abb. 3.1). Maximale Konvergenz für die linken Wirbelbogengelenke ergibt sich daher durch Extension, kombiniert mit Linksseitneigung und evtl. zusätzlicher Linksrotation. Maximale Divergenz für die gleichen Wirbelbogengelenke bedeutet Flexion, Rechtsseitneigung und eventuelle Rechtrotation.

Pathogenese und Klinik

Die Ursache der Blockierung ist nicht bekannt. Sie ist dadurch gekennzeichnet, daß von 2 entgegengesetzten Richtungen jeweils nur eine Richtung eingeschränkt ist, z. B. ist die Seitneigung nach links frei und nach rechts eingeschränkt. Im Erklärungsmodell geht man davon aus, daß das Wirbelbogengelenk in Endstellung

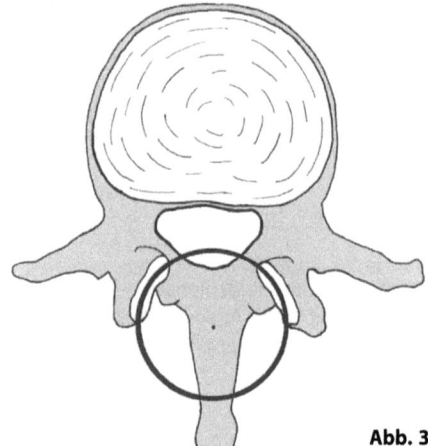

Abb. 3.1. Bei Rotation in der Lendenwirbelsäule wird der Drehpunkt durch die Form der Wirbelbogengelenke bestimmt

„verhakt", d. h. entweder in Konvergenz oder in Divergenz. Die Einschränkung kann u. U. sehr diskret sein, da sie nur ein Gelenk in einer Kette von Gelenken betrifft, ist aber bei genauer Untersuchung immer feststellbar.

Blockierungen, die lange Zeit bestehen, verlieren ihren typischen Schmerzcharakter, sie adaptieren.

Das blockierte Gelenk wird neuromuskulär durch Hartspann der Muskeln stabilisiert, die Nachbargelenke erledigen die Funktion so gut es geht mit. Da es innerhalb von 6 Monaten zu einer trophischen Umwandlung der verkürzten Muskeln kommt, ist die Behandlung nicht mehr allein durch Lösen der ursächlichen Blockierung möglich. Die Blockierung muß jedoch nach Vorbehandlung der Weichteile in jedem Fall mitbehandelt werden, da es innerhalb von 20–30 Jahren zu einer Arthrose des blockierten Gelenkes kommen kann. Dies erklärt sich zum einen aus dem muskeltonusbedingten erhöhten intraartikulären Druck und der blockierungsbedingten Angulation bei den entsprechenden endgradigen Bewegungen.

Untersuchungsbefund

Für die genaue Analyse von Ort und Art der Blockierung ist die Beherrschung einer differenzierten segmentalen Untersuchungstechnik notwendig. Da man dies nicht durch Bücher, sondern nur durch praktisches Üben (nach vorausgegangener Unterweisung) erlernen kann, muß sich der Untersucher hier mit Hinweisen begnügen, welche die Diagnosestellung „Blockierung" wahrscheinlich machen.

Bei der Bewegungsprüfung der Lendenwirbelsäule sollte kein wesentlicher Unterschied zwischen dem Befund im Sitzen und im Stehen feststellbar sein. Von den Bewegungsrichtungen ist typischerweise nur jeweils eine schmerzhaft: Konvergenz oder Divergenz der Wirbelbogengelenke, Flexion oder Extension, Links- oder Rechtsseitneigung. Somit ist ein linksseitiger paravertebraler Schmerz, der bei Linksseitneigung und Flexion auftritt, nicht blockierungsbedingt: Die Gelenkflächen links werden durch Linksseitneigung zusammengeschoben, durch Flexion aber wieder

---

Typische Befunde:
- ▶ jeweils nur *eine* Richtung schmerzhaft eingeschränkt (Links- oder Rechtsseitneigung, Flexion oder Extension)
- ▶ entweder Konvergenz- (S. 59) oder Divergenzdiagonale (S. 61) schmerzhaft eingeschränkt
- ● kein Unterschied bei der Bewegungsprüfung im Stand und im Sitzen
- ● Springing-Test schmerzhaft

Ausschlußkriterien:
- ▷ starke Ruheschmerzen
- ▷ keine freie Bewegungsrichtung

Differentialdiagnose mit Unterscheidungsmerkmalen:
- ▶ Wirbelbogengelenkarthrose S. 128 (entgegengesetzte Richtungen endgradig eingeschränkt)
- ▶ Baastrup-Phänomen S. 140 (nur Extension schmerzhaft)

auseinandergezogen, so daß eine Mittelstellung, keine Endstellung in Konvergenz oder Divergenz resultiert.

Der Schmerz ist meist hinsichtlich Seite und Höhe gut lokalisierbar. Die Schmerzstärke ist unterschiedlich; sie reicht in der Endstellung des Gelenkes von „unangenehm" bis zu „unerträglich". Da der Schmerz bewegungsabhängig ist, sind Ruheschmerzen nicht vorhanden, es sei denn, die „Ruhelage" bringt das Gelenk in die Endstellung.

Der **Nachweis** der Blockierung gelingt nur mit der klinischen Untersuchung, die Röntgenuntersuchung in 2 Ebenen dient dem Ausschluß von Kontraindikationen zur Behandlung.

Blockierung des Iliosakralgelenkes

Definition

Bewegungseinschränkung eines Iliosakralgelenkes in eine Richtung, meist in Rotation nach vorn oder hinten, selten in Verschiebung nach oben oder unten.

Biomechanik

Das Becken stellt einen geschlossenen Ring dar, in den dorsal das Kreuzbein wie ein Keil zwischen die Darmbeinschaufeln eingepaßt ist. Dazwischen befinden sich die Iliosakralgelenke, die eine Bewegung in verschiedene Richtungen erlauben. Ventral sind die beiden Darmbeinschaufeln über die Symphyse gelenkig verbunden, mit interponiertem bandscheibenähnlichem Gewebe und entsprechender Funktion. Das Kreuzbein ist vorn breiter als hinten, so daß die Gelenkflächen zum Ilium in doppelt schräger Richtung im Raum verlaufen. Zusätzlich sind die Gelenkflächen in sich gekrümmt, gewissermaßen mit Bergen und Tälern, was zu einer Verteilung der Zug- und Druckkräfte führt.

Da sich die Rotationsachse der Iliosakralgelenke oberhalb und dorsal beider Hüftgelenke befindet, führt die Drehung eines Iliums nach vorn zu einer funktionellen Beinverlängerung (im Stand zwischen Beckenkamm und Fußsohle gemessen), während eine Rotation eines Iliums nach hinten mit einer funktionellen Beinverkürzung verbunden ist. Jede Belastung des Beines, jeder Schritt führt zu einer Drehbewegung im Kreuzdarmbeingelenk, gleichzeitig werden die Gelenke leicht ineinandergeschoben bzw. auf der Gegenseite wieder auseinandergezogen. Wenn man die Beinlänge nur am Beckenkamm kontrolliert, kann es daher leicht zu einer Fehlmessung kommen (s. Beinlänge, S. 21).

Pathogenese und Klinik

Auch wenn verschiedene Schulen eine ganze Reihe von Achsen am Iliosakralgelenk beschreiben, finden sich die häufigsten Blockierungen in Rotationsstellung eines Iliums.

Die Gelenkflächen können z. B. durch einen (Bagatell-)Unfall in ihrer Endstellung blockieren und dann nur noch eine Bewegungsrichtung zulassen. Die Blockierung bereitet in den ersten Wochen bis Monaten Schmerzen, die oft ohne Behandlung wieder verschwinden. Die Störung bleibt jedoch bestehen, so daß die Stoßdämpferfunktion (die in Längsrichtung verlaufende Kraft wird in Rotation umgewandelt) nicht mehr gewährleistet ist. Die langfristige Folge kann eine Arthrose des Hüftgelenkes oder des Iliosakralgelenkes sein.

Untersuchungsbefund

Die Orientierungspunkte am Becken (Spina iliaca anterior superior, Spina iliaca posterior superior und seitliche Beckenkämme) liegen im Seitenvergleich auf unterschiedlicher Höhe, was oft als echte Beinlängendifferenz fehlgedeutet wird. Reflektorisch finden sich druckschmerzhafte Verspannungen am M. piriformis und bis zur Kniekehle ausstrahlende Schmerzen auf der Blockierungsseite. Gelegentlich kann ein Taubheitsgefühl am lateralen Oberschenkel (N. cutaneus femoris lateralis) resultieren, was durch Faszienzug im Nervenverlauf am oberen Beckenkamm begründet ist.

Das einfachste und brauchbarste Zeichen einer Iliosakralgelenkblockierung ist ein positiver Vorlauftest im Stand, d. h. daß sich die Spina iliaca posterior superior bei der Rumpfvorbeuge auf der betroffenen Seite schneller nach oben und vorn mitbewegt als auf der Gegenseite. Falsch positive Befunde können weitgehend ausgeschlossen werden, wenn der Vorlauftest im Sitzen auf dem Liegenrand negativ ist, also kein Vorlauf mehr festgestellt werden kann (s. Vorlauftest des Os ilium, S. 26). Weitere Hinweise auf eine Blockierung sind ein lokaler Druckschmerz, ein positiver Patrick-Test und einseitige Schmerzausstrahlung bis zur Kniekehle.

Typische Befunde:
▶ Bewegungsprüfung im Stand schmerzhaft eingeschränkt und im Sitzen nicht
▶ jeweils nur eine Richtung schmerzhaft eingeschränkt
▶ Druckschmerz lokal
▶ Vorlauftest im Stand positiv und im Sitzen negativ
● endgradige Hüftflexion im Seitenvergleich eingeschränkt
● Hüftgelenk: Außen- *oder* Innenrotation, Flexion (in Rückenlage) *oder* Extension (in Bauchlage) endgradig schmerzhaft oder eingeschränkt
• Patrick-Test positiv (auch: bei Störungen von L 3, Adduktoren, Hüfte)
• dorsale Ausstrahlung bis zur Kniekehle

Ausschlußkriterien:
▷ Hüftaußen- *und* -innenrotation eingeschränkt
▷ Hüftflexion unter 90° eingeschränkt
○ Ruheschmerzen

Differentialdiagnose mit Unterscheidungsmerkmalen:
▶ Arthrose des Iliosakralgelenkes S. 133 (alle Richtungen im Hüftgelenk endgradig schmerzhaft)
▶ Koxarthrose (alle Richtungen im Hüftgelenk schmerzhaft eingeschränkt)
▶ Störung im Bauchraum S. 157 (Druckschmerz des ganzen Kreuzbeins und im Abdomen)

Die Bewegungseinschränkung des Iliosakralgelenkes kann man auch über das Hüftgelenk testen. Bei den meisten Personen (ausgenommen Hypermobile und Kinder) führt die endgradige Hüftflexion zu einer Kyphosierung der Lendenwirbelsäule, wobei dann die Bewegung bereits über das Iliosakralgelenk hinaus weitergelaufen ist. Sobald die Bewegung das Iliosakralgelenk erreicht, stellt entweder der Untersucher eine Bewegungseinschränkung fest, oder der Patient gibt Schmerzen im Bereich der Iliosakralgelenke an. Entsprechend dem Modell der Blockierung, daß jeweils nur eine von 2 entgegengesetzten Bewegungen eingeschränkt sein darf, wird sich der Befund bei Flexion oder Extension, Innen- oder Außenrotation finden. Ein Zeichen einer möglichen Blockierung ist auch das Patrick-Zeichen, das aber auch bei anderen Störungen positiv ist. Wie bei der Lendenwirbelsäule gilt, daß Ruheschmerzen untypisch sind.

Der **Nachweis** der Blockierung gelingt nur mit der klinischen Untersuchung, eine Röntgenuntersuchung ist vor der Behandlung nicht erforderlich.

Muskuläre Verspannungen

Definition

Verspannungen der Rückenmuskulatur sind tastbare, oftmals druckschmerzhafte Verhärtungen in der autochthonen Muskulatur.

Pathogenese und Klinik

Verspannungen der Rückenmuskulatur stehen im Mittelpunkt eines sich selbst unterhaltenden Teufelskreises aus Schmerzen, Bewegungseinschränkung und psychischer Anspannung. Alle 3 Faktoren beeinflussen sich gegenseitig und lösen für sich allein Muskelverspannungen aus. Dieser Kreislauf ist oftmals nur schwer zu durchbrechen.

Verspannungen sind nur sehr selten primär und können reflektorisch durch fast alle Krankheitsbilder hervorgerufen werden. Bei asymmetrischer Ausbildung liegen ihnen am häufigsten Blockierungen in der Lendenwirbelsäule zugrunde, bei symmetrischem Auftreten segmentale Instabilitäten oder Fehlhaltungen, da der Körper versucht, diese muskulär zu kompensieren.

Auch eine Beziehung zu Erkrankungen der inneren Organe kann vorhanden sein, sie ist jedoch aufgrund der sympathischen Versorgung wesentlich häufiger in der Brustwirbelsäule zu finden. Muskuläre Verspannungen an der Paravertebralmuskulatur der oberen Lendenwirbelsäule sind gelegentlich auf Nierenerkrankungen zurückzuführen.

Untersuchungsbefund

Aus den genannten Gründen sollte die Ursache der Verspannungen zunächst nicht im Muskel, sondern in anderen Bereichen gesucht werden: Es empfiehlt sich, Blockierungen sowie Erkrankungen der inneren Organe auszuschließen, bevor nach degenerativen Veränderungen gesucht wird.

Wenn der Muskel sich in vorgedehnter Stellung befindet, ist seine isometrische Anspannung gegen Widerstand mit einer Zunahme der Dehnschmerzen oder zumindest mit einem vermehrten Spannungsgefühl im Muskel verbunden. Dies läßt sich diagnostisch nutzen, um Muskelschmerzen von Nervenmobilitätsstörungen zu unterscheiden: Bei diesen führt die isometrische Anspannung zu einer Reduktion der schmerzhaften Spannung.

Der **Nachweis** von Verspannungen der Rückenmuskulatur erfolgt nur mit der Palpation. Man tastet ein- oder beidseitige kurz- oder langstreckige Verhärtungen in der Paravertebralmuskulatur, oft sind einzelne Muskelfaserbündel tastbar. Zur Auslösung eines Druckschmerzes muß der Palpationsdruck verstärkt werden, dies ist jedoch für die Diagnosestellung nicht erforderlich.

Typische Befunde:
- ▶ deutliche Verhärtungen in der Paravertebralmuskulatur ein- oder beidseitig
- ▶ tastbare Myogelosen
- ● Druckschmerz der Muskulatur

Ausschlußkriterien:
- ▷ keine tastbaren Verhärtungen in der Muskulatur

Differentialdiagnose der *Ursachen* für muskuläre Verspannungen mit Unterscheidungsmerkmalen:
- ▶ Blockierungen an der Lendenwirbelsäule S. 106 (Konvergenz oder Divergenz der Wirbelbogengelenke schmerzhaft eingeschränkt)
- ▶ degenerative Veränderungen an Wirbelbogengelenken oder Bandscheiben (Einschränkungen oder Schmerzen jeweils in beide Richtungen)
- ▶ muskuläre Dysbalance S. 111 (Lot nach vorn oder nach der Seite verschoben)
- ▶ Störungen und Entzündungen im Bauchraum S. 157 (Kreuzbein druckschmerzhaft, mehrere Richtungen stark schmerzhaft eingeschränkt)
- ▶ somatoforme Schmerzstörung S. 187 (alle Bewegungen stark schmerzhaft, Endgefühl nicht testbar)

Muskuläre Dysbalance

Definition

Die muskuläre Dysbalance ist durch ein konstantes Ungleichgewicht zwischen Synergisten und Antagonisten in frontaler oder seitlicher Statik gekennzeichnet.

Pathogenese und Klinik

Störungen der Muskulatur im Sinne der muskulären Dysbalance sind fast immer als sekundär anzusehen, so daß nach weiteren Ursachen gefahndet werden muß. Ursächlich kommen v. a. reflektorische und statische Störungen in Frage.

Eine muskuläre Dysbalance kann sowohl in seitlicher als auch in frontaler Richtung bestehen. Dabei hat die Wirbelsäule eine neue, von der Norm abweichende Balance gefunden. Schuld daran ist nach allgemeiner Meinung das Ungleichgewicht zwischen der tonischen und der phasischen Muskulatur, die nicht nur in ihrem Verhalten, sondern auch im histologischen Bereich Unterschiede aufweisen. Die tonische Muskulatur leistet v. a. statische Haltearbeit und neigt zur Verkürzung. Zu ihr gehören im Bereich der Lendenwirbelsäule die Rückenstrecker, der M. quadratus lumborum, M. iliacus und M. psoas major, M. tensor fasciae latae und M. rectus femoris. Die phasischen Muskeln neigen zur Abschwächung; mit Bezug zur Lendenwirbelsäule handelt es sich dabei v. a. um die Bauch- und die Glutäalmuskeln. Sie stellen Antagonisten zu einem Teil der genannten tonischen Muskeln dar. Individuelle Unterschiede sind möglich. Die Muskeln, die nicht zur tonischen oder phasischen Muskulatur gehören, zeigen Mischformen.

Wenn man diese Unterscheidung der Muskeln einmal aus der Sicht eines Osteopathen betrachtet, dann sind es insbesondere die tonischen Muskeln, die bei Störungen und Erkrankungen der Bauchorgane regelmäßig Tonuszunahme und Verkürzungen zeigen. Da beim Gesunden die tonischen und phasischen Muskeln im Gleichgewicht stehen, sollte auch einmal in Erwägung gezogen werden, daß bei einem Kranken mit Dysbalance nicht primär die Muskeln die Ursache sind, sondern daß die Muskeln aufgrund einer chronisch-reflektorischen, durch Störungen der inneren Organe ausgelösten Tonuserhöhung ihre Verkürzung zeigen. Dieses Modell entspricht den Befunden bei der täglichen Untersuchung und könnte auch die individuellen Unterschiede erklären. Nahezu alle Störungen der Muskulatur, denen man im klinischen Alltag begegnet, sind sekundär, allerdings ist die Suche nach der eigentlichen Ursache ohne vertiefte Kenntnisse der Zusammenhänge schwierig.

Neben den Störungen an den inneren Organen lassen sich als Ursache für muskuläre Dysbalancen auch vorausgegangene Bandscheibenvorfälle, degenerative Veränderungen, chronische Schmerzen, somatoforme Schmerzstörungen und andere Krankheiten finden.

Untersuchungsbefund

Die muskuläre Dysbalance ist v. a. im Stand sichtbar. Wenn kein Beinlängenunterschied und keine Skoliose vorliegen, weisen eine seitliche Abweichung der Dornfortsatzreihe und ein unterschiedlich vorspringender paravertebraler Muskelwulst darauf hin. Bei der Palpation läßt sich die einseitig vermehrte Spannung der Muskeln tasten.

Das Kopflot (Linie von der Protuberantia occipitalis externa senkrecht nach unten) weicht bei Problemen der seitlichen Statik um mehr als 2 cm vom Basislot (Rima ani) ab. Bei frontalen Statikproblemen ist das seitliche Lot, welches vom Gehörgang wenig vor den Innenknöcheln auf den Boden treffen sollte, nach vorn verschoben, oft bis zum Großzehengrundgelenk.

Die Unterscheidung zwischen der muskulären und der statischen Dysbalance (z. B. Skoliose) ist oft schwierig und die Übergänge fließend. Man sollte daher zunächst nach primären Ursachen suchen, die aus den oben genannten Gründen relativ häufig im Bereich der inneren Organe liegen. Erste Hinweise ergeben sich aus einem ein- oder beidseitigen Druckschmerz am M. iliacus und M. psoas major.

Der **Nachweis** der muskulären Dysbalance ist mit apparatetechnischen Untersuchungen nicht möglich, die Diagnose wird klinisch gestellt.

Typische Befunde der muskulären Dysbalance:

▶ Spannungsunterschiede in der Muskulatur links/rechts oder ventral/dorsal
● Kopf- und Basislot stimmen nicht überein
● seitliches Lot ist nach vorn verschoben
● ein- oder beidseitige Hüftbeugekontraktur
● ein- oder beidseitig eingeschränkte Kniegelenkextension aus Hüftflexionsstellung

Ausschlußkriterien:

▷ lotrechter Aufbau, physiologische Schwingungen der Wirbelsäule ohne Haltungsverfall

Primäre Ursachen der muskulären Dysbalance:

▶ abdominale Störungen und Erkrankungen S. 157
▶ Blockierungen der Lendenwirbelsäule S. 106
▶ Blockierungen des Iliosakralgelenkes S. 108
▶ Wirbelbogengelenkarthrose S. 128
▶ Osteochondrose S. 135
▶ Bandscheibenprotrusion S. 145
▶ Bandscheibenprolaps S. 148
▶ Osteoporose S. 171
▶ entzündliche Wirbelsäulenveränderungen S. 165
▶ somatoforme Schmerzstörung S. 187

Differentialdiagnose:

▶ Skoliose S. 119 (Lendenwulst bei der Rumpfvorbeuge)
▶ Beinverkürzung
▶ myostatische Insuffizienz S. 113 (schwächebedingte Haltungsänderung nach kurzer Zeit)

Myostatische Insuffizienz (Haltungsschwäche)

Definitionen

Die **myostatische Insuffizienz oder Haltungsschwäche** ist eine bereits in unbelasteter aufrechter Position auftretende zeitabhängige Schwäche der Muskeln in der frontalen Statik, d. h. mit Abweichung einzelner Wirbelsäulenabschnitte gegenüber dem Normalen nach vorn oder hinten. Typisch für die Haltungsschwäche der Lendenwirbelsäule ist die Unfähigkeit, eine aufrechte Position längere Zeit zu halten. Im Gegensatz dazu ist nach Matthiaß der **Haltungsverfall** die Unfähigkeit, sich aus der habituellen Haltung aktiv aufzurichten.

Unter **Myostatik** versteht man das für die Körperhaltung notwendige unwillkürliche Zusammenwirken der Skelettmuskulatur.

Pathogenese und Klinik

Die myostatische Insuffizienz ist fast immer sekundär. Sie sollte daher nach Möglichkeit in Zusammenhang mit der primären Ursache gesehen werden. Ursächlich kommen v. a. reflektorische Probleme und psychosomatische Störungen in Frage. Sie beruht auf chronischen Muskeltonusunterschieden zwischen vorderer und hinterer Statikmuskulatur und macht sich bei der klinischen Untersuchung durch eine zunehmende schwächebedingte Haltungsänderung bemerkbar. Stets überwiegt der Tonus der kyphosierenden Muskeln (Bauchmuskulatur, M. psoas major). Diese Hypertonie wird nach eigenen Erfahrungen oft durch Probleme im Bauchraum ausgelöst, so daß die eigentliche Ursache nicht in einer primären Schwäche liegt, sondern in einer Tonuserhöhung mit sekundärer Schwäche der Antagonisten.

Während im Röntgenbild pathologische Befunde oft fehlen, zeigt die Muskulatur der Wirbelsäule Zeichen der raschen Ermüdbarkeit und fehlenden Ausdauer. Die Schmerzen entstehen als Folge und treten v. a. auf, wenn eine Position längere Zeit ohne Bewegung gehalten wird. Weitere charakteristische Beschwerden lassen sich nicht finden, sie werden eher durch die Ursachen der Muskelschwäche ausgelöst.

Untersuchungsbefund

Aus den genannten Gründen sollte die Ursache der muskulären Störung zunächst im Bereich der inneren Organe (S. 157) gesucht werden. Insbesondere empfiehlt es sich, auf schmerzbedingte Unterschiede bei der Seitneigung im Stand und im Sitzen sowie auf Druckschmerz im Bauchraum zu achten.

Den wichtigsten Hinweis für die Haltungsschwäche liefert die Beobachtung des sitzenden Patienten. Man scheue sich nicht, den Patienten zunächst zur Untersuchung auf die Bank zu setzen, um ihm dann noch einige Fragen zu stellen. Trotz der Aufforderung, gerade zu sitzen, wird er bei Vorliegen einer myostatischen Insuffi-

---

Typische Befunde der myostatischen Insuffizienz:
- ▶ Unfähigkeit, eine aufrechte Sitzhaltung nach Aufforderung längere Zeit zu halten
- • anamnestisch: zunehmende Schmerzen beim Halten einer endgradigen Wirbelsäulenposition (auch bei Hypermobilität, degenerativen Veränderungen)

Ausschlußkriterien:
- ▷ normale Form der Wirbelsäule mit physiologischen Schwingungen ohne Haltungsverfall

Differentialdiagnose als primäre Ursache der Haltungsschwäche:
- ▶ abdominale Störungen und Erkrankungen S. 157
- ▶ somatoforme Schmerzstörung S. 187
- ▶ konsumierende Prozesse wie chronische Entzündungen S. 165 und Tumoren S. 175

Differentialdiagnose als primäre Ursache der Haltungsschwäche:
- ▶ gibt es nicht, da die Haltungsschwäche fast immer sekundär ist und daher in Kombination mit anderen Erkrankungen auftritt!

zienz nach kurzer Zeit die aufrechte Position nicht mehr halten können. Wesentliche Bewegungsschmerzen sind nicht typisch, sie weisen eher auf begleitende Krankheitsbilder hin, insbesondere auf Störungen im Bauchraum. Ein endgradiger Bewegungsschmerz kann vorhanden sein, besonders, wenn die Endstellung einige Sekunden gehalten wird.

Einen röntgenologischen **Nachweis** der myostatischen Insuffizienz gibt es nicht, auch andere „Meßverfahren" sind mir nicht bekannt. Matthiaß hat für Kinder und Jugendliche einen Armvorhaltetest entwickelt, der jedoch auf Erwachsene nicht übertragbar ist. Die Feststellung der Fehlhaltung sagt noch nichts über den Zustand der Muskulatur aus, daher ist nur ein indirekter Nachweis über die Feststellung primärer Ursachen möglich.

Hyperlordose der Lendenwirbelsäule

Definition

Konstitutionelle oder erworbene Fehlform der Lendenwirbelsäule. Die Ursache kann in der Lendenwirbelsäule, aber auch in anderen Wirbelsäulenabschnitten, Gelenken oder in den Muskeln und Weichteilen liegen.

Die Hyperlordose ist durch eine vermehrte Hohlschwingung gekennzeichnet (Abb. 3.2), das Gesamtbewegungsausmaß der Wirbelsäule ist meist nicht vergrößert. Die Hyperlordose verursacht nicht primär, sondern erst sekundär durch ihre Folgen Schmerzen.

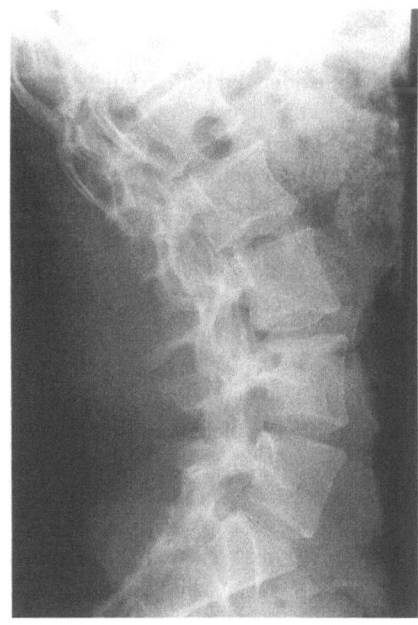

Abb. 3.2. Hyperlordose der Lendenwirbelsäule

Pathogenese und Klinik

Die konstitutionelle Hyperlordose ist, wenn keine zusätzlichen ungünstigen Einflußfaktoren vorliegen, in den meisten Fällen als Formvariante der Wirbelsäule ohne wesentlichen Krankheitswert anzusehen. Statik und Gelenke haben während der Entwicklungsphase Zeit, sich auf die Formstörung einzustellen. Anders ist dies bei der erworbenen Hyperlordose, bei der eine Reihe von verursachenden Faktoren in Betracht kommen. In erster Linie wäre die reaktive Statikänderung durch ein vorgewölbtes Abdomen zu nennen, die fast nur durch eine verstärkte Rückneigung in der Lendenwirbelsäule ausgeglichen werden kann. Therapeutisch müssen Gewichtsreduktion und Ausgleich des vorhandenen muskulären Ungleichgewichtes, v. a. durch ein dynamisches Training der Bauchmuskulatur, im Vordergrund stehen.

Zu den erworbenen Ursachen der Hyperlordose gehören auch Stellungsänderungen anderer Gelenke, z. B. die Flexionskontraktur eines Hüftgelenkes oder die verstärkte Kyphose der Brustwirbelsäule nach Morbus Scheuermann oder Fraktur. Das Tragen von hohen Absätzen kann eine hyperlordotische Fehlhaltung begünstigen. Auch die Stellung des Beckens und des Kreuzbeins sowie Nerv-, Muskel- und Bandscheibenerkrankungen spielen eine Rolle.

Folgen einer chronischen Hyperlordose sind die verstärkte Belastung der Wirbelbogengelenke und ein vermehrtes Auftreten des Baastrup-Phänomens. Das Schwingungsverhalten der Wirbelsäule ändert sich, es treten verstärkte Scherkräfte an der untersten Lendenbandscheibe mit den Folgen der Bandscheibendegeneration auf. Da das Gehen mit einer rhythmischen Seitneigung in der Lendenwirbelsäule verbunden ist, können die Wirbelbogengelenke, die sich durch die Hyperlordose in Konvergenz befinden, endgradig belastet werden und mit einer Arthritis reagieren, die von der klinischen Symptomatik her der aktivierten Wirbelbogengelenkarthrose entspricht.

Untersuchungsbefund

Beim stehenden Patienten fallen eine vermehrte Lendenhohlschwingung und ein vorgestreckter Bauch auf, meist besteht zusätzlich eine verstärkte Kyphose der Brustwirbelsäule. Wenn keine Folgeschäden vorhanden sind, ist die Beweglichkeit in alle Richtungen schmerzfrei und nicht eingeschränkt.

Wenn die geklagten Beschwerden des Patienten in Zusammenhang mit den Folgeschäden der Hyperlordose stehen, finden sich eine schmerzhafte Extension (Baastrup-Phänomen, Wirbelbogengelenkarthrose), eine Seitneigungseinschränkung (Wirbelbogengelenkarthrose) oder ein endgradiger Rotationsschmerz (Chondrose der Bandscheibe). Die Flexion ist nur bei einer reaktiven Arthritis oder aktivierten Wirbelbogengelenkarthrose schmerzhaft.

Zum **Nachweis** genügt die seitliche Röntgenaufnahme der Lendenwirbelsäule im Stand, wobei mir sichere radiologische Meßverfahren nicht bekannt sind. Die Einschätzung bleibt der Erfahrung des Beurteilenden überlassen, so daß unterschiedliche Interpretationen im Zwischenbereich möglich sind.

Der Diagnose selbst kommt allein kein Krankheitswert zu, dieser ergibt sich erst durch die Begleiterscheinungen, die entsprechend in die Diagnose einfließen sollten (z. B. „Wirbelbogengelenkarthrose der Lendenwirbelsäule bei Hyperlordose").

Typische Befunde (nicht für Schmerzen verantwortlich!):

▶ ausgeprägtes Hohlkreuz
● vorgewölbtes adipöses Abdomen
● verstärkte Kyphose der Brustwirbelsäule

Ausschlußkriterien:

▷ durch Beurteilung des seitlichen Röntgenbildes der Lendenwirbelsäule
  im Stand

**Differentialdiagnose der typischen Begleitschäden
mit Unterscheidungsmerkmalen:**

▶ Morbus Baastrup S. 140 (Seitneigung schmerzfrei)
▶ Chondrose und Osteochondrose der Lendenwirbelsäule S. 135
  (passive Rotation nach beiden Seiten schmerzhaft)
▶ Wirbelbogengelenkarthrose S. 128 (Extension und Seitneigung schmerzhaft
  eingeschränkt)
▶ aktivierte Wirbelbogengelenkarthrose S. 130 (alle Bewegungsrichtungen in
  der Lendenwirbelsäule schmerzhaft eingeschränkt)

Hypermobilität

Definition

Konstitutionelle oder erworbene Überbeweglichkeit. Die Überbeweglichkeit kann den ganzen Körper, einzelne Abschnitte oder nur bestimmte Gelenke betreffen. Sie ist durch ein vergrößertes Gesamtbewegungsausmaß oder ein zu lockeres Gelenkspiel („joint play") gekennzeichnet, ausgelöst durch Insuffizienz des Kapsel-Band-Apparates mit ungenauem Formschluß des Gelenkes. Die Hypermobilität verursacht primär keine Schmerzen.

Ein Sonderfall ist die Hypermobilität mit reversibler Lockerung des Bandapparates, wie sie durch hormonelle Einflüsse z. B. unter der Schwangerschaft oder unter Einnahme oraler Kontrazeptiva auftreten kann.

Pathogenese und Klinik

Die konstitutionelle Hypermobilität, die oft den ganzen Bewegungsapparat oder größere Abschnitte betrifft, ist angeboren und kann auf andere Erkrankungen hinweisen (z. B. Marfan-Syndrom). Der Organismus muß sich von Anfang an auf die vorliegende Mechanik einstellen, so daß keine Gelenkinkongruenz besteht und lediglich das Bewegungsausmaß gegenüber dem Normalen vermehrt ist. Ein vorzeitiger Gelenkverschleiß ist daher nur selten zu finden.

Dies gilt nicht für die erworbene Hypermobilität. Für sie sind Verletzungen, Zerstörungen oder chronische Überbeanspruchungen (z. B. beim Zirkusartisten) verantwortlich, in deren Folge unphysiologische Gelenkbelastungen auftreten. Durch

Überschreiten der normalen Bewegungsgrenze („Überstreckbarkeit") oder senkrecht dazu wirkende Kräfte („Aufklappbarkeit") werden die Gelenkflächen „verkantet" und der intraartikuläre Druck ungleichmäßig verteilt. Als Folge kann ein Gelenkverschleiß eintreten. Der Schmerz entsteht nicht durch die Dehnung der Bänder, sondern durch die Folgen einer ungleichmäßigen Belastung des Gelenkes, und zwar an den nichtbelasteten Abschnitten durch Destruktion der tieferliegenden Knorpelschichten. Da die Ernährung des Knorpels nur unter Belastung durch Hineinpressen von Synovialflüssigkeit erfolgt, wird der Knorpel ungenügend ernährt. Nach einiger Zeit kommt es zu einer Erweichung dieser Knorpelabschnitte mit vorzeitiger Degeneration. Die Druckerhöhung an der Knorpel-Knochen-Grenze ist für die Schmerzentstehung verantwortlich.

Klinisch treten konstitutionelle und erworbene Hypermobilität v. a. durch eine Neigung zu Gelenkblockierungen in Erscheinung, die allerdings aufgrund der Überbeweglichkeit nicht leicht zu erkennen sind. Unterstützt wird dies bei der konstitutionellen Hypermobilität durch eine schwache gelenküberspannende Muskulatur, die meist mit einem reduzierten Muskeltonus und einer fehlenden Muskelausdauer kombiniert ist. In Abhängigkeit von statischen Belastungen kommen die Bänder zunehmend unter Streß. Es tritt ein Bänderschmerz auf, der durch eine Schmerzzunahme beim Halten einer endgradigen Position gekennzeichnet ist. Dieser Schmerz ist ebenfalls ein Kennzeichen der Hypermobilität.

Untersuchungsbefund

Bereits anamnestisch ergeben sich Hinweise auf ein ligamentäres Problem: Schmerzen werden angegeben, wenn eine endgradige, z. B. vornübergebeugte oder gedrehte Wirbelsäulenposition längere Zeit gehalten werden muß, oft auch bereits beim langen Liegen, Stehen oder Sitzen. Typisch sind auch Beschwerden nach längeren Autofahrten, Fahrradtouren oder beim Schaufensterbummel.

Die konstitutionelle Hypermobilität erkennt man am leichtesten an der Überstreckbarkeit der Ellenbogen-, Hand- und Kniegelenke. An der Lendenwirbelsäule sieht man beim Flexionstest eine deutliche Kyphosierung und bei der Extension ein vermehrtes Hohlkreuz. Palpatorisch besteht immer ein lokaler Druckschmerz über den Bändern mit Schmerzzunahme beim Halten des Drucks, am häufigsten an den iliolumbalen Bändern zwischen den Querfortsätzen des 4. und 5. Lendenwirbels und hinterer Darmbeinschaufel sowie in der Umgebung des Iliosakralgelenkes. Im Springing-Test fühlt man ein vermehrtes Bewegungsspiel, der Test löst selten Schmerzen aus. Der Hebetest beider Beine zugleich aus Rückenlage ist oft schmerzfrei, beim Abfangtest lassen sich jedoch durch die plötzliche unphysiologische Belastung Schmerzen auslösen. Im Gegensatz zur Osteochondrose ist die Drehung in der Lendenwirbelsäule schmerzfrei und nicht eingeschränkt.

Der typische ligamentäre Schmerz läßt sich auslösen, wenn eine endgradige belastete Wirbelsäulenposition ca. 30 s passiv gehalten wird. Da in erster Linie die iliolumbalen und die sakroiliakalen Bänder betroffen sind, empfiehlt sich das Halten einer endgradigen Flexionsstellung der Wirbelsäule bzw. Flexions-Rotations-Stellung der Hüftgelenke unter gleichzeitigem axialem Schub.

Ein apparatetechnisches **Nachweisverfahren** der Hypermobilität im Bereich der Wirbelsäule und des Beckens gibt es nicht. An Extremitätengelenken werden ligamentäre Insuffizienzen mit gehaltenen Röntgenaufnahmen diagnostiziert, an der Lendenwirbelsäule ist dies nicht möglich. Frische traumatische Bandzerreißungen im Beckenbereich, z. B. nach Geburtstrauma oder Verkehrsunfall, lassen sich durch Kernspintomographie, evtl. auch durch eine Röntgenaufnahme im Einbeinstand nachweisen.

Typische Befunde:

▶ Springing-Test ergibt ein etwas vermehrtes Bewegungsspiel
▶ Druckschmerz der entsprechenden Bänder
▶ Schmerzen beim Halten einer endgradigen Wirbelsäulen- oder Hüftgelenkposition über längere Zeit (*„delayed streched pain"*)
▶ Abfangtest der Beine positiv (Schmerzen)
● Druckschmerz zwischen den Dornfortsätzen

Ausschlußkriterien:

▷ Springing-Test ergibt kein vermehrtes Bewegungsspiel
▷ keine Schmerzen beim längeren Halten einer endgradigen Wirbelsäulen- oder Hüftgelenkposition
○ Abfangtest Beine schmerzfrei

Differentialdiagnose mit Unterscheidungsmerkmalen:

▶ Osteochondrose der Lendenwirbelsäule S. 135 (Rotation nach beiden Seiten endgradig schmerzhaft)
▶ segmentale Instabilität S. 126 („Durchbrechgefühl", alle Richtungen stark schmerzhaft eingeschränkt)
▶ Störungen im Bauchraum S. 157 (Kreuzbein und Hüftflexoren druckschmerzhaft)
▶ somatoforme Schmerzstörung S. 187 (Springing-Test normal, Schmerzen nicht nur belastungsabhängig)

Skoliose

Definition

Meist im Wachstumsalter auftretende teilfixierte dreidimensionale Verbiegung der Wirbelsäule mit Rotation (Verdrehung) und Torsion (Verformung) der Wirbel.

Biomechanik

Die Form der lumbalen Wirbelbogengelenkflächen, die fast senkrecht stehen und nach hinten divergieren, lassen eine rotatorische Bewegung nur zu, wenn der Drehpunkt in Dornfortsatznähe ist und sich die Wirbelkörper gegeneinander verschieben. Dadurch erklärt sich bei der Skoliose das Drehgleiten (s. Abb. 3.3) mit Verschiebung der Wirbelkörper und die Tendenz der Dornfortsätze, in der Nähe der Mittellinie zu bleiben. Eine Abweichung der Dornfortsätze aus der Mittellinie spricht

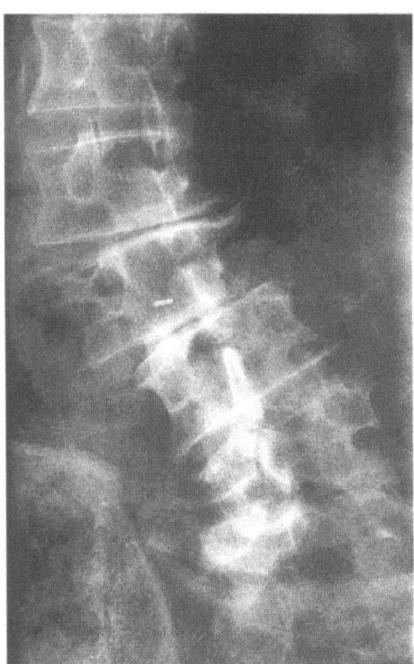

Abb. 3.3. Skoliose der Lendenwirbelsäule
mit typischem Drehgleiten. Die Dornfortsätze
bleiben auf einer Linie in der Nähe der Mittellinie, die Wirbelkörper verschieben sich
gegeneinander und rotieren „um die Dornfortsätze"

nur dann für eine Skoliose, wenn sich beim Flexionstest ein Lendenwulst zeigt. Ein
einzelner, aus der Reihe abweichender Dornfortsatz kann anlagebedingt oder durch
eine Blockierung verursacht sein. Die Bogenwurzeln erlauben eine ausreichende
Beurteilung der Rotation (Messung nach Nash und Moe).

Pathogenese und Klinik

Die Entstehung der Skoliose ist unbekannt, auch wenn ihr Auftreten bei bestimmten Erkrankungen eine Einteilung ermöglicht. Unterschieden werden z. B. idiopa-
thische, posttraumatische, neuropathische, myopathische, kongenitale Skoliosen
sowie Skoliosen bei Neurofibromatose, Mesenchymstörungen, rheumatischen
Erkrankungen usw. Meiner Meinung nach liegt den idiopathischen Skoliosen, die im
Wachstumsalter auftreten und je nach epidemiologischer Untersuchung einen Anteil
zwischen 80 und 90 % der Skoliosen ausmachen, oft eine Störung im kraniosakralen
System zugrunde.
   Der Schweregrad wird über die Neigungswinkel der Wirbel gegeneinander beurteilt (Messung nach Cobb). Bei Skoliosen über 30° besteht eine Tendenz zur Ver-
schlechterung auch nach Wachsumsabschluß. In schwereren Fällen ist ein „Dreh-
gleiten" der Wirbelkörper gegeneinander typisch.
   Eine Skoliose, bei der Kopf- und Basislot übereinstimmen, wird als statisch kompensiert bezeichnet und hat eine gute Prognose. Bei statischer Dekompensation
(Kopf- und Basislot weichen mindestens 3 cm voneinander ab) muß mit wesentlich

mehr statischen Beschwerden und vorzeitigen degenerativen Veränderungen gerechnet werden.

Der Schmerz steht bei der Skoliose nicht im Vordergrund. Die wachstumsbedingte Skoliose ist m. E. eine Folge der Fehlsteuerung durch das zentrale Nervensystem und entspricht den „Sollvorgaben". Sie bereitet dem Patienten, auch unbehandelt, häufig erst im späteren Lebensalter mit Auftreten des Verschleißleidens Beschwerden.

Durch die unphysiologische Stellung der Wirbel zueinander kommt es ständig zu Fehlbelastungen, die den physiologischen, langsam ablaufenden Verschleißprozeß wesentlich beschleunigt. Die Verschleißzeichen sind um so ausgeprägter, je stärker die Krümmungen der Wirbelsäule sind und die Belastungen durch Heben und Tragen waren, weil die normalerweise axialen Belastungen bei der Skoliose zu einer asymmetrischen Druck- und verstärkten Biegebeanspruchung führen. Als radiologische Zeichen finden wir v. a. keilförmige Deformierungen der Wirbelkörper und Spondylosen, die bei der Skoliose immer asymmetrisch angeordnet sind.

Untersuchungsbefund

Die Skoliose an sich ist an der (oft nur leichten) seitlichen Abweichung der Dornfortsatzreihe erkennbar. Beim Flexionstest im Stand wird die Rotation der Wirbel durch den vorspringenden paravertebralen Muskelwulst deutlich. Die Seitneigung ist nach einer Seite deutlich eingeschränkt. Die Rotation im Rumpf ist in Neutralhaltung manchmal schwer erkennbar. Die Kibler-Falte ist auf einer Seite deutlich positiv.

Typische Befunde:

▶ Bei Rumpfvorbeuge Ausbildung eines Lendenwulstes oder eines Rippenbuckels
▶ deutlich eingeschränkte Seitneigung der Lendenwirbelsäule nach einer Seite
▶ Rotationsstellung der Schultern gegenüber dem Thorax
▶ Rotationsstellung des Thorax gegenüber dem Becken
▶ einseitig positive Kibler-Falte
● Beckenschiefstand, der bei endgradiger Rumpfvorbeuge nicht mehr vorhanden ist

Ausschlußkriterien:

▷ harmonische seitengleiche Seitneigung der Lendenwirbelsäule
▷ fehlender Lendenwulst

Differentialdiagnose mit Unterscheidungsmerkmalen:

▶ skoliotische Fehlhaltung (aktiv oder passiv korrigierbar)
▶ Bandscheibenprotrusion S. 145 (starke Bewegungseinschränkung in fast alle Richtungen)
▶ aktivierte Wirbelbogengelenkarthrose S. 130 (Seitneigung beiderseits schmerzhaft eingeschränkt)
▶ Wirbelbogengelenkblockierung S. 106 (Seitneigung einseitig schmerzhaft eingeschränkt)

Primäre knochen- oder gelenkbedingte Schmerzen bestehen nicht. Bei dekompensierten Skoliosen sind muskelbedingte Schmerzen häufig. Im übrigen sind die Beschwerden bei der Skoliose entweder auf einen vorzeitigen Verschleiß oder auf nichtorthopädische Erkrankungen zurückzuführen, so daß auf die entsprechenden Krankheitsbilder verwiesen werden kann (s. auch Fallbeispiel 6 im Anhang).

Der **Nachweis** der Skoliose erfolgt im Röntgenbild, die Untersuchung liefert sichere Hinweise.

Spondylolyse

Definition

Als Spondylolyse bezeichnet man eine angeborene oder erworbene radiologisch sichtbare Spaltbildung in der Bogenwurzel oder in der Interartikularportion des Wirbels (Abb. 3.4).

Pathogenese

Die Spaltbildung bei der Spondylolyse ist in den meisten Fällen nicht von klinischer Bedeutung. Sie beschreibt einen knöchernen Defekt in der Bogenwurzel (pedunkuläre Form) oder in der Interartikularportion (isthmische Form) des Wirbels. Einseitige Befunde werden gewöhnlich zufällig entdeckt und können wegen der erhal-

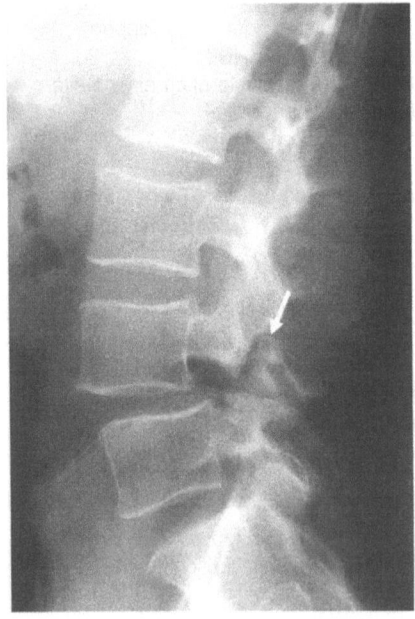

Abb. 3.4. Spondylolisthese L4/L5 bei Spondylolyse mit Unterbrechung beider Interartikularportionen *(Pfeil)*

tenen Stabilität des Ringes nicht für Beschwerden verantwortlich sein. Auch beidseitige Unterbrechungen des Wirbelbogens sind noch nicht gleichbedeutend mit einer Instabilität, solange der Spalt auf beiden Seiten stabil bindegewebig überbrückt ist. Daher ist die Spondylolyse mehr als Anomalie denn als Pathologie zu sehen.

Untersuchungsbefund

Die Spondylolyse kann nicht mit körperlichen Untersuchungstechniken nachgewiesen werden, die Diagnose wird radiologisch gestellt. Von klinischer Bedeutung ist nur der bewegungs- und belastungsabhängige Gleitvorgang zwischen den Wirbeln.

Verschiedene Untersucher haben herausgefunden, daß im Segment der radiologisch nachgewiesenen Stufe oft kein vermehrtes Gleiten bzw. sogar eine verminderte Beweglichkeit vorliegt. Vieles spricht dafür, daß der Kreuzschmerz bei Patienten mit Spondylolisthese nicht häufiger auftritt als im Querschnitt der Bevölkerung (Hefti et al. 1994). Somit kommt nicht der radiologischen, sondern der klinischen Diagnostik die wesentliche Bedeutung zu.

Zum **Nachweis** sind Röntgenaufnahmen der Lendenwirbelsäule in 4 Ebenen erforderlich. Gelegentlich kann der Spalt im Wirbelbogen auch bereits auf einer seitlichen Aufnahme sichtbar sein. Spaltbildungen, die im a.-p.-Bild sichtbar sind, sind klinisch bedeutungslos.

Typische Befunde:
▶ röntgenologischer Nachweis eines Spaltes im Wirbelbogen oder in der Interartikularportion (Schrägaufnahmen, Seitaufnahme, Computertomographie, Kernspintomographie)

Ausschlußkriterien:
▷ kein Spalt in der Röntgenuntersuchung nachweisbar

Radiologische Differentialdiagnose mit Unterscheidungsmerkmalen:
▶ Tumor im Wirbelbogen (Szintigraphie)
▶ Fraktur des Wirbelbogens („Durchbrechgefühl", Flexion und Extension stark schmerzhaft eingeschränkt)

Von klinischer Bedeutung ist nur die segmentale Instabilität (S. 126)!

Spondylolisthese und Pseudospondylolisthese

Definitionen

Die Bezeichnung **Spondylolisthese** ist eine radiologische Diagnose und beschreibt die durch eine Spondylolyse bedingte Verschiebung von 2 Wirbeln gegeneinander, wobei meistens der obere Wirbel nach ventral gleitet (Abb. 3.5).

Die Pseudospondylolisthese ist die meist degenerativ bedingte geringgradige Verschiebung eines Wirbels gegenüber dem unteren nach ventral oder dorsal ohne Unterbrechung im Wirbelbogen.

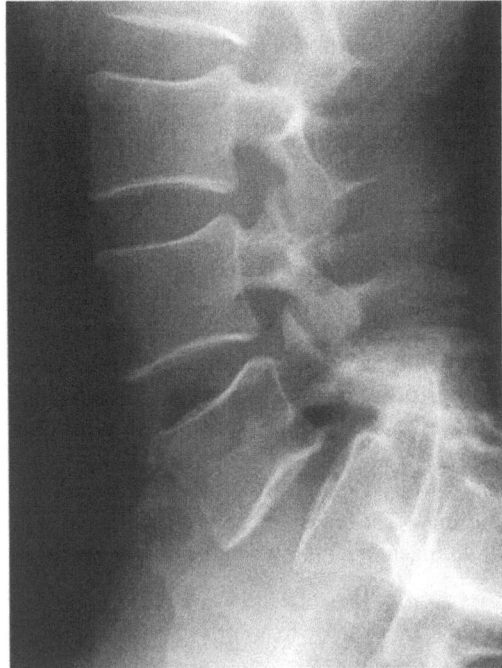

Abb. 3.5. Spondylolisthese L5/S1. Angedeutet ist ein Spalt in der Interartikularportion erkennbar

Pathogenese

Als **Spondylolisthese** bezeichnet man die radiologische festgestellte Verschiebung eines Wirbels gegenüber dem darunterliegenden nach ventral. Ein Röntgenbild gibt noch keine Aussage darüber, ob zwischen diesen Wirbeln tatsächlich eine Instabilität vorliegt. Beweisend ist nur der Nachweis des Gleitvorgangs. Die Ursache hierfür ist eine Spondylolyse (S. 122).

Die üblicherweise zum Nachweis angefertigten seitlichen Funktionsaufnahmen im maximaler Extension und Flexion im Stand können das Gleiten oft nicht nachweisen, da beide sich funktionell nicht wesentlich unterscheiden: In Extension wird der obere Wirbel nach ventral gedrückt, während in maximaler Flexion der obere Wirbel durch die Schwerkraft (bei von kaudal über das Becken ausgehender Fixation) nach vorn gleitet. Günstiger ist die seitliche Röntgenaufnahme in Rückenlage, da diese Lage zu einer Reposition des Wirbel führt.

Ursache der **Pseudospondylolisthese** ist eine Degeneration der zwischen den beiden betroffenen Wirbeln liegenden Bandscheibe. Die dadurch bedingte Höhenminderung des Zwischenwirbelraumes führt über eine Insuffizienz des Bandapparates zu einem vermehrten Gleiten des oberen Wirbels. Verstärkend kann sich der Knorpelverlust bei einer Wirbelbogengelenkarthrose auswirken. Entsprechend der Schwerkraft dislozieren die Wirbel oberhalb von L3 meist nach dorsal (Retrolisthese) und unterhalb von L3 nach ventral (Spondylolisthese).

Untersuchungsbefund

Dort, wo der Radiologe die Diagnose der **Spondylolisthese** stellt, findet der Untersucher oft keine klinischen Zeichen eines Wirbelgleitens, sondern Befunde, die auf andere Ursachen der Beschwerden schließen lassen. Tatsächlich fällt beim Betrachten der Röntgenbilder zwar die mehr oder weniger deutliche Verschiebung der Wirbel auf, es fehlen aber oftmals die radiologischen Zeichen der pathologisch vermehrten Bewegung im Segment wie Spondylose und Osteochondrose. Das vermutete vermehrte Wirbelgleiten läßt sich in diesen Fällen z. T. weder klinisch noch mit Röntgenfunktionsaufnahmen nachweisen. Eine muskuläre Stabilisierung oder die Versorgung mit einer stabilisierenden Bandage kann bei diesen Patienten keinen Erfolg haben, wenn die Beschwerden nicht eindeutig zur Instabilität passen, die Instabilitätstests also negativ sind.

Mit der **Pseudospondylolisthese** verhält es sich prinzipiell ähnlich, ohne Nachweis einer leichten Instabilität (S. 126) ist sie klinisch bedeutungslos. Reparaturvorgänge des Körpers können die Instabilität durch spondylotische Randwülste wieder aufgehoben oder die betroffenen Wirbel in verschobener Stellung durch übergreifende Spangen stabilisiert haben.

Zum **Nachweis** der Verschiebung ist eine Röntgenaufnahme der Lendenwirbelsäule im seitlichen Strahlengang ausreichend. Zur Abklärung der Ursache sind Aufnahmen in 4 Ebenen erforderlich. Eine Verschiebung ist noch nicht gleichbedeutend mit einer Instabilität!

Die Instabilität kann nur durch Funktionsaufnahmen oder die klinische Untersuchung nachgewiesen werden (Springing-Test, S. 97; beidseitiger Beinhebetest, S. 90; Abfangtest der Beine, S. 92). Hierzu wird auch auf die folgenden Seiten verwiesen.

Typische Befunde: (die Diagnose wird radiologisch gestellt!)

▶ Spondylolisthese: Verschiebung der Wirbelkörper im seitlichen Röntgenbild aufgrund einer Unterbrechung der beidseitigen Interartikularportion oder beider Wirbelbögen

▶ Pseudospondylolisthese: Verschiebung der Wirbelkörper im seitlichen Röntgenbild aufgrund einer Bandscheiben- oder Wirbelgelenkdegeneration

Differentialdiagnose mit Unterscheidungsmerkmalen:

▶ Osteochondrose der Lendenwirbelsäule S. 135 (Rotation nach beiden Seiten schmerzhaft)

▶ Wirbelbogengelenkarthrose S. 128 (Seitneigung schmerzhaft eingeschränkt)

▶ segmentale Instabilität S. 126 („Durchbrechgefühl", Provokationstests positiv)

Von klinischer Bedeutung ist nur die segmentale Instabilität (S. 126)!

Segmentale Instabilität

Definition

Pathologisch vermehrte Bewegung zwischen 2 Wirbeln im Sinne des Gleitens.

Pathogenese

Ursache der segmentalen Instabilität ist entweder die Spondylolisthese aufgrund einer beidseitigen Unterbrechung im Wirbelbogen oder die Pseudospondylolisthese durch eine Erniedrigung des Bandscheibenraumes mit und ohne Degeneration der Wirbelbogengelenke. Einseitige Anomalien sind fast immer erscheinungsfrei.

Man kennt in der klassischen Einteilung die isthmische, dysplastische, degenerative, kongenitale und die traumatische Form. Die Übergänge sind z. T. fließend (Hefti et al. 1994). Lokalisation und Schwere der Störung sind von der jeweiligen Ursache abhängig. Dabei ist zwischen 2 Ursachen für den Gleitvorgang zu unterscheiden, die klinisch unterschiedlich in Erscheinung treten:

- Die Instabilität, die durch die Spaltbildung in beiden Interartikularportionen eines Wirbels verursacht wird, führt zu einem Abrutschen des Wirbelkörpers, während sein Dornfortsatz dorsal stehen bleibt. Mit der Dislokation des Wirbelkörpers verschiebt sich auch die darüber befindliche Wirbelsäule nach vorn, da die oberen Wirbelbogengelenke noch Kontakt mit dem Wirbelkörper haben. Daher fühlt der Untersucher den Gleitvorgang beim Druck auf die Dornfortsätze oberhalb des geschädigten Wirbels, weil der Wirbelkörper durch die Wirbelbogengelenke des darüberliegenden Wirbels nach vorn mitgenommen wird (sog. positives Dornfortsatzzeichen).

- Der Gleitvorgang beruht auf einer vermehrten Beweglichkeit in den Wirbelbogengelenken und dem Bandscheibenraum eines Niveaus durch Bandscheibendegeneration (Chondrose, Osteochondrose) oder Wirbelbogengelenkarthrose. Begünstigend wirkt sich eine flache Form der Wirbelbogengelenke aus. Bei der Austestung liegt die Störung dort, wo man das vermehrte Spiel tastet.

Daraus folgt, daß ein vermehrtes Bewegungsspiel zwischen 5. Lendenwirbel und Kreuzbein nicht auf einer beidseitigen Spaltbildung in den Interartikularportionen des 5. Lendenwirbels beruhen kann. Degenerative Erkrankungen stehen hier im Vordergrund.

Ein etwas vermehrtes Spiel ist beim Springing-Test in diesem Segment allerdings noch normal.

Untersuchungsbefund

Bereits die Inspektion kann erste Hinweise auf eine Instabilität geben. Man sieht oft ein deutliches Hervortreten der paravertebralen Lumbalmuskulatur, da der Körper versucht, die fehlende strukturelle Stabilität muskulär auszugleichen; außerdem kann man bei deutlicher Verschiebung der Wirbel gegeneinander die Stufenbildung an der Haut sehen. Bei einer ausgeprägten Verschiebung können neurologische Symptome vorliegen, unterhalb von L 2 oftmals als Kaudasymptomatik mit Schädigung der Nervenwurzeln bis S 4 (fehlende perianale Sensibilität), so daß diesbezüglich immer gefragt, evtl. auch untersucht werden muß.

Der Gleitvorgang kann ein erhebliches Ausmaß annehmen und ist klinisch durch ein „Durchbrechgefühl" bei allen Bewegungen gekennzeichnet, die eine muskulär oder durch die Schwerkraft ausgelöste Verschiebung der zwei Wirbel gegeneinander verursachen. Dies wird besonders deutlich bei der Rumpfvorbeuge und beim Wiederaufrichten durch die Abstützreaktion und Ausweichbewegungen sowie beim Heben der gestreckten Beine in Rückenlage, weil dabei der M. psoas major mit zunehmender Hüftflexionsstellung bei ca. 20–30° den gelockerten Wirbel plötzlich nach ventral zieht. Bei fraglichem Testergebnis empfiehlt sich der Abfangtest der Beine (S. 92). Wenn dieser Test negativ ausfallen sollte, ist eine klinisch relevante Spondylolisthese ausgeschlossen.

Bei der Pseudospondylolisthese kann klinisch ebenfalls eine segmentale Instabilität nachweisbar sein, wenn auch Verschiebungen um mehr als 6 mm sehr selten sind. Die seltene beidseitige pedunkuläre Form der Spondylolisthese, bei welcher nur der Wirbelkörper aufgrund einer Unterbrechung beider Bogenwurzeln nach vorn abgleitet, entzieht sich weitgehend der körperlichen Untersuchung. Hinweise ergeben sich lediglich aus den positiven Provokationstests (beidseitiger Beinhebetest, Abfangtest der Beine), während der Springing-Test negativ ausfällt.

Zum **Nachweis** des bewegungsabhängigen Gleitvorganges sind Röntgenaufnahmen der Lendenwirbelsäule im seitlichen Strahlengang in Rückenlage (Lordose, Beine gestreckt) und im Stand in maximaler Reklination notwendig. Eine Aufnahme in Rumpfvorbeuge ist nicht erforderlich, da der Patient mit einer Instabilität diese oft nicht ausführen kann.

Typische Befunde:

▶ sicht- und tastbare Stufe der Dornfortsätze
▶ beidseitiger Beinhebetest positiv (Schmerz, Schwäche)
▶ Abfangtest der Beine positiv (Schmerz, Schwäche)
▶ Springing-Test zeigt vermehrtes Spiel im Segment
▶ deutlicher paravertebraler Muskelhypertonus
▶ Schmerz bewegungsabhängig
▶ Flexionstest im Stand schmerzhaft eingeschränkt, „Durchbrechgefühl"
▶ Abstützen und Ausweichbewegung beim Wiederaufrichten
● Rotation schmerzhaft

Ausschlußkriterien:

▷ negativer Abfangtest der Beine
▷ Ruheschmerzen

Differentialdiagnose mit Unterscheidungsmerkmalen:

▶ Störungen im Bauchraum S. 157 (Kreuzbein und Hüftflexoren druckschmerzhaft)
▶ somatoforme Schmerzstörung S. 187 (Dauerschmerz, auch in Ruhe nie schmerzfrei)
▶ Tumoren, S. 175 (Ruhe- und Bewegungsschmerzen)
▶ Frakturen S. 174 (Bewegungsschmerzen)

Degenerative Veränderungen

Lumbales Facettensyndrom und chronische Wirbelbogengelenkarthrose

Definition

Lumbales Facettensyndrom. Schmerzsyndrom, welches von den Wirbelbogengelenken durch Reizung der gut innervierten Wirbelgelenkkapseln ausgeht und keine Beeinträchtigung von spinalen Nervenwurzeln aufweist (Haasters 1994).

Chronische Wirbelbogengelenkarthrose (Abb. 3.6). degenerative Veränderungen am Wirbelbogengelenk, verbunden mit Knorpeldegeneration, Gelenkspaltverschmälerung, Gelenkkapselschwellung und mehr oder weniger ausgeprägten osteophytären Ausziehungen.

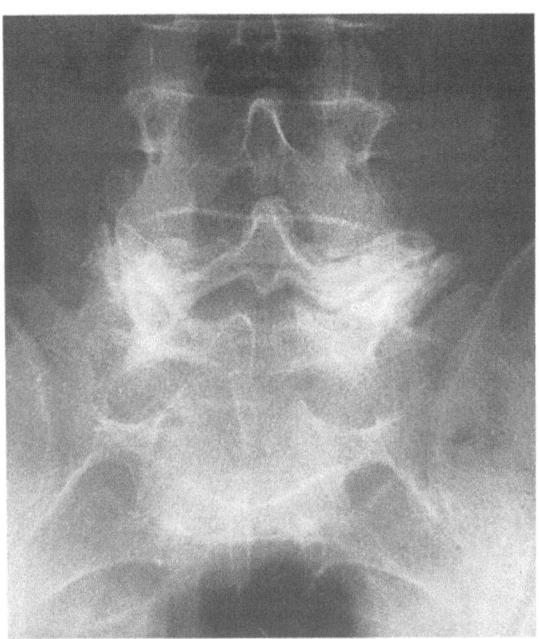

Abb. 3.6. Ausgeprägte Wirbelbogengelenkarthrose bei seitendifferenter Form und Lage der Gelenkflächen

Pathogenese und Klinik

Während der Begriff Facettensyndrom mehr die Schmerzen beschreibt, weist die Wirbelbogengelenkarthrose auf degenerative Veränderungen ohne Berücksichtigung eines eventuellen Schmerzes hin. Als Ursache kann bei beiden Krankheitsbildern ein Verschleißleiden der Wirbelbogengelenke angenommen werden, das sich in einer chronischen Fehlbelastung durch Übergewicht (kombiniert mit Fehlhaltung) und jahrelange Blockierungen, in Verletzungsfolgen, in der Einwirkung gelenkschädigender Substanzen (Harnsäure bei Gicht, wiederholte Kortisoninjektionen etc.) oder in anderen, nicht genannten oder nicht bekannten Faktoren begründet. Durch die mechanische Irritation der inkongruenten Gelenkflächen und der Osteophyten ist das Ineinanderschieben der Wirbelbogengelenkflächen mit Schmerzen verbunden. Die Osteophyten schränken v. a. die Seitneigung der Lendenwirbelsäule ein. Je stärker der Verschleiß fortgeschritten ist, desto deutlicher ist die Einschränkung der Beweglichkeit. Der mechanische Abrieb des Knorpels und des Knochens ist für die chronische Schwellung und den Reizzustand der Gelenkkapsel verantwortlich. Die Schmerzen sind, bei gleicher Stellung in der Wirbelsäule, unabhängig von der Stellung des Beckens und der Hüftgelenke auslösbar. In Flexion ist der Schmerz deutlich geringer oder verschwunden, da die Osteophyten die Bewegung nicht begrenzen.

Untersuchungsbefund

Beide Krankheitsbilder sind klinisch kaum voneinander zu trennen. Ein Ruheschmerz begründet sich entweder in einem Reizzustand der Gelenkkapsel oder verstärktem Druck der Gelenkflächen, z. B. beim Sitzen. Die Untersuchungsrichtungen, die mit einem Ineinanderschieben der Gelenkflächen verbunden sind, sind schmerzhaft. Eine deutliche Bewegungseinschränkung spricht für einen fortgeschrittenen Verschleiß.

Da die Rotation nur einen geringen Stellenwert bei der Lendenwirbelsäulenbewegung einnimmt, ist sie weniger schmerzhaft. Dies hängt jedoch stark von der Form der Gelenkflächen ab: Durch den flachen Verlauf des einen Wirbelbogengelenkes in Abbildung 3.6 treten bei der Rotation auch Kräfte auf, die die Gelenkflächen gegenein-

---

Typische Befunde:

► Seitneigung in Neutralhaltung und in Extension ein- oder beidseitig schmerzhaft eingeschränkt
● Rotation weniger schmerzhaft als Seitneigung
● kein Unterschied zwischen Stehen und Sitzen (bei gleicher Extensionsstellung)
• endgradige Extension am schmerzhaftesten

Ausschlußkriterien:

▷ Flexionstest im Stand am schmerzhaftesten
▷ Rotation in Neutralstellung schmerzhaft, aber Seitneigung schmerzfrei

Differentialdiagnose mit Unterscheidungsmerkmalen:

► Osteochondrose der Lendenwirbelsäule S. 135 (Rotation nach beiden Seiten schmerzhaft)
► Blockierung S. 106 (nur jeweils eine von zwei entgegengesetzten Richtungen schmerzhaft eingeschränkt)
► Baastrup-Phänomen S. 140 (Seitneigung schmerzfrei)
► Störungen im Bauchraum S. 157 (Kreuzbein und Hüftflexoren druckschmerzhaft)
► somatoforme Schmerzstörung S. 187 (Dauerschmerz, auch in Ruhe nie schmerzfrei)

ander verschieben und dabei Schmerzen auslösen können. Der Schmerz kommt im übrigen durch die Kompression der Gelenkflächen aufeinander zustande. Die Schmerzen sind aufgrund der meist beidseitigen Ausbildung der degenerativen Veränderungen in der Regel seitengleich auslösbar.

Zum **Nachweis** sind Röntgenaufnahmen der Lendenwirbelsäule in 4 Ebenen durchzuführen.

Aktivierte Wirbelbogengelenkarthrose

Definition

Akuter Reizzustand des degenerativ veränderten Wirbelbogengelenkes, verbunden mit Druckerhöhung im Gelenk durch Reizerguß.

Pathogenese und Klinik

Durch akute Überlastung des vorgeschädigten Gelenkes bildet sich ein Blut- oder Reizerguß im Wirbelbogengelenk. Der erhöhte Gelenkinnendruck setzt die Gelenkkapsel unter Spannung, so daß das Gelenk schmerzbedingt in eine Ruhestellung gebracht wird (vgl. Kniegelenkerguß). Konvergenz und Divergenz an den Gelenkflächen führen zur Schmerzauslösung oder -verstärkung, die Endstellung der Gelenke kann nicht erreicht werden. Da es sich um ein akutes Geschehen handelt, kommt es unter Schonung innerhalb weniger Tage zu einer Besserung der Schmerzen und Bewegungseinschränkung.

Reizzustände von Wirbelbogengelenken ohne vorbestehende degenerative Veränderungen sind sehr selten, sie treten dann meist im Rahmen von Spontaneinblutungen, Stoffwechselerkrankungen oder als Folge von Traumen auf.

Untersuchungsbefund

Wenn der Schmerz anamnestisch bereits mehrere Tage in unveränderter Stärke besteht, ist die aktivierte Wirbelbogengelenkarthrose als Ursache bereits weitgehend ausgeschlossen. Typisch ist eher eine akute Überlastung der Wirbelgelenke, die innerhalb eines halben Tages zu den Beschwerden geführt hat.

Alle aktiven und passiven Bewegungen, welche die Ruhelage verlassen, sind schmerzhaft. Ausstrahlende Schmerzen sind möglich, diese sind meist nicht segmental, obwohl eine Irritation des Spinalnervs durch Substanzen, die durch Penetration den Gelenkraum verlassen (Zytokine, Interleukin-1), durchaus möglich ist. Reflexabschwächungen, Hypästhesie und Kraftminderung liegen nicht vor, eher eine Reflexverstärkung durch Aktivierung der γ-Motoneurone im Rückenmark.

Meist ist die aktivierte Wirbelbogengelenkarthrose nur einseitig zu finden, so daß Seitenunterschiede bei der Schmerzprüfung möglich sind. Nicht alle Patienten sind jedoch in der Lage, die Seitenlokalisation der Schmerzen anzugeben.

Zum **Nachweis** sind Röntgenaufnahmen der Lendenwirbelsäule in 4 Ebenen und bei langdauernder Symptomatik evtl. eine Szintigraphie durchzuführen.

Typische Befunde:

▶ endgradige Extension unmöglich
▶ endgradige Flexion unmöglich
▶ Seitneigung stark schmerzhaft
▶ Konvergenz und Divergenz des Wirbelbogengelenkes schmerzhaft eingeschränkt
▶ Springing-Test stark schmerzhaft
• kein Unterschied zwischen Stehen und Sitzen

Ausschlußkriterien:

▷ endgradige Flexion oder Extension schmerzfrei
▷ Unterschied zwischen Stehen und Sitzen bei gleicher Lordosierung (Störungen im Bauchraum)
▷ periphere einseitige Reflexabschwächung (Nervenschädigung)

Differentialdiagnose mit Unterscheidungsmerkmalen:

▶ Osteochondrose der Lendenwirbelsäule S. 135 (Rotation nach beiden Seiten schmerzhafter als Seitneigung)
▶ segmentale Instabilität S. 126 (vermehrtes Spiel beim Springing-Test, Schwäche und Schmerzen beim beidseitigen Beinhebetest)
▶ Störungen im Bauchraum S. 157 (Kreuzbein und Hüftflexoren druckschmerzhaft)
▶ somatoforme Schmerzstörung S. 187 (Dauerschmerz, auch in Ruhe nie schmerzfrei)

Spinalkanalstenose

Definition

Mißverhältnis zwischen der Weite des Spinalraumes und dem Raumbedarf der in ihm gelegenen neuralen Strukturen (Abb. 3.7).

Pathogenese und Klinik

Die Einengung des Rückenmarkraumes beruht meist auf arthrotischen Veränderungen der kleinen Wirbelgelenke, dorsalen Spondylophyten der Grund- und Deckplatten oder einer Hypertrophie des Lig. flavum, seltener auf anlagebedingten Störungen, Tumoren oder alten verkalkten Bandscheibensequestern.

Anamnestisch führt längeres Gehen, besonders bergab, zu ausstrahlenden Schmerzen, Gefühlstörungen und Lähmungen in beiden Beinen (Claudicatio spinalis), die sich durch Einnahme einer kyphotischen Haltung rasch wieder bessern. Von einem Teil der Patienten werden auch plötzliche, in beide Beine einschießende Schmerzen angegeben. Im Liegen und Sitzen sind sie im allgemeinen beschwerdefrei. Zusätzliche funktionelle Einengungen entstehen durch ein- oder mehrsegmentale Pseudolisthesen aufgrund der degenerativen Veränderungen.

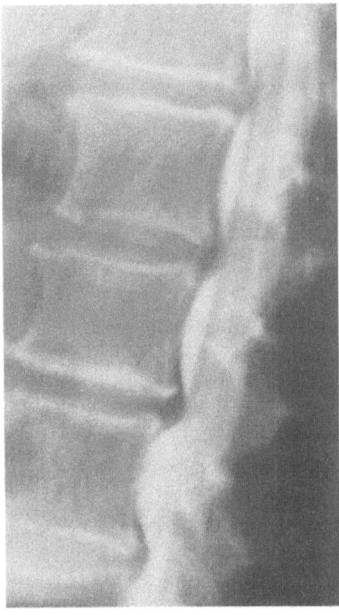

Abb. 3.7. Myelographischer Befund der lumbalen Spinalkanalstenose auf mehreren Etagen

Durch Reklination der Lendenwirbelsäule kommt es zu einem Zusammenschieben der arthrosebedingt verdickten Gelenkkapseln und Osteophyten und dadurch zu einer Einengung des Spinalraumes. Dies führt regelmäßig zu reproduzierbaren starken Schmerzen in der Lendenwirbelsäule, oft auch ausstrahlend in die Beine. Die Flexion führt zu einer relativen Erweiterung und Entlastung der Wirbelbogengelenke und damit zur Schmerzlinderung.

Untersuchungsbefund

Typisch für die Patienten mit Spinalkanalstenose sind eine vornübergebeugte Entlastungshaltung und ein erheblicher Extensionsschmerz in der Lendenwirbelsäule. Die Extension ist im Stehen und Sitzen gleichermaßen schmerzhaft eingeschränkt und kann bei längerem Halten der Position neurologische Symptome hervorrufen. Flexion führt zur Beschwerdebesserung. Die Einnahme der Rückenlage ist in fortgeschrittenen Fällen nur möglich, wenn die Beine zum Ausgleich der Lordose angebeugt sind. Zug an den Beinen in Rückenlage kann eine Schmerzverstärkung auslösen, bedingt durch eine Zunahme der Lordosierung und zugbedingte Einengung des ohnehin grenzwertig engen Raumes (Gartenschlaucheffekt). Im Springing-Test ist das Gelenkspiel aufgrund der oft gleichzeitig vorhandenen Pseudolisthese vermehrt tastbar, kann aber auch ohne Olisthese wegen der degenerativen Veränderungen verringert sein.

Zum **Nachweis** sind Röntenaufnahmen der Lendenwirbelsäule in 2 Ebenen oft nicht ausreichend; sie liefern jedoch erste Hinweise. Beweisend sind Computertomographie bzw. Kernspintomographie. Eine Myelographie ist nur in seltenen Fällen erforderlich.

Typische Befunde:

▶ endgradige Lordose unmöglich
▶ beim längeren Gehen Schmerzen, Sensibilitätsstörungen und Lähmungen
▶ vorgeneigte Haltung
● Springing-Test ergibt wegen der degenerativen Veränderungen ein vermindertes Spiel
● Schmerzverstärkung durch Traktion der Wirbelsäule
● anamnestisch: plötzliche, in beide Beine einschießende Schmerzen

Ausschlußkriterien:

▷ endgradige Lordose möglich

Differentialdiagnose mit Unterscheidungsmerkmalen:

▶ Baastrup-Phänomen S. 140 (nur extensionsabhängige lokale, nicht ausstrahlende Beschwerden)
▶ Bandscheibenprotrusion S. 145 (endgradige Flexion nicht möglich)
▶ Tumoren im und am Spinalkanal S. 175 (fehlende degenerative Veränderungen im Röntgenbild)
▶ Polyneuropathien (Stoffwechselerkrankungen, distaler Beginn der neurologischen Symptomatik)
▶ Claudicatio intermittens bei arteriellen Durchblutungsstörungen der Beine (Schmerzen in den Beinen durch Hochlagerung)
▶ somatoforme Schmerzstörung S. 187 (Dauerschmerz, Diskrepanz zwischen subjektiver Schilderung und objektivem Befund)
▶ Morbus de Anquin S. 179 (sofortiges Auftreten neurologischer Symptome bei Reklination)

Arthrose des Iliosakralgelenkes

Definition

Meist einseitige Verschleißerkrankung des Kreuzdarmbeingelenkes (Abb. 3.8).

Pathogenese und Klinik

Als Ursache kommen verschiedene Faktoren in Betracht:
• Unfälle mit Verletzung des Gelenkes, Geburtstraumen;
• chronische Blockierungen;
• abgelaufene Entzündungen des Gelenkes, insbesondere im Rahmen von entzündlich-rheumatischen Erkrankungen (Morbus Bechterew, Psoriasisarthropathie, reaktive Arthritiden nach Darminfektionen);
• chronische Fehlbelastungen bei Übergewicht, Beckentorsionen, Skoliose, Längenunterschieden und Achsfehlern der Beine;
• anlagebedingte Fehlformen und verminderte Belastbarkeit.

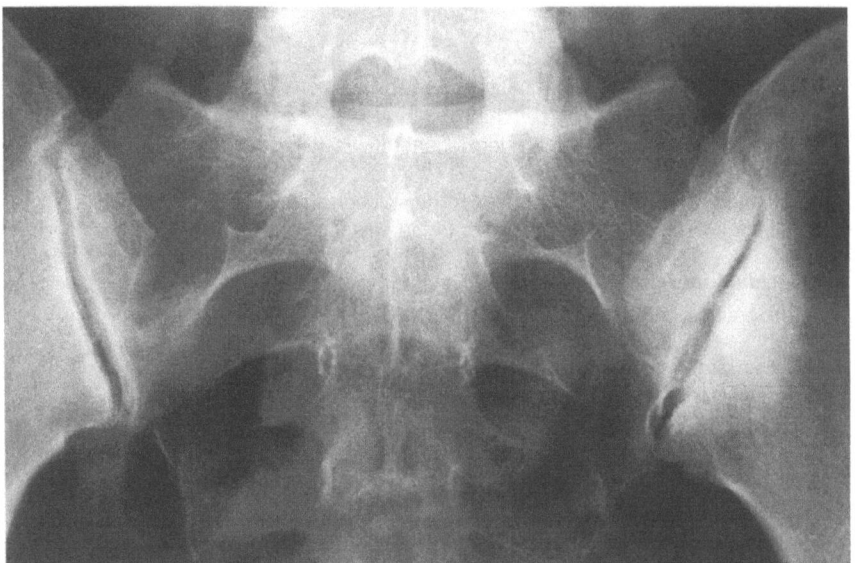

Abb. 3.8. Ausgeprägte Iliosakralgelenkarthrose mit starker subchondraler Verdichtung des Knochens

Der Verlauf der Krankheit ist chronisch progredient und kann, in Abhängigkeit von der Ursache, rasch oder langsam voranschreiten. Rasche Verläufe sind wesentlich schmerzhafter.

Die klinische Symptomatik ist von belastungs- und bewegungsabhängigen tiefsitzenden Kreuzschmerzen gekennzeichnet. In Ruhestellung des Iliosakralgelenkes (10° Hüftflexion) sind die Schmerzen am geringsten. Die Schmerzen sprechen auf Antiphlogistika meist gut an. Differentialdiagnostisch muß v. a. an systemische Erkrankungen wie Morbus Bechterew (s. oben) gedacht werden.

Untersuchungsbefund

Das Kreuzbein ist druckempfindlich mit Maximum über dem Sulkus des betroffenen Gelenkes. Entsprechend dem Kapselmuster des Iliosakralgelenkes sind alle endgradigen Bewegungen schmerzhaft. Die Prüfung erfolgt durch die weiterlaufende Bewegung bei der endgradigen Hüftgelenkuntersuchung. Flexion, Extension, Ab-, Adduktion sowie die Rotationsbewegungen sind endgradig schmerzhaft. Der Vorlauftest fällt wegen der Bewegungseinschränkung auf der betroffenen Seite positiv aus. Der Pseudorotationstest ist schmerzhaft, weil die Iliosakralgelenke im Gegensatz zur Lendenwirbelsäule an der Bewegung wesentlich beteiligt sind. Der M. iliacus kann gelegentlich druckempfindlich sein. Bei chronischem Verlauf atrophiert der M. glutaeus maximus.

Im Gegensatz zur entzündlich-rheumatischen Sakroiliitis geben die Patienten eine Besserung der Beschwerden in Ruhe an. Einseitige Ausstrahlungen in das Gesäß oder in die Oberschenkelrückseite sind typisch, reichen aber nur selten weiter als bis zur Kniekehle. Eine beidseitige Symptomatik spricht für ein entzündlich-rheumatisches Geschehen, eine Aggravation, somatoforme Schmerzstörung oder intraabdominelle Problematik.

Zum **Nachweis** sind Röntgenaufnahmen der Lendenwirbelsäule mit Kreuzbein in 2 Ebenen ausreichend. Typisch ist eine unregelmäßige Gelenkkontur mit verstärkter subchondraler Sklerosierung in der a.-p.-Projektion. In der seitlichen Aufnahme können die Iliosakralgelenke zwar nicht eingesehen werden, sie ist jedoch erforderlich, um die Stellung des Kreuzbeins im Raum und Einflüsse durch die untere Lendenwirbelsäule mit berücksichtigen zu können.

Typische Befunde:
▶ alle Bewegungen im Hüftgelenk endgradig schmerzhaft und leicht eingeschränkt
▶ belastungsabhängiger seitlicher Kreuzschmerz
▶ Rotations- und Pseudorotationstest im Stand schmerzhaft
▶ Rotation im Sitzen schmerzfrei

Ausschlußkriterien:
▷ Hüftgelenke nicht eingeschränkt und schmerzfrei
▷ gleicher Schmerz bei Rotation im Stand und im Sitzen bei gleicher Lordosierung (Erkrankung der Lendenwirbelsäule bzw. der Bandscheiben)
▷ Sensibilitäts- oder Reflexabschwächung (Nervenschädigung)

Differentialdiagnose mit Unterscheidungsmerkmalen:
▶ Osteochondrose der Lendenwirbelsäule S. 135 (Rotation auch im Sitzen schmerzhaft)
▶ Blockierung eines Iliosakralgelenkes S. 108 (nur jeweils eine von zwei entgegengesetzten Richtung schmerzhaft)
▶ Störungen im Bauchraum S. 157 (Flexion und Rotation im Hüftgelenk schmerzfrei)
▶ somatoforme Schmerzstörung S. 187 (Dauerschmerz, auch in Ruhe nicht schmerzfrei)

Chondrose und Osteochondrose

Definition

Chondrose. Substanzverlust der Bandscheibe mit daraus folgender Höhenminderung des Zwischenwirbelraumes und Segmentlockerung.

Osteochondrose. Chronische Folge der Chondrose mit Verbreiterung, Sklerosierung und unregelmäßiger Konturierung der angrenzenden Grund- und Deckplatte (Abb. 3.9).

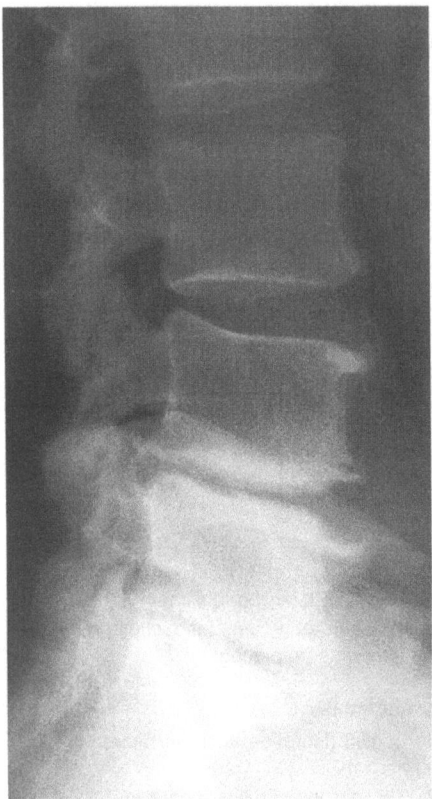

Abb. 3.9. Osteochondrose bei L 4/5 und L5/S1 mit Verschmälerung der Zwischenwirbelräume, Sklerosierung und unregelmäßiger Konturierung der angrenzenden Grund- und Deckplatten

Biomechanik

Aufgrund der Form der Wirbelbogengelenke ist die Rotationsfähigkeit in der Lendenwirbelsäule sehr gering. Sie erhält erst dann eine vemehrte klinische Bedeutung, wenn sich der Zwischenwirbelabstand durch Flüssigkeitsverlust verringert und dadurch eine vermehrte Rotation im Bandscheibenraum ermöglicht wird.

Der Faserverlauf im äußeren Ring der Bandscheibe erlaubt eine Aufnahme der Zug- und Druckkräfte, weniger die Kompensation der Rotation, so daß hierbei eine erhöhte Verletzungsgefahr für die Bandscheibe besteht (Laser 1988). Je niedriger der Bandscheibenraum ist, desto größer sind aufgrund der Hebelgesetze die rotatorischen Kräfte, die an der Bandscheibe angreifen. Es resultiert somit zunächst eine zunehmende Bandscheibenschädigung (Chondrose) mit leichter segmentaler Instabilität.

Pathogenese und Klinik

Die Folge der leichten Instabilität ist das Einsetzen der Reparaturmechanismen des Körpers, die zum Auftreten von röntgenologisch sichtbaren degenerativen Veränderungen wie Spondylose und Osteochondrose führen. Der Springing-Test ergibt in diesem Stadium ein vermehrtes Bewegungsspiel. Wenn die reaktive Verbreiterung der angrenzenden Grund- und Deckplatte weit fortgeschritten ist, wird die Instabilität geringer als in einem gesunden Segment. Dies ist im reduzierten Spiel beim Springing-Test nachweisbar.

Klinisch besteht ein beidseitiger endgradiger Rotationsschmerz, der sich aus der Verschraubung der gelockerten Bänder und der dadurch bedingten Druckerhöhung im vorgeschädigten Bandscheibenraum erklärt. Ruheschmerzen sind untypisch. Mit zunehmender Bewegungseinschränkung im Segment wird der Schmerz wieder geringer. Am Ende der Kette steht die schmerzfreie Einsteifung.

Untersuchungsbefund

Bei der Osteochondrose tritt das typische „Durchbrechgefühl" des Olisthesepatienten meist nicht auf, die Provokationstests (beidseitiger Beinhebetest, S. 92; Abfangtest der Beine, S. 90), die bei Verdacht auf Spondylolisthese Verwendung finden, sind schmerzhaft, aber von der Kraft her durchführbar.

Typisch ist die nach beiden Seiten endgradig schmerzhafte Rotation der Lendenwirbelsäule im Sitzen. Wenn bei prüfbarem Endgefühl eine deutliche Rotationseinschränkung feststellbar ist, liegt die Ursache im Bereich der Brustwirbelsäule, da dort die meiste Rotation stattfindet. Der Springing-Test zeigt im Stadium der Chondrose ein vermehrtes, später mit Zunahme der Osteochondrose ein deutlich vermindertes Bewegungsspiel. Nicht immer ist die Ausführung des Springing-Tests auch mit einem Druck- und Bewegungsschmerz verbunden, da die einwirkenden Kräfte wesentlich geringer sind als bei der Rotation.

Typische Befunde:

▶ Chondrose und leichtere Osteochondrose: Springing-Test ergibt ein vermehrtes Bewegungsspiel und Schmerzen
▶ fortgeschrittene Osteochondrose: Springing-Test ergibt ein vermindertes Bewegungsspiel, evtl. Schmerzen
● endgradige passive Rotation nach beiden Seiten schmerzhaft
● Rotation schmerzhafter als Seitneigung und Flexion/Extension
● Druckschmerz zwischen den Dornfortsätzen

Ausschlußkriterien für eine klinisch relevante Chondrose und Osteochondrose:
▷ endgradige passive Rotation im Sitzen schmerzfrei

Differentialdiagnose mit Unterscheidungsmerkmalen:
▶ Wirbelbogengelenkarthrose S. 128 (Seitneigung eingeschränkt und schmerzhafter als Rotation)
▶ segmentale Instabilität S. 126 (Springing-Test mit deutlich vermehrtem Bewegungsspiel, „Durchbrechgefühl", Flexion im Stand stark schmerzhaft eingeschränkt)
▶ Störungen im Bauchraum S. 157 (Kreuzbein und Hüftflexoren druckschmerzhaft)
▶ somatoforme Schmerzstörung S. 187 (Dauerschmerz, auch in Ruhe nie schmerzfrei)

Ähnliches gilt für die Seitneigung, Flexion und Extension. Die Bewegungseinschränkung steht meist im Vordergrund (s. auch bei Spondylose, S. 138). Die klinische Bedeutung der Osteochondrose verringert sich mit zunehmender Bewegungseinschränkung. Ein schmerzfrei durchführbarer beidseitiger Beinhebetest weist
dann darauf hin, daß der Schmerz eher eine andere Ursache hat.

Zum **Nachweis** sind Röntgenaufnahmen der Lendenwirbelsäule in 2 Ebenen ausreichend.

Spondylose (Spondylosis deformans)

Definition

Bildung von ventralen und seitlichen Spondylophyten (Randwülsten, Spangen und
Spornen) an den Grund- und Deckplatten der Lendenwirbel ohne wesentliche Band-
scheibenverschmälerung (Abb. 3.10).

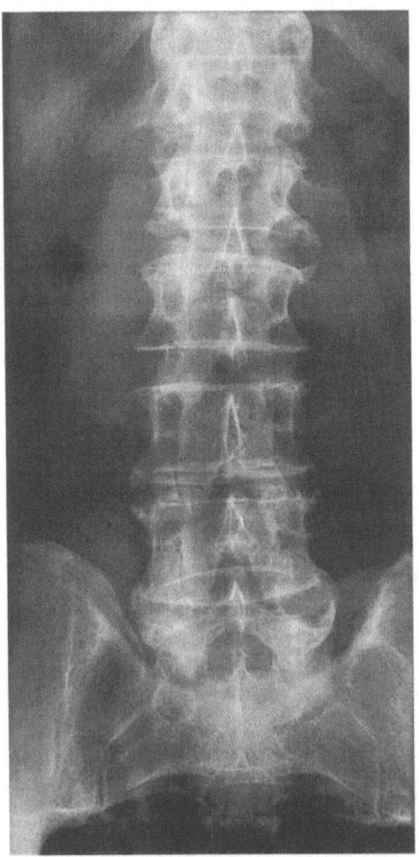

Abb. 3.10. Unterschiedlich ausgeprägte
Spondylose an den Grund- und Deckplatten
der ganzen Lendenwirbelsäule

Pathogenese und Klinik

Die Spondylose ist ein Verschleißzeichen der Wirbelsäule mit Hinweis auf leicht vermehrte Beweglichkeit im Segment. Die Verbreiterung der Grund- und Deckplatten stellt den Versuch des Körpers dar, dieses Segment mechanisch zu stabilisieren und den Druck auf der Bandscheibe zu verringern, ähnlich wie bei den Osteophyten der Extremitätengelenke. Mit der Zeit können die Spangen und Randwülste so groß werden, daß sie das Segment vollkommen überbrücken und dadurch einsteifen.

Ursache des Verschleißes ist ein Mißverhältnis zwischen der chronischen Belastung und Belastbarkeit, wobei Fehlverhalten und akute Überlastungen eine ungünstige Rolle spielen. Auch Ernährungsfehler können an der Entstehung beteiligt sein.

Die Spondylose ist oft ein Zufallsbefund, der gerne zur Erklärung chronischer Beschwerden herangezogen wird. Beschwerden treten jedoch nur bei extremen Belastungen mit mechanischer Irritation der Spondylophyten auf und verlaufen relativ blande. Meistens haben die Beschwerden, über welche die Patienten chronisch klagen, andere Gründe. Die klinische Untersuchung kann wesentlich zur Unterscheidung beitragen.

Funktionell führt die Spondylose v. a. zu einer Behinderung der rotationsbedingten Verschiebung der Wirbelkörper gegeneinander und dadurch zu einer Einschränkung der Rotationsfähigkeit.

Untersuchungsbefund

Bei der Untersuchung spielt der Schmerz eine untergeordnete Rolle, die Spondylose verläuft oft völlig schmerzfrei. Es findet sich eine Einschränkung der Rumpfrotation, wobei der Anteil der Lendenwirbelsäule bei der Drehung nur gering ist. Die Drehung ist um so stärker eingeschränkt, je fortgeschrittener die Spondylose in der Brustwirbelsäule ausgebildet ist.

Typische Befunde:
- ▶ Einschränkung der Rotation im Sitzen, Endgefühl testbar
- ▶ Einschränkung der Seitneigung, Endgefühl im Sitzen testbar
- ▶ Springing-Test zeigt vermindertes Bewegungsspiel
- ● endgradiger Rotationsschmerz
- ● endgradiger Seitneigungsschmerz bei Test des Endgefühls

Ausschlußkriterien für eine klinisch relevante Osteochondrose:
- ▷ unterschiedliche Schmerzangaben bei der Untersuchung im Stehen und im Sitzen
- ○ keine Einschränkung der Rotationsfähigkeit (Vorsicht: Die meiste Rotation findet in der Brustwirbelsäule statt!)

Differentialdiagnose mit Unterscheidungsmerkmalen:
- ▶ Osteochondrose der Lendenwirbelsäule S. 135 (Rotation nach beiden Seiten schmerzhaft)
- ▶ segmentale Instabilität S. 126 (vermehrtes Spiel beim Springing-Test, Schwäche und Schmerzen beim beidseitigen Beinhebetest)
- ▶ Wirbelbogengelenkarthrose S. 128 (Seitneigung am schmerzhaftesten)

Die Seitneigung ist ebenfalls eingeschränkt. Durch die Bewegungseinschränkung des Segmentes ist im Springing-Test ein vermindertes Spiel mit relativ festem Stop nachweisbar. Diese Untersuchung ist bei vorsichtiger Testung meist schmerzfrei.

Zum **Nachweis** genügen Röntgenaufnahmen der Lendenwirbelsäule in 2 Ebenen.

Baastrup-Phänomen

Definition

Chronische schmerzhafte Berührung von 2 benachbarten Dornfortsätzen mit Zerquetschung des interspinalen Gewebes, Verdichtung der Knochenstruktur und eventueller Nearthrosenbildung (Abb. 3.11 und 3.12).

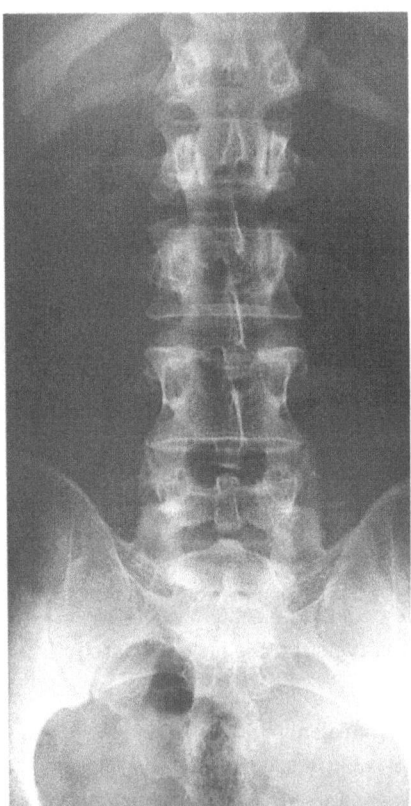
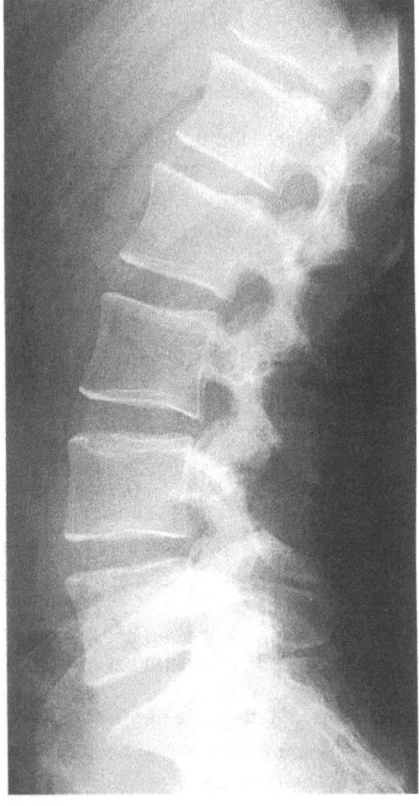

Abb. 3.11. Baastrup-Phänomen im a.-p.-Röntgenbild. Typisch ist die Abflachung und Sklerosierung der Ober- und Unterseite der Dornfortsätze

Abb. 3.12. Baastrup-Phänomen im seitlichen Röntgenbild. Typisch ist die Sklerosierung der Ober- und Unterseite der Dornfortsätze

Pathogenese und Klinik

Das Baastrup-Phänomen ist für verschiedene Autoren kein eigenständiges Krankheitsbild. Nach eigenen Erfahrungen kann es hin und wieder Beschwerden verursachen, die direkt durch den mechanischen Druck der Dornfortsätze aufeinander verursacht wird. Diese Beschwerden können daher nur in Extension auftreten, in Flexion der Lendenwirbelsäule dürfen die Beschwerden weder durch Seitneigung noch durch Rotation auslösbar sein.

Als Ursache für das Auftreten des Baastrup-Phänomens kommen eine Anomalie der Dornfortsätze, ein verstärktes Hohlkreuz oder eine deutliche Verringerung des Zwischenwirbelabstandes bei Osteochondrose des Segmentes in Frage.

Untersuchungsbefund

Da die Dornfortsätze der Wirbel nur in Extension aufeinanderprallen, sind alle Bewegungen in Flexion schmerzfrei. Seitneigung oder Rotation unter Extension können gelegentlich in eine Richtung schmerzverstärkend sein, wenn die Dornfortsätze etwas versetzt stehen und dabei in Kontakt geraten. Ein lokaler Druckschmerz auf den beteiligten Dornfortsätzen ist nicht regelmäßig nachzuweisen.

Weitere vorliegende Symptome weisen auf Begleiterkrankungen hin, z. B. spricht ein Rotationsschmerz nach beiden Seiten für eine gleichzeitig vorhandene Osteochondrose.

Zum **Nachweis** sind Röntgenaufnahmen der Lendenwirbelsäule in 2 Ebenen anzufertigen. Ein seitliches Bild allein reicht nicht aus, da eine verstärkte Sklerosierung durch eine ungewöhnliche Dornfortsatzform vorgetäuscht werden kann.

Typische Befunde:
- ▶ Extension im Stand schmerzhaft eingeschränkt
- ▶ Flexion nicht schmerzhaft
- ● Seitneigung und Rotation nicht schmerzhaft
- ● Patient kann nicht flach liegen (Hohlkreuz!)
- • lokaler Druckschmerz an den Dornfortsätzen
- • Hyperlordose/vorgewölbtes Abdomen

Ausschlußkriterien:
- ▷ Extension im Stand schmerzfrei
- ▷ Bewegungen in Flexion schmerzhaft
- ○ Schmerzverstärkung unter Extension durch Seitneigung (eher Blockierung)

Differentialdiagnose mit Unterscheidungsmerkmalen:
- ▶ Wirbelbogengelenkarthrose S. 128 (Seitneigung schmerzhaft eingeschränkt)
- ▶ Spinalkanalstenose S. 131 (Sensibilitätsstörungen und Lähmungen beim längeren Gehen)
- ▶ Störungen im Bauchraum S. 157 (Kreuzbein und Hüftflexoren druckschmerzhaft)
- ▶ somatoforme Schmerzstörung S. 187 (Dauerschmerz, auch in Ruhe nie schmerzfrei)

Schmerzen mit Spinalnervenbeteiligung

Nerven- und Nervenwurzelreizung

Definition

Irritation des Nervs durch Schwellung, Druck, Entzündung oder Permeation von
Entzündungsmediatoren.

Anatomie und Biomechanik

Normalerweise hat der Nerv im Foramen intervertebrale genug Platz, um sich bei
den Bewegungen in der Wirbelsäule ungestört zu bewegen. Bei der gesunden Lendenwirbelsäule verringert sich der Querschnitt des Foramen intervertebrale bei
Extension um 20 %, bei Flexion vergrößert er sich um bis zu 30 %. Die Seitneigung
der gesunden Wirbelsäule führt nur zu einer geringen Änderung, die der degenerativ veränderten Lendenwirbelsäule jedoch zu deutlichen Querschnittverkleinerung
auf der Neigungsseite. Die Rotation hat weniger Einfluß auf das Lumen. Der Nervenwurzel direkt benachbart liegen die Wirbelbogengelenke.

Pathogenese und Klinik

Wenn im Foramen intervertebrale ein Mißverhältnis zwischen Dicke des Nervs
und Weite des Foramens entsteht, sei es durch Entzündung des Nervs oder des
Gelenkes, durch knöcherne Einengung bei Verschleiß der Wirbelbogengelenke
oder vermehrte Füllung der Vv. intervertebrales, kommt es zu einer mehr oder weniger ausgeprägten Druckschädigung der Nervenwurzel. Aufgrund der Empfindlichkeit der Markscheiden sind v. a. die Fasern, die den Berührungssinn leiten, und
danach die motorischen Nervenfasern betroffen. Schmerzen stehen nicht im Vordergrund der Nervenkompression, da die Typ-IV-Fasern relativ druckunempfind-
lich sind.

Statt dessen sind die Schmerznerven wegen ihrer fehlenden Myelinscheiden
besonders leicht erregbar, wenn Entzündungsmediatoren aus einem benachbarten
Wirbelbogengelenk oder einer geschädigten Bandscheibe die Nervenhülle durch-
wandern. Dieser Vorgang ist schmerzauslösend und kann den Reizzustand längere
Zeit unterhalten.

Am Schmerzgeschehen beteiligt sind außerdem zum einen die direkte Reizung
freier Nervenendigungen im Foramen intervertebrale und im Bindegewebe des
Nervs und zum anderen die En-bloc-Schutzhaltung mit massiver Muskeltonus-
erhöhung.

Untersuchungsbefund

Eine Schonhaltung ist nicht typisch. Alle Manöver, die mit einem Zug an der Nervenwurzel verbunden sind, lösen starke Schmerzen aus. Beim Ischiasnerv sind dies
die Kniegelenkextension bei gebeugtem Hüftgelenk aus verschiedenen Stellungen
und die Adduktion des gestreckten Beines, beim Femoralnerv die Hüftgelenk-

extension, v. a. bei gebeugtem Kniegelenk. Ein palpatorischer Druck über dem Nervenverlauf ist ebenfalls mit Schmerzen verbunden. Die Schmerzen liegen strichförmig im Verlauf der Nerven und ziehen beim Ischiasnerv nach distal über die Kniekehle hinaus und beim Femoralnerv über das Hüftgelenk zum ventralen Oberschenkel. Die Angabe von Gefühlstörungen ist sehr wechselhaft und liegt oftmals nicht vor.

Die Kraft ist normalerweise erhalten bzw. nur durch die Schmerzen eingeschränkt. In schmerzfreier Position ist die volle Kraftentfaltung möglich.

Der **Nachweis** ist mittels Durchführung eines EMG (Elektromyogramm) möglich.

Typische Befunde:

▶ Langsitz nicht möglich (N. ischiadicus)
▶ Kniegelenkextension im Sitzen nicht möglich (N. ischiadicus)
▶ Lasègue positiv, Schmerzauslösung durch Adduktion oder Bragard an der Schmerzgrenze (N. ischiadicus)
▶ Heben des Beines aus Bauchlage schmerzhaft, Knieflexion schmerzverstärkend (N. femoralis)
▶ Überschreiten der Schmerzgrenze kaum möglich

Ausschlußkriterien:

▷ Schmerz bei Lasègue trotz Knieflexion vorhanden (somatoforme Schmerzstörung, Simulant)
▷ Diskrepanzen zwischen der Untersuchung im Stehen, Sitzen und Liegen (somatoforme Schmerzstörung, Simulant)

Differentialdiagnose mit Unterscheidungsmerkmalen:

▶ aktivierte Wirbelbogengelenkarthrose S. 130 (Lasègue bis 40° negativ, Seitenlokalisation gut möglich)
▶ Bandscheibenprotrusion S. 145 (Schonhaltung, Beweglichkeit stark eingeschränkt)
▶ Bandscheibenprolaps S. 148 (segmentale Hypästhesie, Kennmuskelschwäche, evtl. starke Schmerzen und Schonhaltung)
▶ Aggravation und Simulation S. 184 (Schmerzäußerung vor Beginn der Abwehrspannung, bei Ablenkung weniger Schmerzen)
▶ somatoforme Schmerzstörung S. 187 (Dauerschmerz)
▶ sympathikusinduziertes Schmerzsyndrom S. 153 (nächtliche Schmerzverstärkung)

Mobilitätsstörung des Femoral- und Ischiasnervs

Definition

Bewegungsstörung des N. ischiadicus bzw. femoralis gegenüber dem umgebenden Gewebe oder der Nervenfaszikel gegen das Epi- und Mesoneurium ohne nachweisbare Beeinträchtigung der Nervenfunktion.

Pathogenese und Klinik

Die peripheren Nerven liegen in einer Gleit- und Verschiebeschicht, um bei Gelenkbewegungen die Lageveränderung der umgebenden Schichten mitmachen zu können. Durch Veränderungen des Nervs oder seiner Umgebung kann diese Verschieblichkeit anhaltend reduziert sein (Butler 1995). Solange kein Zug auf den Nerv einwirkt, ist die Nervenfunktion nicht gestört. Sobald der Nerv aber durch Gelenkstellungen unter Längsspannung kommt, entsteht an der Stelle der Gleitstörung ein Zug, der eine ausstrahlende Schmerzsymptomatik auslöst. Das Auftreten von Parästhesien ist möglich, Sensibilitätsausfälle und Muskellähmungen kommen bei dieser Erkrankung nicht vor. Die Parästhesien erklären sich durch die Druckerhöhung im Nerv, welche über eine Kompression der Arteriolen zu einer Minderdurchblutung des Nervs führt. In ähnlicher Weise kommt es vermutlich zu den Parästhesien bei Hypertonie des Sympathikus.

Ausgelöst wird das Phänomen durch passive Dehnung des Nervs über maximale Entfernung von Nervenwurzel und Muskeleintrittspunkt. Peripher entspricht dies in der Regel der Muskeldehnposition. Wenn man in der Dehnstellung, in welcher der Schmerz gerade vorhanden ist, den entsprechenden Muskel aktiv isometrisch (ohne Änderung der Barriere) anspannen läßt, läßt der Schmerz typischerweise nach. Hierdurch lassen sich muskelbedingte von neurogenen Schmerzen unterscheiden, da die Anspannung schmerzhaft vorgedehnter Muskeln nicht zu einer Schmerzreduktion, sondern meist zu einer Schmerzverstärkung führt.

Prinzipiell kann diese Erkrankung fast jeden Nerv betreffen, die alle einzeln austestbar sind. Erwähnt werden hier die beiden großen Beinnerven; für weiterführende Informationen verweise ich auf die Fachliteratur (Butler 1995).

Untersuchungsbefund

Ischiasnerv. Die Wirbelsäule ist im Sitzen in alle Richtungen völlig schmerzfrei beweglich, es liegen keine Bewegungseinschränkungen vor. Sobald der Ischiasnerv jedoch unter Zug kommt, entstehen rückseitig in das Bein ausstrahlende Schmerzen, immer wieder reproduzierbar beim Flexionstest im Stand, bei der Kniegelenkextension im Sitzen und beim Testen des Lasègue-Phänomens. Dieser Befund ist in aller Regel einseitig. Eine Schmerzverstärkung ist, im Gegensatz zum Verkürzungsschmerz der ischiokruralen Muskulatur, durch Einstellung einer passiven Plantarflexion mit Inversion (für den N. peronaeus) oder Dorsalextension (für den N. tibialis) möglich.

Femoralnerv. Der Patient gibt nur bei ganz bestimmten Bewegungen ausstrahlende Schmerzen in ein Bein an. Die Schmerzen entsprechen dem Nervenverlauf auf der Vorderseite des Oberschenkels und sind immer an der gleichen Stelle auslösbar. In sitzender Position ist der Rücken in alle Richtungen schmerzfrei und uneingeschränkt beweglich. Aus Bauchlage heraus sind das passive Überstrecken des betroffenen Beines mit anschließender zusätzlicher passiver Kniebeugung schmerzhaft eingeschränkt.

Der **Nachweis** ist mit apparativen Untersuchungsverfahren nicht möglich, es genügt der typische klinische Befund. Oft wird der Nerv bei technisch korrekter Einstellung strangförmig tastbar.

Typische Befunde:

Ischiasnerv

▶ Lendenwirbelsäule nicht eingeschränkt und schmerzfrei
▶ beim Flexionstest im Stand ausstrahlende Schmerzen
▶ Schmerz und Bewegungseinschränkung bei der Kniegelenkextension im Sitzen
▶ Langsitz nicht oder nur erschwert möglich
▶ Unterscheidung zwischen N. tibialis und N. peronaeus über Dorsalextension bzw. Plantarflexion mit Inversion im Sprunggelenk möglich

Femoralnerv

▶ Lendenwirbelsäule schmerzfrei und nicht eingeschränkt
▶ Schmerz und Bewegungseinschränkung bei der passiven Hüftgelenkextension mit Kniebeugung aus Bauchlage

Ausschlußkriterien:

▷ bleibender Sensibilitäts- oder Kraftverlust (Bandscheibenprolaps, Nerven- oder Nervenwurzelschaden)
▷ Diskrepanzen zwischen der Untersuchung im Stehen, Sitzen und Liegen (sympathikusinduzierter Schmerz, Simulant)

Differentialdiagnose mit Unterscheidungsmerkmalen:

▶ Bandscheibenprotrusion S. 145 (Schonhaltung, Beweglichkeit stark eingeschränkt)
▶ Bandscheibenprolaps S. 148 (segmentale Hypästhesie, Kennmuskelschwäche, evtl. starke Schmerzen und Schonhaltung)
▶ Nervenreizsyndrom S. 142 (Schmerz im Vordergund der Symptomatik)
▶ Kribbelparästhesie bei Sympathikusirritation S. 155 (keine Besserung, wenn Nerv nicht in Dehnstellung)
▶ Störungen im Bauchraum S. 157 (Druckschmerz im Bauchraum)
▶ somatoforme Schmerzstörung S. 187 (Dauerschmerz, Diskrepanz zwischen den Befunden in verschiedenen Körperhaltungen)

Akute Bandscheibenprotrusion

Definition

Vorwölbung der Bandscheibe in Richtung des Duralraumes oder der Nervenwurzel ohne Perforation des hinteren Längsbandes (Abb. 3.13).

Anatomie

Die Bandscheibe besteht aus dem Anulus fibrosus und dem Nucleus pulposus und ist eine Art Abstandshalter zwischen den Wirbelkörpern. Sie ermöglicht durch ihre Verformbarkeit mit Verlagerung des inneren Kerns die Bewegung zwischen den

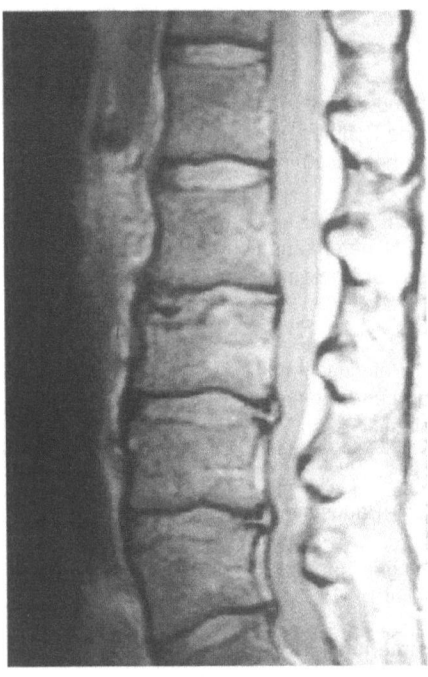

Abb. 3.13. Bandscheibenprotrusionen bei L 3/4, L 4/5 und L 5/S 1

Wirbeln. Bei der Flexion entsteht ein vermehrter Druck der Bandscheibe nach dorsal, der wiederum durch eine vermehrte Spannung des hinteren Längsbandes kompensiert wird, welches fest mit der Bandscheibe verbunden ist.

Pathogenese und Klinik

Die Protrusion der Bandscheibe wird erst ermöglicht, wenn das hintere Längsband strukturelle Schäden aufweist. Als Ursache der steigenden Zahl der Bandscheibenprotrusionen und -prolapse wird heute v. a. langdauerndes Sitzen angenommen. Nicht ausgeschlossen ist aber auch, daß die Möglichkeiten der modernen computergesteuerten Diagnostik, in Kombination mit den diagnostischen Forderungen der Patienten, Bandscheibenschäden zu Tage befördern, die erstens früher unentdeckt geblieben wären und zweitens an der aktuellen Schmerzproblematik nicht beteiligt sind.

Hauptkennzeichen der Protrusion sind Schmerz und Fehlhaltung. Der Schmerz bei der Protrusion entsteht durch den direkten Druck der Bandscheibe auf das hintere Längsband und die Dura, welche in den vorderen Anteilen besonders gut sensibel innerviert ist. Der Körper nimmt eine kyphotische Fehlhaltung ein, um den Druck der Bandscheibe auf die sensiblen Strukturen möglichst gering zu halten. Im entsprechenden Segment ist die Bewegung meist aufgehoben.

Hinteres Längsband und Dura sind durch den Ramus meningeus des Spinalnervs sensibel versorgt, wobei sich das sensible Versorgungsgebiet zumindest mit dem darüber- und darunterliegenden sowie gegenseitigen Spinalnerv überlappt. Hierdurch erklärt sich bei der Protrusion der schlecht lokalisierbare tiefsitzende Schmerz, der sich auf die lokale Injektion eines Lokalanästhetikums in ein Segment nur wenig ändert. Eine leichte radikuläre Symptomatik kann auftreten, wenn zusätzlich Druck auf den Spinalnerv ausgeübt wird. Bilaterale Ausstrahlungen aufgrund einer Protrusion sind äußerst selten, so daß primär andere Ursachen angenommen werden müssen.

Da im Bereich der unteren Lendenwirbelsäule die efferenten vegetativen Fasern nicht aus der Nervenwurzel kommen, sondern erst weiter distal aus dem Grenzstrang dazutreffen, fehlen bei einer Protrusion mit radikulärer Symptomatik unterhalb von L 2 primär sympathische Begleitsymptome wie Störungen der Schweißsekretion, der Durchblutung oder Parästhesien der Haut.

Untersuchungsbefund

Typisch für den Patienten mit Bandscheibenprotrusion ist die Fehlhaltung in mehr oder weniger ausgeprägter Kyphose, meist mit Deviation nach einer Seite. Die Beweglichkeit der Wirbelsäule ist in alle Richtungen schmerzhaft eingeschränkt, die Extension ist aufgehoben. Durch Einnahme bestimmter Positionen kann der Schmerzort von peripher nach zentral verlagert werden (Zentralisationsphänomen). Nicht so oft finden sich segmental ausstrahlende Schmerzen. Die Nervendehnungszeichen (Lasègue, umgekehrter Lasègue) sind positiv. Neurologische Ausfälle wie Taubheitsgefühl und Kennmuskelschwäche können je nach Ausmaß der Spinalnervenkompression vorhanden sein.

Der **Nachweis** gelingt nur mit einer Computertomographie oder Kernspintomographie. Die Indikation dazu ist dringlich, wenn neurologische Auffälligkeiten vorliegen. Der Schmerz allein reicht als Indikation nicht aus. Eine neurologische Vorstellung ist vor weiterer Diagnostik empfehlenswert.

Typische Befunde:
- ▶ Lasègue < 40° positiv
- ▶ entlordosierte Schonhaltung mit Deviation zur Seite
- ▶ Zentralisationsphänomen positiv
- ▶ fast alle Bewegungsrichtungen stark schmerzhaft eingeschränkt
- ▶ Femoralnervendehnungszeichen positiv (umgekehrter Lasègue)
- ▶ Ischiasdehnungszeichen positiv (Lasègue, Bragard, Brudzinski)
- ▶ starker, oft schlecht lokalisierbarer Lumbalschmerz

Ausschlußkriterien:
- ▷ Lasègue und umgekehrter Lasègue negativ

Differentialdiagnose mit Unterscheidungsmerkmalen:
- ▶ aktivierte Wirbelbogengelenkarthrose S. 130 (Lasègue bis 40° negativ, Seitenlokalisation gut möglich)
- ▶ Bandscheibenprolaps S. 148 (segmentale Hypästhesie, Kennmuskelschwäche, evtl. starke Schmerzen und Schonhaltung)
- ▶ Aggravation und Simulation S. 184 (keine Fehlhaltung, Schmerzäußerung vor Beginn der Abwehrspannung, bei Ablenkung weniger Schmerzen)
- ▶ somatoforme Schmerzstörung S. 187 (Dauerschmerz, keine Fehlhaltung)
- ▶ sympathikusinduziertes Schmerzsyndrom S. 153 (nächtliche Schmerzverstärkung, keine Fehlhaltung)

Bandscheibenprolaps

Definition

Massive Vorwölbung der Bandscheibe in Richtung des Duralraumes oder des Spinalnervs, meist mit Durchtritt von Bandscheibengewebe durch das hintere Längsband und eventueller Kompression der Nervenwurzel oder des Rückenmarkes (Abb. 3.14 und 3.15).

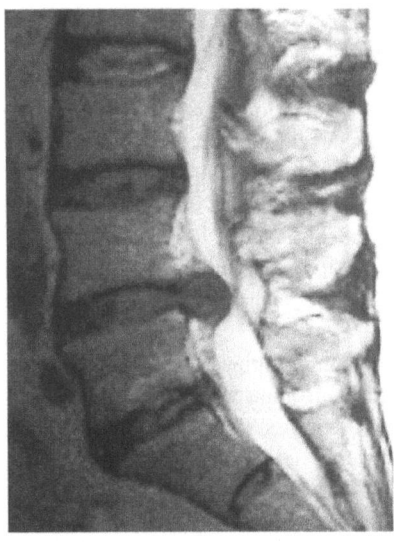

Abb. 3.14. Großer Bandscheibenprolaps bei L 4/5

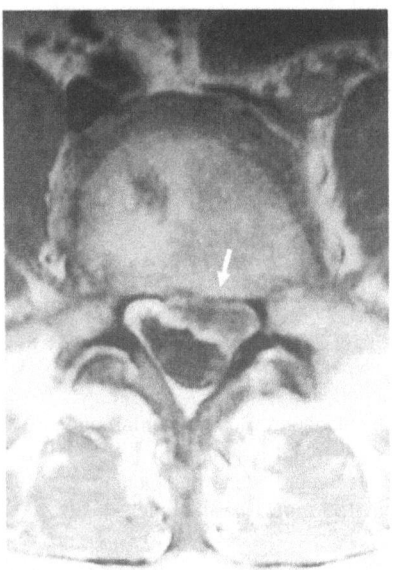

Abb. 3.15. Großer Bandscheibenprolaps mit Verdrängung des Rückenmarks *(Pfeil)*

Pathogenese und Klinik

Zu den möglichen Ursachen eines Bandscheibenprolapses sei auf die Ausführungen bei der Bandscheibenprotrusion verwiesen. Schmerzauslösend ist meist eine unkontrollierte exzentrische Bewegung unter nur geringer Last. Strukturelle Schäden am hinteren Längsband müssen bereits vorhanden sein.

Wenn der Bandscheibenprolaps das hintere Längsband perforiert hat, ist er in den meisten Fällen weniger schmerzhaft als die akute Protrusion, da der Druck auf das sensibel innervierte hintere Längsband deutlich geringer geworden ist und sich der Druck auf die Dura besser verteilen kann. Hierfür spricht auch, daß es immer wieder Patienten gibt, die plötzlich Lähmung und Taubheitsgefühl bemerken und keinerlei Schmerzen verspüren. Extreme Schmerzen sprechen für einen großen subligamentären Prolaps, wenn begleitende neurologische Ausfälle vorhanden sind. Der Schmerz kann ebenfalls durch die Kompression der Dura und durch Penetration von entzündungsaktiven Substanzen (Zytokine, Entzündungsmediatoren) aus dem zerstörten Bandscheibengewebe oder aus eingewanderten Leukozyten und Makrophagen (Wehling 1991) entstehen. Sie reizen die freien Nervenendigungen in der Dura und dem nervenumhüllenden Bindegewebe sowie direkt die dünnen Schmerzleitungsfasern im Nerv. Hierdurch lassen sich die paradoxen Phänomene erklären wie z. B. das Nachlassen der Schmerzen bei fortbestehender Teilparese oder das Fortbestehen des Schmerzes unter Rückgang der Lähmungserscheinungen. Druck auf einen Nerv führt primär zu Kraftminderung und Hypästhesie. Beispielsweise ist das nächtliche lagerungsbedingte Einschlafen der Arme oder der Finger nahezu schmerzfrei, auch beim Anschlagen des N. ulnaris stehen die Schmerzen nicht im Vordergrund.

Nervenfasern des Sympathikus werden beim Prolaps nicht direkt in Mitleidenschaft gezogen. Diese Fasern treten oberhalb von L 3 aus dem Rückenmark aus, verlaufen zunächst im Grenzstrang bis auf Höhe der entsprechenden Nervenwurzel und gehen erst dann mit dem Spinalnerv in die Peripherie (Abb. S. 154). Wenn bei einem Nervenschaden mit Ausstrahlung ins Bein die Sympathikusfasern ebenfalls betroffen sind, handelt es sich um eine Schädigung des peripheren Nervs, nicht um einen Schaden, der durch eine Nervenwurzelkompression bedingt ist. Die Funktion des Sympathikus läßt sich über die Kälteexposition der Rückenhaut, die normalerweise zu einer Piloarrektion („Gänsehaut") am ganzen Körper führen muß, relativ einfach nachweisen. Eine gestörte Piloarrektion spricht für eine Unterbrechung der sympathischen Nervenleitung oder des ganzen Nervs nach Aufnahme des R. communicans griseus.

Bilaterale Bandscheibenschäden sind sehr selten, so daß bei beidseitigen Ausstrahlungen primär nach anderen Ursachen gesucht werden sollte. Wenn dennoch der Verdacht besteht, müssen mit hoher Wahrscheinlichkeit auch Miktions- und Sphinkterstörungen im Sinne der Inkontinenz mit entsprechenden perianalen Sensibilitätsausfällen vorliegen.

Untersuchungsbefund

Der Patient mit Bandscheibenprolaps hat je nach Kompression der sensiblen Strukturen extreme oder auch nur noch leichtere Schmerzen. Entsprechendes gilt für Fehlhaltung und Bewegungseinschränkungen. Die entsprechenden Nerven-

Typische Befunde (unabhängig von der Segmenthöhe):

▶ segmentale Hyp- oder Anästhesie
▶ Kraftminderung eines Kennmuskels
▶ Schmerzzunahme unter Bewegung
▶ Zentralisationsphänomen positiv (Schmerzverlagerung durch Positions-
  änderung)
● Belastungsschmerz
● Ruheschmerz
● anamnestisch: Verlagerung des Schmerzes vom Rücken nach distal

Kompression der Nervenwurzel L 4 führt zu Beeinträchtigung bei:

▶ Reflex: Patellarsehnenreflex
▶ Kraft: M. tibialis anterior (Dorsalextension und Supination im Sprunggelenk)
▶ Nervendehnung: N. femoralis
▶ Sensibilität: Innenseite des Unterschenkels

Kompression der Nervenwurzel L 5 führt zu Beeinträchtigung bei:

▶ Reflex: Tibialis-posterior-Reflex (nur verwertbar, wenn auf der Gegenseite
  vorhanden)
▶ Kraft: M. extensor hallucis longus, M. extensor digitorum longus et brevis
▶ Nervendehnung: N. ischiadicus
▶ Sensibilität: Außenseite des Unterschenkels und Fußrücken

Kompression der Nervenwurzel S 1 führt zu Beeinträchtigung bei:

▶ Reflex: Achillessehnenreflex
▶ Kraft: M. peronaeus longus et brevis, M. gastrocnemius
▶ Nervendehnung: N. ischiadicus
▶ Sensibilität: Fußaußenkante

Kompression der Nervenwurzel S 2 bis S 5 führt zu Beeinträchtigung bei:

▶ Reflex: Achillessehnenreflex (S 2), Sphinktertonusreflex (S 3–S 5)
▶ Kraft: Fußbinnenmuskulatur (S 2), Analsphinkter und Blasenschließmuskel
  (S 3–S 5)
▶ Nervendehnung: N. ischiadicus (S 2)
▶ Sensibilität: perianale Sensibilität

Ausschlußkriterien:

▷ Kraft und Reflexe der Kennmuskeln normal
▷ Schmerzen ohne Kraft- und Sensibilitätsausfall
○ dermatomübergreifender Sensibilitätsausfall

Differentialdiagnose mit Unterscheidungsmerkmalen:

▶ Nervenwurzelreizung S. 142 (Kraft nur schmerzbedingt herabgesetzt,
  normale Reflexe)
▶ Kribbelparästhesie bei Sympathikusirritation S. 155 (keine segmentale
  Ausbreitung, normale Reflexe)
▶ Aggravation und Simulation S. 184 (Einbeinstand durchführbar)
▶ somatoforme Schmerzstörung S. 187 (keine segmentale Ausbreitung,
  normale Reflexe, Einbeinstand durchführbar)

dehnungszeichen sind positiv. Wenn der lumbale Schmerz verschwindet und überlappend dabei eine periphere Lähmung auffällt, ist die Diagnose ziemlich sicher zu stellen. An neurologischen Ausfällen finden sich Reflexdefizite und Taubheitsgefühl entsprechend der Höhe des Nervenwurzelschadens (s. unten). Ausstrahlende Schmerzen können vorhanden sein, sind aber meist weniger stark als der Lumbalschmerz. Ausstrahlungen allein sprechen eher für eine Nervenreizung durch Entzündungsvorgänge (s. bei Bandscheibenprotrusion, S. 145). Wichtig ist die Stimmigkeit der Befunde und ihre gleichseitige Ausbildung. Die oft fehlende Übereinstimmung zwischen sensibler und motorischer Störung, den Ergebnissen der apparatetechnischen Untersuchungen und den intraoperativen Befunden (Müller u. Tenbrock 1974) kann auch als Hinweis auf andere Ursachen der Schmerzen gedeutet werden.

Differentialdiagnostisch lassen sich Sensibilitätsausfälle und Muskelschwächen, die durch Schädigung der Nervenwurzeln L5, S1 oder S2 verursacht wurden, durch den Einbeinstand mit offenen und geschlossenen Augen von ähnlichen Symptomen bei der somatoformen Schmerzstörung oder der Aggravation unterscheiden. Wenn eine Fußheberschwäche vorliegt, ist der Nachweis einer aktiven Muskelkontraktion manchmal durch maximale passive Dorsalflexion im Sprunggelenk möglich, bei der die aktive Mithilfe oftmals kaum willkürlich zu unterdrücken ist und sich daher die Muskelkontraktion mit den Fingern der anderen Hand lateral der Schienbeinkante des proximalen Unterschenkels gut palpieren läßt.

Zum **Nachweis** ist eine Computertomographie oder Kernspintomographie erforderlich. Die Myelographie wird fast nur noch bei gezielten präoperativen Fragestellungen durchgeführt. Eine neurologische Vorstellung ist zumindest in allen Zweifelsfällen angeraten.

„Pseudoradikuläre" Syndrome

Die Bezeichnung „pseudoradikuläre Syndrome" ist ein Sammeltopf für Krankheitsbilder mit wechselnden Gefühlstörungen, die keinem Spinalnerv zugeordnet werden können. Sie zeigen nichtdermatomgebundene Ausbreitungen mit wechselnder Region oder wechselnder Seite, nicht selten auch beidseitig.

Chronisches spinales Schmerzsyndrom

Definition

Ständig vorhandene starke Schmerzen, die durch Umwandlung der Nervenzellen auf spinaler Ebene verursacht werden.

Physiologie

Schmerzfasern leiten ständig Impulse zum Rückenmark, die jedoch wegen einer inhibitorischen Verknüpfung mit den Typ-II- (Berührung, Druck) und den Typ-III-Fasern (Temperatur, Druck) nicht zum Bewußtsein aufsteigen können. Noch auf spinaler Ebene gibt es eine Verknüpfung mit dem motorischen Vorderhorn und dem sympathischen Seitenhorn direkt durch das 2. Neuron oder durch Interneurone.

Pathogenese des chronischen Schmerzes

Wie im Kapitel über den Schmerz dargestellt, ist der Schmerzmediator Substanz P im wesentlichen für die Entstehung und Ausbreitung des Schmerzes verantwortlich. Auch der peripher entstandene Schmerz kann eine spinal ausgelöste Überempfindlichkeit eines ganzen Gebietes, z. B. des Beines, zur Folge haben, die sich bis zu einer Änderung der genetischen Information von Nervenzellen mit Umwandlung von Berührungs- in Schmerzzellen ausweiten kann. Normalerweise findet eine gewisse Zeit nach Abheilung der Ursache eine Rückverwandlung dieser Interneurone statt. Wenn diese Rückverwandlung gestört ist, entstehen auf spinaler Ebene Schmerzen, die mit entzündungshemmenden Mitteln und Physiotherapie kaum zu beeinflussen sind.

Untersuchungsbefund

Anamnestisch werden konstante, sehr starke Schmerzen angegeben, die sich durch Schmerzmittel kaum beeinflussen lassen. Gelegentlich findet sich eine Schonhaltung. Hautveränderungen bestehen nicht.

Der Patient zeigt bei der Untersuchung eine schmerzbedingte starke Bewegungseinschränkung der Lendenwirbelsäule in alle Richtungen, wobei das Endgefühl nicht testbar ist. Das Bindegewebe ist beidseits der Wirbelsäule verdickt, die Kibler-Falte ist erschwert und nur unter starken Schmerzen abhebbar. Das Zusammendrücken dieser Hautfalte ist sehr schmerzhaft. Es liegt ein starker Druckschmerz über der Lendenwirbelsäule mit Überempfindlichkeit der Haut vor. Ausstrahlende Schmerzen werden häufig angegeben. Die Lokalisation der Schmerzen ändert sich im Gegensatz

---

Typische Befunde:
▶ chronische, kaum beeinflußbare lokale oder ausstrahlende Dauerschmerzen
▶ schmerzbedingte starke Bewegungseinschränkung der Lendenwirbelsäule
▶ Endgefühl des Gelenkes nicht testbar wegen starker Schmerzangabe
▶ Haut und Bindegewebe überempfindlich und druckschmerzhaft
• Fehlhaltung möglich

Ausschlußkriterien:
▷ fehlender Dauerschmerz
▷ fehlende Überempfindlichkeit von Haut und Bindegewebe
▷ Reflexabschwächung und Anästhesie (außer bei alter Nervenschädigung)

Differentialdiagnose mit Unterscheidungsmerkmalen:
▶ Aggravation und Simulation S. 184 (bei Ablenkung weniger Schmerzen, fehlende Überempfindlichkeit)
▶ somatoforme Schmerzstörung S. 187 (psychische Belastungssituation, „Durchbrechgefühl", Parästhesien)
▶ sympathikusinduziertes Schmerzsyndrom S. 153 (Parästhesien, wechselnde Schmerzstärke, nächtliche Schmerzverstärkung)

zum sympathikogenen Schmerzsyndrom nicht, auch liegen meist keine Parästhesien vor. Die Reflexe an den Beinen sind normal oder lebhaft auslösbar.

Ein **Nachweis** mit technischen Untersuchungen ist z. Z. noch nicht möglich. Die auslösende Ursache muß nicht degenerativer Natur sein und ist meistens nicht mehr vorhanden, d. h. der Schmerz hat sich auf spinaler Ebene verselbständigt. Eine neurologische Vorstellung ist angeraten.

Sympathikusinduziertes Schmerzsyndrom

Definition

Wiederholt auslösbare, weder einem peripheren noch einem Spinalnerv zuzuordnende Schmerzen, die mit Quellung und Druckschmerz des Bindegewebes und Neigung zu vermehrter Hautrötung im zugehörigen sympathischen Versorgungsgebiet verbunden sind.

Anatomie und Physiologie des Sympathikus

Der Truncus sympathikus besteht aus einer Reihe von Ganglien, die von der Halswirbelsäule bis zum Steißbein reicht. Er liegt im Bereich der Halswirbelsäule vor den Querfortsätzen, in der Brustwirbelsäule ventral der Rippenköpfchen und im Bereich der Lendenwirbelsäule an der ventrolateralen Wirbelkörperseite (Abb. 1.1, S. 7). Verbindung hat er mit der Wirbelsäule nur über die Spinalnerven der Rückenmarksegmente C7– L2 (Abb. 3.16). Unterhalb davon gibt es keine sympathische Verbindung vom Rückenmark zum Grenzstrang des Sympathikus, so daß Sympathikusfasern dort durch einen Bandscheibenvorfall nicht komprimiert werden können. Sie vereinigen sich mit dem Spinalnerv erst lateral des Foramen intervertebrale (Abb. 3.17).

Pathogenese und Klinik

Der Sympathikus hat einen großen Einfluß auf die Schmerzqualität, außerdem laufen Entzündungsvorgänge unter Hyperaktivität des Sympathikus wesentlich aggressiver ab als bei normaler Sympathikusfunktion. Dies gilt sowohl generell als auch lokal, z. B. begrenzt auf die unteren Extremitäten. Diese Hypersympathikotonie verschlimmert durch die direkte Beeinflussung der Reizschwelle der Sensoren die Schmerzen, die wiederum aktivierenden Einfluß auf den Sympathikus haben. Dabei entsteht ein Teufelskreis, der manchmal kaum zu durchbrechen ist.

Anamnestisch besteht neben chronischen Schmerzen eine vermehrte Neigung zu Entzündungen der Haut oder an Gelenken der unteren Extremitäten sowie eine nächtliche Beschwerdezunahme.

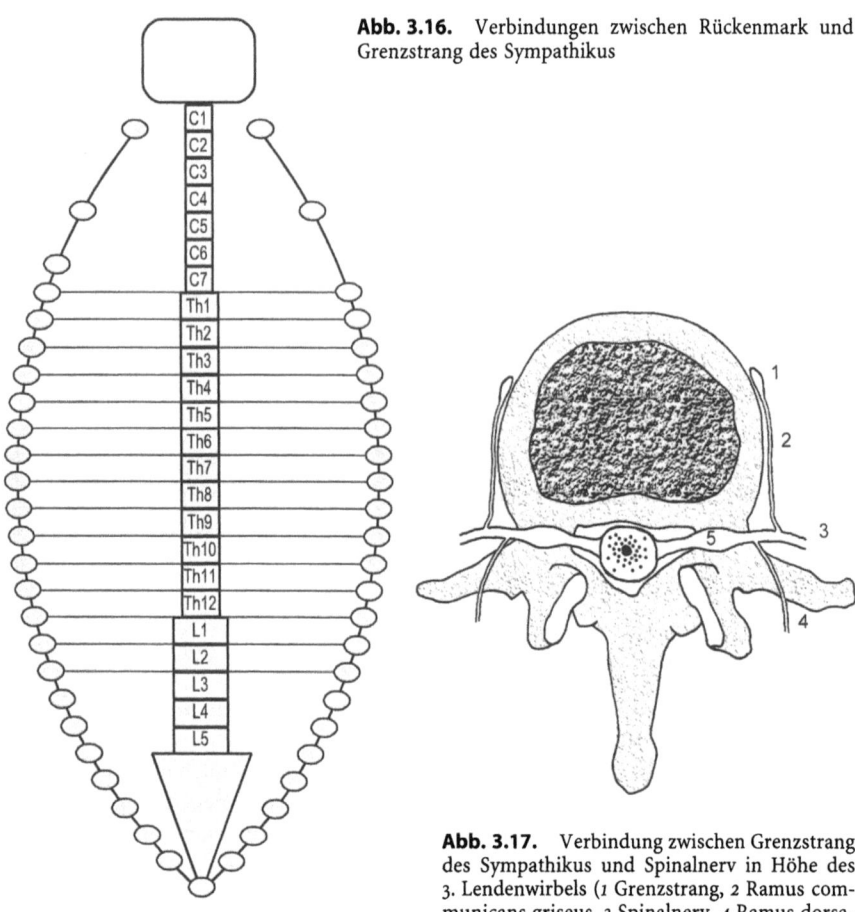

Abb. 3.16. Verbindungen zwischen Rückenmark und Grenzstrang des Sympathikus

Abb. 3.17. Verbindung zwischen Grenzstrang des Sympathikus und Spinalnerv in Höhe des 3. Lendenwirbels (*1* Grenzstrang, *2* Ramus communicans griseus, *3* Spinalnerv, *4* Ramus dorsalis, *5* Spinalganglion)

Untersuchungsbefund

Der Patient zeigt eine schmerzbedingte starke Bewegungseinschränkung der Lendenwirbelsäule in fast alle Richtungen, wobei das Endgefühl nicht testbar ist. Es besteht keine Fehlhaltung. Das Bindegewebe ist beidseits der Wirbelsäule verdickt, die Kibler-Falte ist erschwert und nur unter Schmerzen abhebbar. Das Zusammendrücken dieser Hautfalte ist schmerzhaft. Nach dieser Untersuchung bleibt für längere Zeit eine Rötung der Haut zurück. Es liegt ein starker Druckschmerz über der Lendenwirbelsäule und eine Überempfindlichkeit der Peripherie vor. Regelmäßig bestehen ausstrahlende Schmerzen oder Kribbelparästhesien, wobei Stärke und Lokalisation wechseln. Die Reflexe an den Beinen sind lebhaft gesteigert.

Ein **Nachweis** mit technischen Untersuchungen ist z. Z. noch nicht möglich. Eine neurologische Vorstellung ist angeraten.

Typische Befunde:

► wechselnde Stärke und Lokalisation der Ausstrahlung von Schmerz und Kribbelparästhesie
► Kibler-Faltentest positiv und stark schmerzhaft (Bindegewebe)
► keine Fehlhaltung
● Überempfindlichkeit der Haut
● lebhafte Reflexe an den Beinen
● schmerzbedingte starke Bewegungseinschränkung der Lendenwirbelsäule
● Endgefühl des Gelenkes nicht testbar wegen muskulärer Gegenspannung
● Neigung zu Hautrötung und lokalen Entzündungen

Ausschlußkriterien:

▷ fehlender Druckschmerz der Unterhaut
▷ negative Kibler-Falte
▷ Reflexabschwächung und Anästhesie

Differentialdiagnose mit Unterscheidungsmerkmalen:

► Aggravation/Simulation S. 184 (Schmerzäußerung vor Beginn der Abwehrspannung, bei Ablenkung weniger Schmerzen, negative Kibler-Falte)
► somatoforme Schmerzstörung S. 187 (psychische Belastungssituation, Dauerschmerz)
► chronisches spinales Schmerzsyndrom S. 151 (fast unbeeinflußbare Dauerschmerzen)

Kribbelparästhesie bei Sympathikusirritation

Definition

Gefühlstörung, die keinem Spinalnerv zugeordnet werden kann. Mögliche Kennzeichen sind:

• keine Dermatomzuordnung,
• wechselnde Region,
• wechselnde Seite,
• beidseitiges Auftreten,
• wechselnder Schweregrad.

Pathogenese und Klinik

Für die Ausprägung des Gefühls sind nicht ausschließlich die sensiblen spinalen Nerven verantwortlich. Die einzelnen Hautrezeptoren leiten zwar Druck, Temperatur, Schmerz und Berührung segmentspezifisch nach zentral weiter, sie werden jedoch in ihrer Empfindlichkeit durch Fasern des Sympathikus beeinflußt, welche aus dem Grenzstrang zwischen C7 und L2 kommen. Gerade die Kribbelparästhesie ist primär keinem Hautsensor zuzuordnen, sondern als Irritation des afferenten sensiblen Systems zu sehen. Dies erklärt, warum Kribbelparästhesien nur selten segmental ausgebreitet sind. Bei Gefühlstörungen an den Beinen, v. a. bei beidseitiger

Ausbildung, liegt die Irritation des Sympathikus oftmals ursächlich in Blockierungen an den unteren 6 Rippen oder den entsprechenden Brustwirbeln, gelegentlich können auch die oberen 2 Lendenwirbel beteiligt sein. Die unmittelbare Nachbarschaft der Sympathikusganglien zu den gestörten Gelenken führt zu einer lokalen Sympathikushypertonie, die über Engstellung der Arteriolen im Bindegewebe der Nerven deren Minderdurchblutung nach sich zieht. Wie es zu den Blockierungen kommt, ist noch nicht geklärt; diskutiert werden Traumata, Mikrotraumata durch Verdrehen und Verheben und reflektorische Phänomene. Umgekehrt kann aber auch die Störung oder Erkrankung des Sympathikus durch andere Ursachen zu einer Irritation im entsprechenden Versorgungsgebiet führen und dadurch eine Blockierung mit Druckschmerz, Bewegungseinschränkung und lokalem Muskelhartspann vortäuschen. Für die Arme liegen die Störungen im oberen Thorakalbereich.

Eine weitere Möglichkeit der Irritation peripherer Nerven gibt es bei Engpaßsyndromen. Da diese aber ebenfalls in den meisten Fällen nicht „zufällig" entstehen, sondern Folge von Blockierungen, Faszienspannungen und sympathikusgesteuerten Bindegewebsveränderungen sind, ist die Unterscheidung nur bedingt sinnvoll. In jedem Fall sollte vor operativen Maßnahmen eine Normalisierung des vegetativen Nervensystems und des Muskel-Gelenk-Systems angestrebt werden.

Polyneuropathien als Folgen von Stoffwechselerkrankungen (z. B. Diabetes mellitus) sind ebenfalls häufig mit Kribbelparästhesien verbunden. Sie haben meist eine symmetrische Ausbreitungsform und sind über das vegetative Nervensystem nicht dauerhaft beeinflußbar.

Taubheitsgefühle, Parästhesien oder Schmerzen oder motorische Mitbeteiligung können auch für sich allein durch engpaßbedingte Irritationen eines peripheren Nervs ausgelöst werden. Ursächlich in Frage kommen Bewegungsstörungen von Darmschlingen und Spannungsänderungen in der Beckenregion durch Blockierungen eines Kreuzdarmbeingelenkes oder muskulär bedingte Torsionen des Beckens. Alle genannten Ursachen können beispielsweise eine An- oder Hypästhesie im Versorgungsgebiet des N. cutaneus femoris lateralis (seitliche Oberschenkelregion) verursachen.

Untersuchungsbefund

Anamnestisch klagen die Patienten über Kribbelparästhesien oder Taubheitsgefühle, die oft strumpfförmig ausgeprägt sind und eine wechselnde Lokalisation zeigen, sogar mit Wechsel zur Gegenseite. Die Beschwerden lassen sich durch Bewegungen in der Wirbelsäule beeinflussen, wobei die Bewegungsrichtungen selten, die Lokalisation der Gefühlstörung nie einer Einengung eines Foramen intervertebrale zugeordnet werden können. Meist werden sie durch Seitneigung zur Gegenseite verstärkt. Ursache hierfür ist oft die dadurch bedingte Dehnung des M. iliacus oder M. psoas major. Es findet sich dann an diesen Muskeln eine Verkürzung und Druckempfindlichkeit, was sich im Palpationsbefund mit und ohne gleichzeitiger Beinhebung nachweisen läßt. Der Segmentrotationstest an den Dornfortsätzen der unteren Brustwirbelsäule oder der oberen Lendenwirbelsäule führt in bestimmten Segmenten zu einer Änderung der Gefühlstörung. In der unteren Lendenwirbelsäule findet sich bei diesem Test gelegentlich auch eine Beeinflussung der Parästhesie; hier muß als Ursache eine Störung in einem lokalen Wirbelbogengelenk angenommen werden.

Die Sensibilität ist trotz angegebener Taubheitsgefühle nicht verschwunden, sondern lediglich bei Berührung oder Temperatur abgeschwächt. Ausstrahlende Schmerzen sind selten.

Ein **Nachweis** über apparative Untersuchungen ist nicht möglich.

Typische Befunde:
- ▶ Parästhesie nicht dermatomgebunden
- ▶ wechselnde Lokalisation
- ▶ Verbesserung oder Verschlimmerung der Parästhesie durch Segment-rotationstest
- ● fehlende Ausstrahlung von Schmerzen
- ● Parästhesieverstärkung durch Seitneigung zur Gegenseite

Ausschlußkriterien:
- ○ konstante segmentale Ausbreitung

Differentialdiagnose mit Unterscheidungsmerkmalen:
- ▶ Polyneuropathie (Stoffwechselerkrankung, Vibrationsempfinden zuerst aufgehoben)
- ▶ Blockierung des Iliosakralgelenkes S. 108 (Schmerz oder Hypästhesie an seitlichem Oberschenkel oder Oberschenkelrückseite)
- ▶ Blockierungen der unteren Rippen oder oberen Lendenwirbelsäule S. 106 (betroffen sind ein Bein oder beide Beine, wechselnde Lokalisation und Ausprägungen)
- ▶ Störungen im Bauchraum S. 157 (Hüftflexoren druckschmerzhaft)
- ▶ somatoforme Schmerzstörung S. 187 (starke Bewegungseinschränkung)

Kreuzschmerzen durch Erkrankungen des Bauchraumes

Wichtige Hinweise

Kybernetisches Modell

Alle Organe müssen sich gegeneinander bewegen, damit sie ihre Funktion gut erfüllen können. Zu diesem Zweck gibt es Gleitschichten wie Serosaüberzüge und Faszien, die eine mehr oder weniger gute Verschieblichkeit zulassen. Wenn ein Organ in seiner Beweglichkeit gestört ist, werden Schmerzen erzeugt, die vom Gehirn dorthin projiziert werden, wo Schmerzen normalerweise entstehen. Wenn das Gehirn nie gelernt hat, was ein Prostataschmerz ist, kann es ihn möglicherweise nicht als solchen erkennen. Ich verweise hierzu auf die Ausführungen von Vester (1991), der feststellte, daß das Gehirn Reize, die es während seiner Entwicklungsphase nicht kennengelernt hatte, zu einem späteren Zeitpunkt nicht mehr einordnen konnte.

Biomechanisches Modell

Der Schmerz kann aber auch eine direkte Folge der Störung sein, wie am Beispiel der Prostatitis gezeigt werden kann. Die Prostatitis führt über die reaktive Verspannung der Beckenbodenmuskulatur zu einer Öffnung der oberen Beckenapertur und einer Dehnung der iliolumbalen Bänder. Typisch für jeden Bandschmerz ist die Schmerzzunahme, wenn das Band längere Zeit in Dehnstellung gehalten wird. Dies ist im Stehen besonders ausgeprägt und macht sich in einer deutlichen schmerzhaften Bewegungseinschränkung bei der Seitneigung in der Lendenwirbelsäule bemerkbar, da die Seitneigung den Zug an den iliolumbalen Bändern noch verstärkt. Im Sitzen ist der Schmerz meist verschwunden oder deutlich geringer, da dabei der Beckenausgang funktionell geöffnet und der iliolumbale Bandapparat entspannt wird.

Ähnlich verhalten sich Störungen an der Harnblase und am Uterus. Die Harnblase, welche bekanntermaßen bis zu einem Liter Flüssigkeit fassen kann, muß die benachbarten Organe um mehrere Zentimeter verdrängen. Dies ist bei Frauen schwieriger als bei Männern, weil der Uterus z. T. über der Harnblase liegt und wesentlich stärker fixiert ist als der Darm. Lageveränderungen oder Bewegungsverluste des Uterus (z. B. durch Myome oder Kaiserschnittnarben) wirken sich auf die Entleerungsfunktion der Harnblase aus. Bei Frauen sind daher Störungen der Harnblasenentleerung, v. a. Pollakisurie und Streßinkontinenz, wesentlich häufiger zu finden als bei Männern.

Die Nieren legen im Laufe eines Tages „auf" dem M. psoas major eine erhebliche Wegstrecke zurück, da sie sich bei jedem Atemzug mit dem Zwerchfell auf und ab bewegen. Dies wird durch die Lage der Nieren in einer faszialen Verschiebeschicht ermöglicht. Durch diesen „Pumpvorgang" wird u. a. auch der Steinbildung vorgebeugt. Bewegungsstörungen bei diesem Gleitvorgang der Nieren können Schmerzen verursachen oder eine Veranlagung zu Nierenerkrankungen und Steinleiden begünstigen.

Bewegungsstörungen und Entzündungen haben gemeinsam, daß sie mit einem Bewegungsverlust einhergehen. Bereits die Bewegungsstörung ist in der Lage, direkt oder indirekt Schmerzen auszulösen. Dabei ist die Bewegungsstörung niemals nur einseitig, sondern wirkt sich über den Gewebezug auch auf das Nachbarorgan aus. Dieses Organ ist dann ebenfalls in seiner Funktion behindert. Als Beispiel eignet sich die akute Appendizitis, die oft mit einer starken Funktionseinschränkung der rechtsseitigen Hüftbeugemuskulatur verbunden ist, „obwohl nur der Darm krank ist". Eine Ausweitung der Regionen ist möglich, da jedes gestörte Organ neue Nachbarorgane hat, die ebenfalls beeinträchtigt werden können.

Anamnestische Hinweise

Erste Hinweise auf eine Schmerzauslösung durch abdominelle Probleme ergeben sich aufgrund folgender Angaben zur allgemeinen Anamnese:

• Beschwerdezunahme unter krankengymnastischer Behandlung,
• Beschwerdefreiheit in unregelmäßigen Abständen,
• im Sitzen wesentlich weniger Schmerzen.

Eine ganze Reihe von Patienten „erinnern" sich erst dann an Beschwerden im Bauchraum, wenn nach Feststellen eines schmerzhaften Befundes gezielt danach gefragt wird. Meist sagen sie dann: „Ich dachte, das würde Sie nicht interessieren!" Sie gehen nämlich oft unter Umgehung des Hausarztes zu dem Arzt, der ihrer

Meinung die Schmerzursache am besten behandeln kann. Dabei wird es sich in den meisten Fällen um einen Orthopäden handeln.

Ein längerer Leidensweg ist, ähnlich wie bei den Patienten mit somatoformer Schmerzstörung, oft vorprogrammiert, da sich fast bei jedem bei der Röntgenuntersuchung ein pathologischer oder behandelbarer Befund findet, der nach Meinung des Arztes theoretisch als Ursache in Frage kommen könnte. Wenn sich die Beschwerden jedoch trotz intensivster Rückenbehandlung nicht verbessern und gelegentlich sogar durch Krankengymnastik verschlimmern, muß die Ursache auf anderen Fachgebieten gesucht werden. Manchmal haben auch Diskrepanzen in der Untersuchung (z. B. Seitneigung im Stand schmerzhaft und im Sitzen nicht) dazu geführt, daß hinter den Beschwerden eine psychische Ursache vermutet wurde, obwohl eine logische Erklärung für den Unterschied über die Spannungsänderung der Hüftbeugemuskulatur durchaus vorliegt.

Wichtige Hinweise ergeben sich v. a. aus folgenden Fragen zur Anamnese:

- ungesunde Ernährungsweise (viele Süßigkeiten, keine Vollwertprodukte, viel Fleisch, starker Biergenuß),
- Verdauung (Neigung zu Blähungen, Entzündungen zwischen Mund und Anus, Magen- und Zwölffingerdarmgeschwüre, Gallensteine, Unverträglichkeit von fetten Speisen),
- Stuhlgang (Verstopfung, Blut im Stuhl, Hämorrhoiden),
- Wasserlassen (Brennen, Häufigkeit und Menge, Nykturie, Neigung zu Nierensteinen oder Nierenentzündungen),
- Geschlechtsverkehr (Schmerzen, Impotenz).

Lumbalschmerz durch abdominelle Entzündungen und Bewegungsstörungen

Definition

Kreuzschmerzen, die durch Bewegungsstörungen der Organe des Bauchraumes wie Darm, Nieren, Prostata, Blase oder Uterus verursacht werden. Schmerzauslösend können akute und chronische Entzündungen, Verwachsungen, Narben und osteopathische Läsionen (Bewegungsstörungen zwischen den Serosaüberzügen bzw. den Faszien der Organe) sein.

Biomechanik und Pathogenese

Wie im Abschnitt „Biomechanisches Modell" (S. 157) dargestellt, können Bewegungsstörungen von Organen Schmerzen auslösen. Narben und Verwachsungen stellen eine direkte dauerhafte Behinderung der Funktion der Nachbarorgane (z. B. Muskulatur) dar, während osteopathische Läsionen und Entzündungen meist nur vorübergehend die Beweglichkeit stören. Entzündungen im Bauchraum können durch Verklebungen über die Ausheilungsphase hinaus Mobilitätsstörungen und damit eine Neigung zu Schmerzen hinterlassen. Möglicherweise liegt hierin eine Ursache für das Auftreten von osteopathischen Läsionen im Abdomen. Diese sog. osteopathischen Läsionen sind reversible Bewegungsstörungen und können mit

Handgriffen erfolgreich behandelt werden. Narben und echte Verwachsungen können zwar nicht beseitigt, wohl aber das von ihnen ausgehende Störfeld durch diese Behandlung gebessert werden. Auch die Akupunktur bietet Möglichkeiten, chronische Kreuz- und Unterbauchschmerzen erfolgreich zu behandeln (Mitt. von A. Bienek).

Untersuchungsbefund

Einige Angaben aus der Anamnese lassen bereits eine abdominelle Ursache vermuten: Typisch sind Schmerzen, die wechselnd vorhanden sind und beim Stehen und Gehen, Pressen und Husten wesentlich schlimmer werden, in beide Beine ausstrahlen, beim längeren Halten einer Position vorhanden oder mit beidseitigen Belastungsschmerzen verbunden sind.

Klinisch findet sich ein Druckschmerz auf dem Kreuzbein, der fast immer mit einer bindegewebigen Verquellung der Haut in der Kreuzbeinregion einhergeht. Der Bewegungsbefund ergibt im Stand meist eine ein- oder beiseitige schmerzhafte Seitneigung mit Schmerzlokalisation auf der Gegenseite. Im Sitzen sind die Bewegungsschmerzen wesentlich besser. Bei Störungen im Unterbauch findet sich ein ein- bzw. beidseitiger Druckschmerz am M. iliacus, je nachdem, ob die Störung mehr seitlich oder in der Mitte gelegen ist. Liegt die Erkrankung mehr im Mittel- oder Oberbauch, läßt sich ein Druckschmerz am linken und/oder rechten M. psoas major auslösen. Ursächlich muß man an alle Organe denken, die Kontakt mit dem druckschmerzhaften Muskel haben können. Zusätzlich findet sich ein Druckschmerz am Organ bzw. in der Nähe (z. B. Blasendruckschmerz bei Prostataerkrankung). Bei chronischen Entzündungen der Blase oder der Prostata ist auch die Anamnese mit vermehrtem Harndrang und Nykturie richtungweisend.

Nach Feststellung eines auffälligen Befundes ist es empfehlenswert, den Patienten unter der Palpation das entsprechende Bein gestreckt anheben zu lassen. Regelmäßig findet sich eine deutliche Schmerzzunahme, die bis zur Unfähigkeit reicht, das Bein aktiv zu heben. Entsprechend ist die Extension im Hüftgelenk aus Bauchlage durch den Dehnungsreiz auf die verspannte Hüftbeugemuskulatur schmerzhaft eingeschränkt. Rotations- und Pseudorotationstest im Stand können schmerzhaft sein, da durch die Drehung ein verstärkter Zug an der Hüftbeugemuskulatur entsteht. Demgegenüber ist die Rotation im Sitzen deutlich weniger schmerzhaft und das Lasègue-Zeichen in Rückenlage negativ, da die Hüftbeugemuskulatur bei der Prüfung entspannt wird.

Prinzipiell sind Muskeln schmerzhaft verspannt, wenn in der Nähe von Ursprung, Ansatz oder Verlauf eine Störung vorliegt. Auch eine fortgeschrittene Osteochondrose und eine Spondylitis lösen einen Druckschmerz des M. psoas major aus, nicht aber des M. iliacus. Mischbilder aus 2 oder 3 Krankheitsbildern müssen ebenfalls in Erwägung gezogen werden. Am schwierigsten ist die Diffenzierung zur somatoformen Schmerzstörung, bei der häufig eine deutliche Schmerzverstärkung vorbestehender geringgradiger Bauchsymptome zu beobachten ist.

Zum **Nachweis** ist nur die klinische Untersuchung geeignet. Die Sonographie ergibt manchmal Hinweise auf Entzündungen, z. B. durch den Nachweis einer Prostataschwellung oder einer verminderten Beweglichkeit der Darmschlingen gegen die benachbarte Muskulatur, osteopathische Läsionen entziehen sich jedoch in den meisten Fällen der Apparatediagnostik.

Typische Befunde:

▶ Druckschmerz auf dem Sakrum (Blase, Rektum, Uterus, Prostata)
▶ Druckschmerz des M. iliacus oder M. psoas major, evtl. mit Ausstrahlung in Rücken oder Bein (alle Bauchorgane)
▶ Druckschmerz im Bauchraum, evtl. mit Ausstrahlung in Rücken oder Bein
▶ im Sitzen deutlich weniger Bewegungsschmerzen in der Lendenwirbelsäule
● Bindegewebskissen auf dem Sakrum
● Rotationstest und Pseudorotationstest im Stand positiv
● wechselnd vorhandene Schmerzen
● Schmerzen beim Husten, Pressen und Niesen
● Schmerzen beim längeren Halten einer Position
● ein- oder beidseitig ausstrahlende Belastungsschmerzen

Ausschlußkriterien:

▷ ständige lage- und belastungsunabhängige Schmerzen
▷ fehlender Druckschmerz im Bauchraum
▷ fehlender Druckschmerz der Hüftbeugemuskulatur

Differentialdiagnose mit Unterscheidungsmerkmalen:

▶ spinales Schmerzsyndrom S. 151 (starke bewegungsunabhängige Dauerschmerzen)
▶ somatoforme Schmerzstörung S. 187 (Springing-Test normal)
▶ Aggravation oder Simulation S. 184 (Druckschmerz nicht nur auf dem Kreuzbein, sondern beim Nachfragen fast überall)
▶ Osteochondrose der Lendenwirbelsäule S. 135 (Rotation im Sitzen nach beiden Seiten schmerzhaft)
▶ Spondylitis/Spondylodiszitis S. 165 (Kreuzbein nicht druckschmerzhaft, kein Bindegewebskissen)

Ausstrahlender Lumbalschmerz durch Pfortaderstau

Definition

Druckerhöhung im Pfortaderkreislauf mit Rückstau in die Vv. azygos und hemiazygos, bedingt durch Leberzirrhose, Vergiftungen, Tumoren und osteopathische Läsionen (Bewegungsstörungen).

Anatomie

Der Duralsack ist von einem ausgedehnten venösen Plexus (Plexus venosus vertebralis internus) umgeben. Der Plexus erhält seine Zuflüsse unter anderem durch die Äste aus den Foramina intervertebralia. Der Abfluß des Plexus mündet im Bereich der Lendenwirbelsäule über die Vv. lumbales und die Vv. lumbales ascendentes auf der linken Seite in die V. azygos und auf der rechten Seite in die V. hemiazygos. Die V. hemiazygos mündet in die linke V. renalis oder in die V. azygos, die eine Kurzschlußverbindung zwischen der V. iliaca communis (V. cava inferior) und der V. cava superior darstellt. Anatomische Varianten sind allerdings nicht selten.

Die linke V. renalis, in die auch die linke V. testicularis aus dem linken Hoden mündet, verläuft direkt unter der A. mesenterica superior hindurch.

Pathogenese

Aufgrund ihres Verlaufes unter der A. mesenterica superior kann die linke V. renalis bei Zug an der A. mesenterica superior abgedrückt werden. Ursache für den Zug an der Arterie ist oft eine Schwere des Darmes durch Pfortaderstau mit vermehrter Blutfülle des Darmes, z. B. auf dem Boden einer Leberzirrhose, oder durch chronische Verdauungsstörungen mit vermehrter Darmfülle. Bei Männern findet sich bisweilen als zusätzlicher Hinweis für diese Genese eine Varikozele am linken Hoden, da der Rückstau auch die linke V. testicularis betrifft.

Vor allem davon betroffen sind Menschen mit chronischen Ernährungsfehlern, vorgewölbtem Abdomen und Verdauungsproblemen. Schmerzverstärkend wirkt sich ein chronischer Alkoholgenuß aus, da er die Leber zusätzlich belastet.

Untersuchungsbefund

Der Patient klagt über ausstrahlende Schmerzen in das linke Bein, die in Stärke wechselnd ausgeprägt und zeitweise verschwunden sind. Im Liegen sind die Schmerzen gelindert, da sich der Rückstau dadurch verringert. Die räumliche Ausdehnung der Schmerzen entspricht nicht einer einzigen Nervenwurzel, Sensibilitätsstörungen sind segmentübergreifend. Husten und Niesen fühen über die intraabdominelle Druckerhöhung zu einer Schmerzverstärkung. Auf genaues Befragen kann manchmal eine Abhängigkeit von den Mahlzeiten festgestellt werden.

Typische Befunde:

▶ Schmerzen mit Ausstrahlung ins linke Bein
▶ verstärkte Schmerzen im Rücken oder im linken Bein bei Druck auf die Leber bzw. auf die Pfortader im Omentum minus
▶ Lasègue-Zeichen erscheint bei Druck auf die Pfortader früher
▶ Ausstrahlung nicht segmental, da immer mehrere Nervenwurzeln betroffen sind
▶ bei Männern: linksseitige Varikozele
● Schmerzverstärkung durch Husten und Niesen

Ausschlußkriterien:

▷ Lasègue-Zeichen unverändert bei Druck auf die Pfortader
○ lageunabhängige Beschwerden
○ Schmerzen mit Ausstrahlung ins rechte Bein

Differentialdiagnose mit Unterscheidungsmerkmalen:

▶ segmentale Instabilität S. 126 („Durchbrechgefühl", alle Richtungen stark schmerzhaft eingeschränkt)
▶ Störungen im Bauchraum S. 157 (Hüftflexoren druckschmerzhaft)
▶ somatoforme Schmerzstörung S. 187 (Springing-Test normal)
▶ Aggravation oder Simulation S. 184 (Druckschmerz beim Nachfragen fast überall)

Inspektorisch erscheint das Abdomen oftmals vorgewölbt. Bei Männern liegt manchmal eine linksseitige Varikozele vor.

Bei der Untersuchung ist das Lasègue-Zeichen positiv, wobei die Schmerzgrenze im Gegensatz zum Bandscheibenprolaps bzw. zur Protrusion durchaus überschritten werden kann. Bei gleichzeitigem Druck auf die Pfortader zwischen rechtem Rippenbogen (Medioklavikularlinie) und Nabel, etwas näher an der Leber, läßt sich das Lasègue-Phänomen früher auslösen bzw. der Schmerz verstärken.

Entsprechend den anatomischen Gegebenheiten liegt die ausstrahlende Schmerzsymptomatik normalerweise links. Individuelle Unterschiede sind möglich, so daß im Zweifelsfall auch rechtsseitige oder beidseitige Schmerzen hinsichtlich ihrer hepatogenen Genese überprüft werden sollten.

Zum **Nachweis** sind Röntgenaufnahmen nicht hilfreich. Mittels Sonographie kann die Anschwellung der Pfortader nachweisbar sein.

Belastungsschmerzen des Beines durch Verwachsungen im Abdomen

Definition

Ausstrahlende oder lokale Schmerzen im Bein oder Fuß, die nur beim Auftreten vorhanden sind.

Pathogenese von Belastungsschmerzen

Für Belastungsschmerzen kommen zahlreiche Ursachen in Frage. Wenn die Schmerzen auf beiden Seiten auftreten, ausstrahlenden Charakter haben oder belastungsunabhängig wechseln, liegt die Problematik nicht in den Gelenkstrukturen. Beispielsweise finden sich Patienten, die beim Auftreten Schmerzen unter der Ferse, im Fuß, Unterschenkel oder ausstrahlend im Bein haben. Wenn die Schmerzen ausstrahlen, verlaufen sie von oben nach unten. Die Schmerzen können bei chronischer unveränderter Ursache konstant vorhanden sein (eingeklemmter Nabelbruch), es können aber auch beschwerdefreie Intervalle oder Phasen mit deutlich verringertem Schmerz bestehen.

In diesen Fällen ist die klinische und radiologische Untersuchung des Beines nicht hilfreich, wohl aber die Untersuchung des Bauches. Eine Reihe von Patienten, bei denen die Ursache der Schmerzen nicht erklärt werden konnte, zeigten klinisch Verklebungen der Baucheingeweide mit der vorderen Bauchwand, Verwachsungen im Bauch, Nierengrieß oder in einem Fall einen eingeklemmten Nabelbruch.

Wie die Symptomatik zu erklären ist, ist mir nicht bekannt. Ich vermute, daß der Schmerz über das vegetative Nervensystem induziert und auf spinaler Ebene in das Bein projiziert wird.

Untersuchungsbefund

Anamnestisch bestehen manchmal zusätzlich zu den Belastungsbeschwerden bewegungsabhängige Bauchkrämpfe und eine fehlende Toleranz für enge Gürtel. Für die Untersuchung wesentlich ist zunächst der Ausschluß bandscheibenbedingter Beschwerden. Hierzu sollten der Flexionstest im Stand und die Rotation im Sitzen schmerzfrei sein, die Reflexe an den Beinen in normaler Intensität auslösbar und kein Sensibilitätsverlust an den Beinen (außer Kribbelparästhesien) vorhanden sein.

In Rückenlage muß der Bauch inspiziert und palpiert werden. Sichtbare Narben geben erste Hinweise. Die Hüftbeugemuskulatur wird im Seitenvergleich in Ruhe und unter Heben des gestreckten Bauches auf Druckschmerz geprüft, wobei sich oftmals ein deutlicher Schmerz beim Heben des Beines auslösen läßt. Insbesondere der Nabel muß auf eine eventuelle Bruchlücke untersucht werden.

Auch wenn keine Narben sichtbar sind, sind Verklebungen des Darmes oder des Omentum majus mit der vorderen Bauchwand möglich, da es sich nicht nur um echte Verwachsungen, sondern auch um leichtere Adhäsionen im Sinne von behandelbaren osteopathischen Läsionen handeln kann. Zum Test wird die Bauchwand v. a. im Bereich evtl. vorhandener Narben angehoben und in verschiedene Richtungen gezogen. Oftmals läßt sich dadurch direkt der ausstrahlende Schmerz auslösen.

Ein **Nachweis** einer Verwachsung kann mit der Ultraschalluntersuchung möglich sein. Beweisend ist allerdings nur der Befund der körperlichen Untersuchung, da nur er den Zusammenhang zu den Schmerzen herstellen kann. Röntgenuntersuchungen der Wirbelsäule oder der Extremitäten sind indiziert, wenn die klinische Untersuchung keinen Zusammenhang zu den Beschwerden herstellen kann.

Typische Befunde:

▶ Belastungsschmerzen am Bein oder am Fuß
▶ keine wesentliche Bewegungseinschränkung der Lendenwirbelsäule
▶ Kraft, Reflexe und Sensibilität normal
▶ Narben im Bauchraum oder Nabelbruch
▶ Zug an der Narbe oder Druck auf den Bauch löst Schmerzen im Bein aus
● Druckschmerz der Hüftbeugemuskulatur beim Heben des Beines

Ausschlußkriterien:

○ Zug an der vorderen Bauchwand in verschiedene Richtungen schmerzfrei

Differentialdiagnose mit Unterscheidungsmerkmalen:

▶ Bandscheibenprotrusion S. 145 (schmerzhafte Bewegungseinschränkung in fast alle Richtungen, im Sitzen keine Schmerzlinderung)
▶ Bandscheibenprolaps S. 148 (schmerzhafte Bewegungseinschränkung in fast alle Richtungen, im Sitzen keine Schmerzlinderung)
▶ segmentale Instabilität S. 126 („Durchbrechgefühl", alle Richtungen stark schmerzhaft eingeschränkt)
▶ Erkrankungen im Bauchraum S. 157 (Druckschmerz im Abdomen, auf dem Kreuzbein)
▶ Arthrose des Iliosakralgelenkes S. 108 (Schmerzen bei endgradiger Flexion und Rotation im Hüftgelenk)
▶ somatoforme Schmerzstörung S. 187 (unauffälliger oder unlogischer Bauchwandbefund)
▶ Aggravation und Simulation S. 184 (unauffälliger oder unlogischer Bauchwandbefund)

Entzündungen im Bereich der Wirbelsäule

Die entzündlichen Erkrankungen als Ursache für Kreuzschmerzen sind im Vergleich mit den anderen möglichen Ursachen des Kreuzschmerzes selten. Zur Unterscheidung ist die Einteilung in lokale und systemische Krankheitsbilder wesentlich. Lokal findet man die Spondylitis und Spondylodiszitis, systemisch v. a. die entzündlich-rheumatischen Erkrankungen.

Für das Lumbalsyndrom von Bedeutung sind insbesondere die Spondylitis bzw. Spondylodiszitis sowie der Morbus Bechterew, da diese Krankheitsbilder oft in der Lendenwirbelsäule lokalisiert sind und typische Befunde bei der Anamnese und Untersuchung zeigen. Zur vollständigen Differentialdiagnose der entzündlichen Erkrankungen der Wirbelsäule sei auf die Lehrbücher verwiesen.

Spondylitis und Sponylodiszitis

Definition

Spondylitis: Entzündung eines Wirbels, Ursache bakteriell oder tuberkulös (Abb. 3.18).

Spondylodiszitis: Entzündung einer Bandscheibe ohne Beteiligung der benachbarten Wirbel, meist bakteriell.

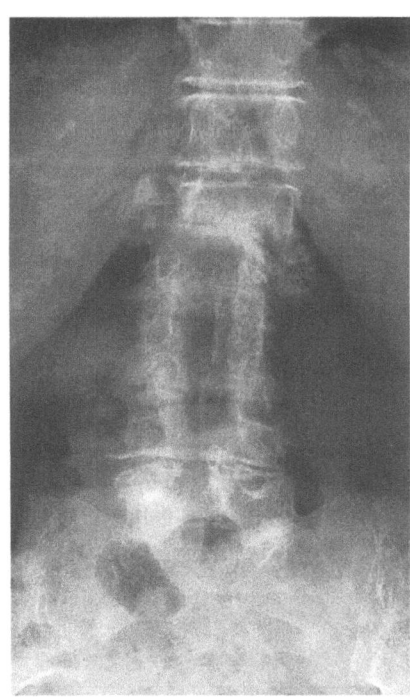

Abb. 3.18. A.-p.-Röntgenbild einer aktiven Spondylitis (Zustand nach Laminektomie). Durch den Zerfall der beteiligten Wirbel ist es zu einer seitlichen Instabilität gekommen

Pathogenese und Klinik

Ursache der Spondylitis ist die bakterielle (nichtspezifische) oder tuberkulöse (spezifische) Infektion, bei der Spondylodiszitis stehen bakterielle Infektionen im Vordergrund. Bakterielle Infektionen verlaufen im allgemeinen wesentlich dramatischer als tuberkulöse. Die Erkrankung wird oft erst spät erkannt, da typische Frühzeichen fehlen. Die Angabe von Nachtschweiß kann ein mögliches Frühsymptom darstellen, ist jedoch zu unspezifisch. Solange die Entzündung noch nicht in den Retroperitonealraum oder den Wirbelkanal vorgedrungen ist, klagen die Patienten über starke lokale Schmerzen, die sich klinisch meistens in einem bewegungsabhängigen „Durchbrechgefühl" manifestieren und nachts unerträglich stark werden. Wenn sich die Entzündung weiter ausbreitet, kommen noch weitere Symptome dazu, wie Kennmuskelausfälle, die mehreren Nervenwurzeln zugeordnet werden müssen.

Untersuchungsbefund

Typische Frühzeichen gibt es bei der Spondylitis bzw. Spondylodiszitis nicht. Daher kommt der Anamnese eine wesentliche Bedeutung zu. Hinweise ergeben sich durch die Angabe von starken lokalen, v. a. nächtlichen und oftmals pulsierenden Kreuzschmerzen und von nächtlichen Schweißausbrüchen.

Eine fortgeschrittene Spondylitis/Spondylodiszitis geht mit sehr starken Schmerzen einher, manchmal auch mit radikulären Symptomen. Die Symptomatik kann auf mehrere Kennmuskeln und Dermatome übergreifen, wobei die Dermatomentwicklung von peripher nach zentral zunimmt. Es findet sich auch ein „Durchbrech-

---

Typische Befunde:
- ▶ starker lokaler Druck- und Klopfschmerz
- ▶ starker Druckschmerz des M. psoas major
- ▶ beidseitiger Beinhebetest schmerzbedingt nicht durchführbar
- ▶ anamnestisch: Nachtschweiß, dumpfe Rückenschmerzen, nächtliche Schmerzen, „Durchbrechgefühl"
- ▶ allgemeines Krankheitsgefühl mit Fieber, BSG-Beschleunigung und Leukozytose
- ● Beteiligung mehrerer Kennmuskeln oder Querschnittssymptomatik
- ● Dermatomentwicklung von peripher nach zentral
- • Besserung auf Acetylsalicylsäure

Ausschlußkriterien:
- ▷ beidseitiger Beinhebetest schmerzfrei möglich

Differentialdiagnose mit Unterscheidungsmerkmalen:
- ▶ Tumoren und Metastasen S. 175 (ähnliche Symptomatik, aber Entzündungsparameter im Labor meist normal)
- ▶ segmentale Instabilität anderer Genese S. 126 (kein allgemeines Krankheitsgefühl, keine Ruheschmerzen)
- ▶ Störungen im Bauchraum S. 157 (keine Besserung auf Antiphlogistika)
- ▶ somatoforme Schmerzstörung S. 187 (keine eindeutigen neurologischen Symptome)

gefühl" als Zeichen der Instabilität (Spondylolisthese). Entzündungshemmende Medikamente können auch bei starken Schmerzen durchaus wirksam sein.

Zum **Nachweis** ist zunächst die Röntgenuntersuchung der Lendenwirbelsäule in 2 Ebenen erforderlich. In Zusammenhang mit den Laborwerten weitere Diagnostik wie Szintigraphie (am frühesten positiv), Computertomographie oder Kernspintomographie.

Morbus Bechterew (Spondylitis ankylosans)

Definition

Chronische, in Schüben verlaufende Entzündungskrankheit mit Tendenz zur Fibrose und Ankylose, die primär das Achsenskelett mit Wirbelsäule und Kreuzdarmbeingelenken befällt (Abb. 3.19 und 3.20). Gelegentlich endet die Erkrankung in einer völligen Einsteifung der Wirbelsäule.

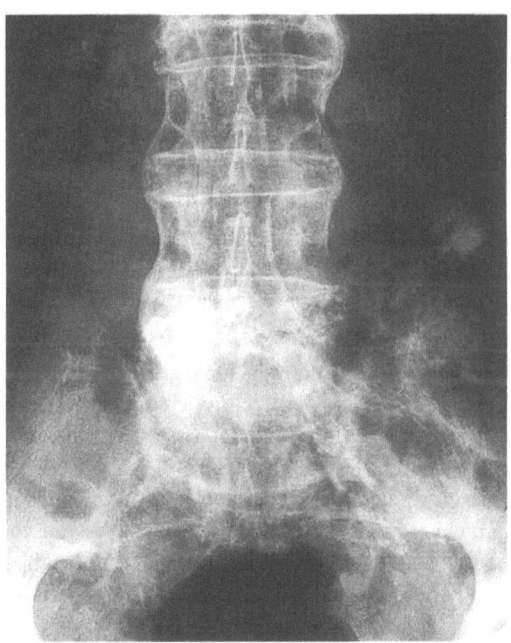

Abb. 3.19. Röntgenbild des abgelaufenen Morbus Bechterew der Lendenwirbelsäule mit vollständiger Einsteifung

Pathogenese und klinische Symptomatik

Die Ursache des Morbus Bechterew ist unbekannt, Infektionen und immunologische Reaktionen werden diskutiert. Über 90 % der Patienten haben das Histokompatibilitätsantigen HLA-B 27. Pathognomonisch ist der Befall der Iliosakralgelenke. Im

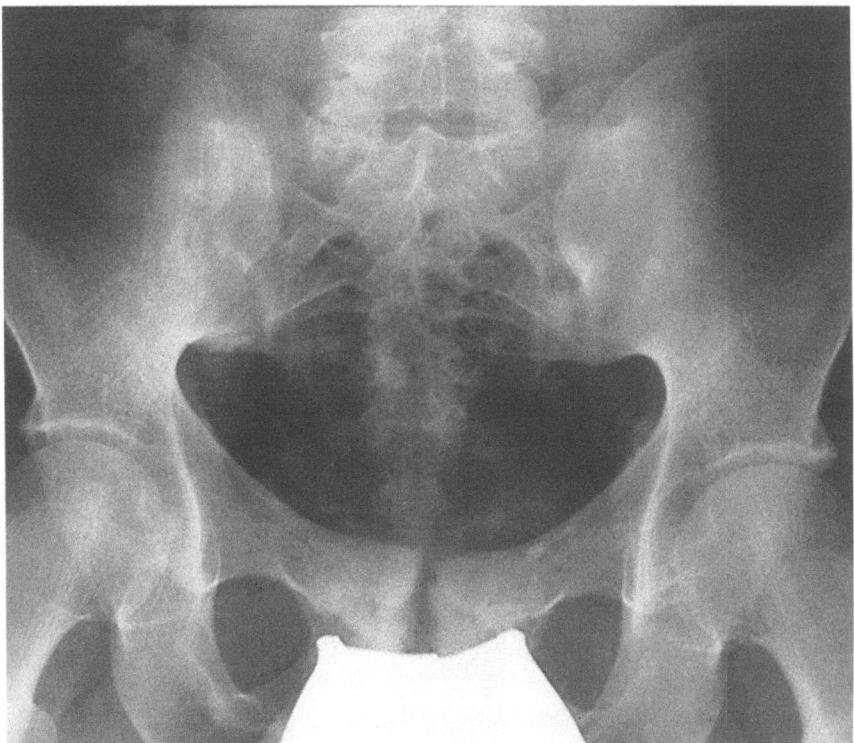

Abb. 3.20. Röntgenbild des abgelaufenen Morbus Bechterew mit Ankylose (Einsteifung) beider Iliosakralgelenke

Gegensatz zur Iliosakralgelenkarthrose sind beim Morbus Bechterew in 90 % der Fälle beide Seiten gleichzeitig betroffen.

Die Patienten klagen über ein Steifigkeitsgefühl und einen tiefsitzenden Kreuz-schmerz mit Verschlimmerung in Ruhe und gegen Morgen. Ein- oder beidseitige Ausstrahlungen in die Leisten, ins Gesäß oder in die Oberschenkelrückseiten kön-nen ebenso wie hartnäckige Fersenschmerzen vorhanden sein. Aufgrund der Betei-ligung des Brustkorbs klagen die Patienten über gürtelförmige Thoraxschmerzen und Behinderung der Durchatmung. Durch die Entzündungsreaktion besteht ein all-gemeines Krankheitsgefühl mit Husten- oder Niesschmerzen.

Die klinische Symptomatik der anderen, das Iliosakralgelenk befallenden ent-zündlich-rheumatischen Erkrankungen unterscheidet sich hiervon nicht wesentlich (s. Differentialdiagnose).

Untersuchungsbefund

Die Anamnese bietet erste wichtige Hinweise (s. oben). Die Untersuchung ist im wesentlichen von der Bewegungseinschränkung der Brust- und Lendenwirbelsäule und des Thorax geprägt. Die Atembreite ist unter 25 mm eingeschränkt. Bei Flexion,

Extension und Seitneigung ist die Bewegungseinschränkung besonders auffallend. Die Extensionsfähigkeit läßt sich anhand des Hinterkopf-Wand-Abstandes messen. Bewegungen wie Hüftflexion und Hüftrotation, die in die Iliosakralgelenke weiterlaufen, sind endgradig schmerzhaft eingeschränkt. Der Vorlauftest fällt negativ aus, weil beide Seiten aufgrund der Bewegungseinschränkung gleichzeitig vorlaufen. Unterbauch und M. iliacus können bei Männern druckschmerzhaft sein, da der Morbus Bechterew zu über 30 % mit einer Prostatitis vergesellschaftet ist (Schmidt 1991).

Zum **Nachweis** sind Röntgenaufnahmen der Lendenwirbelsäule mit Kreuzbein in 2 Ebenen ausreichend. Typisch ist ein „buntes Bild" von degenerativen und entzündlichen Veränderungen an beiden Iliosakralgelenken und Syndesmophyten an der Wirbelsäule (Verknöcherungen des Anulus fibrosus der Bandscheiben). Floride Entzündungen lassen sich mit einer Szintigraphie und dem Anstieg der Entzündungsparameter im Labor nachweisen.

Typische Befunde:

▶ Flexionstest im Stand und Extension deutlich eingeschränkt
▶ Rumpfrotation und Seitneigung stark eingeschränkt
▶ anamnestisch über 3 Monate Steifigkeit und anhaltende Kreuzschmerzen
● Anlaufschmerzen länger als 30 min
● Endgefühl testbar (außer im akuten Schub)

Ausschlußkriterien:

○ gibt es wegen des schubweisen Verlaufes und des z. T. jahrelangen röntgennegativen Verlaufes nicht!

Differentialdiagnose mit Unterscheidungsmerkmalen:

▶ Osteochondrose der Lendenwirbelsäule S. 135 (Rotation nach beiden Seiten schmerzhaft)
▶ segmentale Instabilität S. 126 („Durchbrechgefühl" statt Steifigkeitsgefühl)
▶ Störungen im Bauchraum S. 157 (Beweglichkeit der Wirbelsäule im Sitzen nicht wesentlich eingeschränkt)
▶ somatoforme Schmerzstörung S. 187 (Endgefühl nicht testbar)
▶ andere entzündlich-rheumatische Erkrankungen S. 169 (Psoriasisarthropathie, Reiter-Syndrom, reaktive Arthritiden)

Andere Arthritiden der Lendenwirbelsäule und Iliosakralgelenke

Definition

Zu ihnen gehören v. a. die Arthritis psoriatica und die reaktiven para- oder postinfektiösen Arthritiden. Es können Extremitäten- und Wirbelsäulengelenke betroffen sein.

Arthritis psoriatica. Teils destruktive, teils proliferativ-osteoplastische Gelenkerkrankung, die vor, während oder nach einer Psoriasis (Schuppenflechte) auftritt.

Reaktive Arthritiden. Im Rahmen von bakteriellen und viralen Infektionskrankheiten auftretende Entzündung von Gelenken.

Pathogenese und Klinik

Die Ursache der Psoriasisarthritis ist unbekannt. Bei peripherem Befall ist das Histokompatibilitätsantigens HLA-B 27 bei 14 %, bei radiologisch nachgewiesener Sakroiliitis dagegen bei 56 % der Betroffenen vorhanden. Bei einem Drittel der Patienten besteht eine familiäre Belastung. Pathognomonisch ist der Nachweis erkrankter Hautpartien. Im Gegensatz zum Morbus Bechterew ist meist nur ein Gelenk befallen, seltener mehrere Gelenke. Iliosakralgelenk und Fingergelenke („Wurstfinger") gehören zu den am häufigsten befallenen Gelenken.

Reaktive Arthritiden kommen während oder Tage bis Wochen nach Infektionskrankheiten vor, am häufigsten im Rahmen von Urogenital- und Darminfektionen. Die Arthritis entsteht fast immer immunpathologisch, Erreger lassen sich in den betroffenen Gelenken nur sehr selten nachweisen. Nach Infekten erkranken 1–3 % der Patienten an einer reaktiven Arthritis. Das Iliosakralgelenk ist relativ häufig betroffen, auch in diesem Fall ist Faktor HLA-B 27 vermehrt nachweisbar.

Die klinische Symptomatik dieser Erkrankungen ist stark von der Lokalisation abhängig; Ein Befall der Lendenwirbelsäulengelenke imponiert wie eine aktivierte Wirbelbogengelenkarthrose, der Befall des Iliosakralgelenkes äußert sich in belastungsabhängigen tiefsitzenden Kreuzschmerzen, die meist auf einer Seite lokalisiert sind.

Typische Befunde:

- ▶ anamnestisch: Hautekzeme (Psoriasis) oder durchgemachter Infekt
- ▶ kurzer Krankheitsverlauf
- ▶ Wirbelbogengelenke: endgradige schmerzhafte Bewegungseinschränkungen der Lendenwirbelsäule in (fast) alle Richtungen
- ▶ Iliosakralgelenk: endgradige schmerzhafte Bewegungseinschränkungen bei allen weiterlaufenden Bewegungen des Hüftgelenkes
- ▶ Iliosakralgelenk: Rotationstest im Stand, Pseudorotationstest und Vorlauftest positiv
- ● Endgefühl schmerzbedingt nicht testbar

Ausschlußkriterien:

- ○ endgradig schmerzfreie Beweglichkeit der Lendenwirbelsäule und der Hüftgelenke

Differentialdiagnose mit Unterscheidungsmerkmalen:

- ▶ aktivierte Wirbelbogengelenkarthrose S. 130 (nur anhand von Zeitverlauf und Röntgenbild unterscheidbar)
- ▶ Erkrankung des Bauchraumes S. 157 (Druckschmerz der Hüftbeugemuskulatur)
- ▶ Spondylitis und Spondylodiszitis S. 165 (längerer Verlauf mit Verschlechterungstendenz, „Durchbrechgefühl")

Untersuchungsbefund

Bei den genannten Arthritiden gibt die Anamnese wichtige Hinweise (s. oben). Die bei der Untersuchung festgestellte Bewegungseinschränkung ist wesentlich von der Lokalisation des betroffenen Gelenkes abhängig. So findet sich bei Befall eines oder mehrerer kleiner Wirbelbogengelenke eine schmerzhafte Bewegungseinschränkung der Lendenwirbelsäule im Stand und im Sitzen, die Flexion, Extension und Seitneigung zumindest endgradig betrifft. Eine Schonhaltung in reduzierter Lordosierung und Seitdeviation kann vorhanden sein.

Ist ein Iliosakralgelenk betroffen, sind die Bewegungen im Hüftgelenk, die in das Iliosakralgelenk weiterlaufen, wie Flexion, Extension, Rotationstest im Stand und Pseudorotationstest endgradig schmerzhaft eingeschränkt. Der Vorlauftest ist auf der betroffenen Seite positiv. Ein Druckschmerz des Abdomens läßt sich nur bei noch nicht abgeklungener gastrointestinaler Beteiligung des Infektes auslösen.

Zum **Nachweis** der Gelenkerkrankung sind Röntgenaufnahmen nicht geeignet, da sie im akuten Stadium noch keine Veränderung zeigen. Floride Entzündungen lassen sich mit einer Szintigraphie und einem Anstieg der Entzündungsparameter im Labor nachweisen. Serologische Verfahren helfen bei der Suche nach dem auslösenden Erreger weiter.

Knochenerkrankungen und -verletzungen

Osteoporose

Definition

Schmerzen in der Wirbelsäule, die im Rahmen einer Osteoporose entstehen. Wirbelfrakturen müssen noch nicht vorhanden sein.

Pathogenese

Die Ursachen der Osteoporose (Abb. 3.21) sind allgemein bekannt und werden deshalb hier nur kurz erwähnt. Neben einer verringerten Zufuhr von Bestandteilen der Knochensubstanz durch chronische Ernährungsfehler, z. B. durch Mangel an Milchprodukten, Alkoholabusus, Cola und Vitamin D-Mangel (Milch, Sonnenlicht), sind ein erhöhter Knochenabbau durch Bewegungsmangel, Hormonstörungen und Kortisontherapie sowie angeborene Faktoren zu nennen. Mit zunehmendem Alter tritt immer eine allmähliche Reduktion der Knochensubstanz auf, wobei feste Altersgrenzen nicht bestehen. Je größer die Knochenfestigkeit mit Beginn der Abbauphase ist und je später diese einsetzt, desto sicherer behält der Knochen auch im hohen Alter seine Stabilität.

Wie bei der Osteoporose der Schmerz entsteht, ist bisher noch nicht mit Sicherheit nachgewiesen. Es könnte eine Warnung des Periostes oder des Knochens auf die verminderte Belastbarkeit sein. Akute Beschwerdezunahme ist immer verdächtig

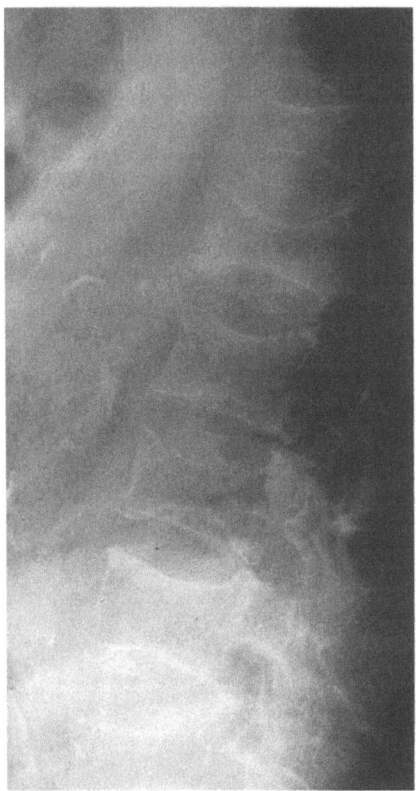

Abb. 3.21. Osteoporose mit typischen Verformungen der Wirbel (Fischwirbel, Höhenminderung mehrerer Vorderkanten, vermehrte Transparenz

für eine Wirbelfraktur. Nicht selten sind die Wirbelfrakturen aber auch Zufallsbefunde.

Untersuchungsbefund

Der Anamnese kommt eine besonders wichtige Rolle zu, da die Klinik wenig spezifisch ist. Unter anderem müssen folgenden Faktoren und Risiken berücksichtigt werden:
- Ernährungsweise (s. Pathogenese),
- Bewegungsverhalten und Sport,
- Abnahme der Körpergröße,
- Begleiterkrankungen (Hyperthyreose, Rheuma, Diabetes mellitus),
- bisherige Frakturen,
- hormonelle Veränderungen (Ovulationshemmer, Menopause, Substitutionstherapie),
- Medikamente (Cortison).

Natürlich ist auch die Entstehung der Beschwerden wichtig. Häufig haben die Schmerzen im Anschluß an ein leichtes Trauma begonnen.

Bei der Inspektion sieht man eine verstärkte Kyphose der Brust- und oberen Lendenwirbelsäule, einen vorgewölbten Unterbauch, gestörte Proportionen mit kurzem Rumpf und relativ langen Beinen sowie eine tannenbaumartige Fältelung der Rückenhaut.

Die einzigen, relativ typischen klinischen Untersuchungsbefunde sind ein Druckschmerz über verschiedenen Knochenpunkten (Periost der Tibiavorderkanten und des handgelenknahen Radius beidseits), ein Klopfschmerz fast aller Dornfortsätze, ein Aufsitzen der Rippen auf dem Beckenkamm und eine verminderte Elastizität des Thorax bei Kompression mit beiden Händen. Dieser Test sollte bei dem Verdacht auf Osteoporose sehr vorsichtig ausgeführt werden, da dabei leicht Rippenfrakturen auftreten können.

Solange man keine Meßverfahren wie Knochendichtemessung oder quantitative Computertomographie zu Hilfe nimmt, muß die Osteoporose oft mittels Ausschlußdiagnostik als Ursache für chronische Rückenbeschwerden angenommen werden. Dabei sollte berücksichtigt werden, daß auch somatisierte Depressionen und somatoforme Schmerzstörungen sich in ähnlicher Weise äußern können.

Wenn kein Frakturverdacht vorliegt, sollte zum **Nachweis** der Osteoporose eine Knochendichtemessung durchgeführt werden. Die Röntgenaufnahmen der Lendenwirbelsäule in 2 Ebenen zeigen erst Veränderungen (solange keine Frakturen vorliegen), wenn der Kalksalzgehalt ca. 30 % unter Normalwert gesunken ist. Erkennbar ist die Osteoporose dann an der rarefizierten Knochenstruktur, der grobsträhnigen Spongiosa und der verdünnten Kortikalis. Bei fortgeschrittener Osteoporose finden sich Veränderungen der Wirbelkörper im Sinne von Keil-, Fisch- und Plattwirbeln.

Typische Befunde:

▶ anamnestisch: Abnahme der Körpergröße, Ernährungsweise, Bewegungsverhalten, Begleiterkrankungen, Hormonstatus, Kortisoneinnahme (s. oben)
▶ inspektorisch: Taillenverlust, verstärkte Kyphose, vorgewölbter Unterbauch, relativ kurzer Rumpf, tannenbaumartige Fältelung der Rückenhaut
▶ Aufsitzen der Rippen auf dem Beckenkamm
▶ Druckschmerz über Tibiavorderkante und Radius
▶ Klopfschmerz der meisten Dornfortsätze
▶ verminderte Elastizität bei Kompression des Thorax
• diffuse Rückenschmerzen mit endgradigen Bewegungseinschränkungen

Ausschlußkriterien:

▷ Knochendichtemessung. Ausschlußkriterien gibt es bei der klinischen Untersuchung nicht!

Differentialdiagnose mit Unterscheidungsmerkmalen:

▶ Wirbelfraktur anderer Genese S. 174 (meist dramatischer Verlauf)
▶ somatoforme Schmerzstörung S. 187 (Beweglichkeit stark eingeschränkt, Endgefühl nicht testbar)

Wirbelfraktur

Definition

Zerbrechen eines Wirbelkörpers durch ein Mißverhältnis zwischen Belastung und Belastbarkeit (Abb. 3.22).

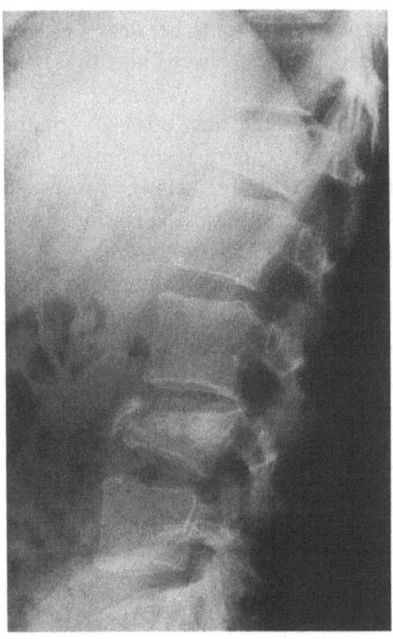

Abb. 3.22. Fraktur des 1. und 4. Lendenwirbelkörpers mit deutlicher vorderer Keilbildung nach Fenstersturz. Eine Nervenschädigung bestand nicht

Pathogenese

Ursache für eine Wirbelkörperfraktur ist ein Flexions-Kompressions-Trauma. Wirbelkörperfrakturen in der Lendenwirbelsäule sind selten und treten meist nur am 1. Lendenwirbel auf, welcher bei der Kyphosierung der Brustwirbelsäule noch mit beteiligt sein kann. Bei gesunden Wirbeln ist ein schweres Trauma erforderlich, um einen Lendenwirbel zu frakturieren. Ein erhöhtes Frakturrisiko besteht bei Osteoporose und Knochentumoren, z. B. Metastasen oder Hämangiomen.

Frakturen verlaufen in der überwiegenden Zahl der Fälle ohne Verletzung der Nervenwurzeln oder des Rückenmarkes. Ein erhöhtes Risiko für begleitende neurologische Symptome besteht bei Mitverletzung der Wirbelkörperhinterkante.

Untersuchungsbefund

Die Patienten klagen bei frischen Frakturen über einen pulsierenden Rückenschmerz. Lokal besteht bis 24 h nach dem Unfallereignis ein deutlicher Druckschmerz auf dem Dornfortsatz des betroffenen Wirbels, während die benachbarten Dornfortsätze kaum druckempfindlich sind. Später kann sich der Schmerz über

Aktivierung des Sympathikus auch auf Nachbarsegmente ausweiten. Aufgrund der bestehenden relativen oder absoluten Instabilität klagen die Patienten bei Bewegungen über ein „Durchbrechgefühl". Die Reklination ist oftmals schmerzlindernd, da der Druck auf den Wirbelkörper verringert wird.

Eine Stauchung der Wirbelsäule durch Druck auf die Schultern oder Fersenfall sollte bei dem Verdacht auf eine Wirbelkörperfraktur wegen der Gefahr der Verschiebung der Fragmente nicht durchgeführt werden. Ein vorsichtiges Beklopfen der Dornfortsätze oder der Fersen in Längsrichtung des Beines liefert bei Frakturverdacht einen guten Hinweis, da immer eine Schmerzantwort erfolgt.

Zum **Nachweis** reicht meist die Röntgenuntersuchung der Lendenwirbelsäule in 2 Ebenen, im Zweifelsfall Skelettszintigraphie. Computertomographie oder Kernspintomographie sind indiziert, wenn Hinweise auf begleitende Nervenschäden vorliegen (Nervenwurzelkompression, Querschnittssymptomatik). Eine neurologische Vorstellung ist in diesem Fall angeraten.

Typische Befunde:

▶ Ruheschmerz
▶ Klopfschmerz bei vorsichtiger Testung
▶ alle Bewegungen in Flexion schmerzhaft eingeschränkt
▶ beidseitiger Beinhebetest nicht ausführbar wegen Schmerz und Schwäche
● „Durchbrechgefühl"

Ausschlußkriterien:

▷ beidseitiger Beinhebetest schmerzfrei durchführbar

Differentialdiagnose mit Unterscheidungsmerkmalen:

▶ Osteochondrose der Lendenwirbelsäule S. 135 (Rotation nach beiden Seiten schmerzhaft)
▶ segmentale Instabilität S. 126 („Durchbrechgefühl", alle Richtungen stark schmerzhaft eingeschränkt)
▶ Störungen im Bauchraum S. 157 (Flexion weitgehend schmerzfrei, Seitneigung im Stand schmerzhafter als im Sitzen)
▶ somatoforme Schmerzstörung S. 187 (Springing-Test normal)

Tumoren und Metastasen

Definition

Gut- und bösartige Geschwülste sowie Metastasen in und an der Wirbelsäule (Abb. 3.23 und 3.24).

Pathogenese

Die Ursache in der Tumorentstehung ist nicht geklärt. Umweltbedingte, erbliche wie auch psychische Einflüsse werden diskutiert.

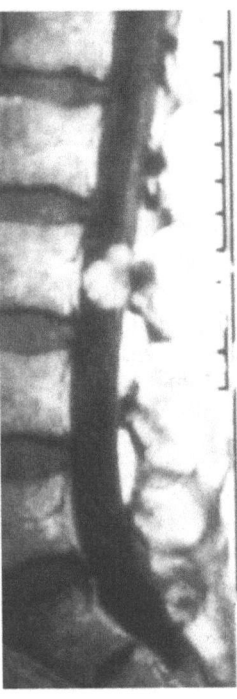

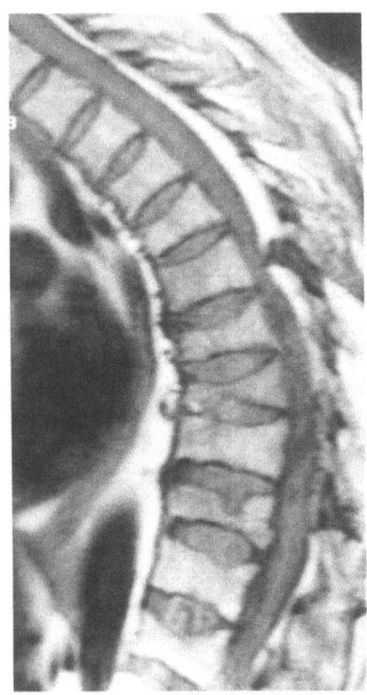

Abb. 3.23. MRT mit Darstellung eines Ependymoms im Spinalkanal

Abb. 3.24. Frakturen der Brustwirbel 6, 8, 9, 11, 12 und des 1. Lendenwirbels bei Plasmozytom

Untersuchungsbefund

Typische Untersuchungsbefunde lassen sich bei einem Tumorpatienten nicht finden. Je nach Art des Tumors, seines Malignitätsgrades, seiner Lage und Größe gibt es völlig unterschiedliche Bilder. Der Schmerz ist anfangs uncharakteristisch und unterscheidet sich nicht von anderen, relativ harmlosen Erkrankungen.

Am wichtigsten ist eine genaue Anamnese mit Fragen nach Stärke und Zeitverlauf der Schmerzen, Entwicklung von begleitenden Störungen, Gewichtsverlust und nächtlichem Schwitzen. Von dem oft vorhandenen Kausalitätsbedürfnis der Patienten, die ihre Beschwerden gern Unfällen und Bagatelltraumen zuordnen, darf man sich nicht ablenken lassen. Hinweise bei der Untersuchung erhält man oftmals dadurch, daß die Befunde bei sehr starken Beschwerden anderen Krankheitsbildern nicht sicher zugeordnet werden können. Die Diagnose wird über den Ausschluß anderer Krankheiten gestellt, zumal in der Anfangsphase radiologische Zeichen fehlen.

Die Tumorschmerzen sprechen oft gut auf die gebräuchlichen Analgetika an, erst in fortgeschrittenen Stadien finden sich sehr starke, nachts extreme Schmerzen, die auch durch stärkste Mittel kaum zu beherrschen sind. Ausstrahlende Schmerzen in die Beine sprechen für eine nervale Beteiligung, die nur selten auf ein Segment begrenzt ist. Die lokalen Schmerzen sind immer stärker als die peripheren Beschwerden.

Ausfälle mehrerer Kennmuskeln sind sehr verdächtig auf ein tumoröses Geschehen. Auch wenn sich peripher ein Taubheitsgefühl entwickelt, das sich weiter nach proximal ausbreitet, sollte man an einen Tumor denken. Die Zeichen, die auf eine Instabilität (S. 126) hinweisen, sind hier ebenfalls positiv. Schwächerwerden der Beinreflexe bei anhaltender Ischialgie spricht für eine Kaudakompression durch einen Tumor, auch wenn noch keine Lähmungen oder Sphinkterfunktionsstörungen bestehen.

Zum **Nachweis** ist in Fällen ohne neurologische Symptomatik zunächst die Röntgenuntersuchung der Lendenwirbelsäule in 2 Ebenen ausreichend, im zweiten Schritt Skelettszintigraphie; bei vorliegender neurologischer Symptomatik Computertomographie oder Kernspintomographie. Eine neurologische Vorstellung ist in diesem Fall angeraten.

Typische Befunde:

- ▶ Beteiligung mehrerer Kennmuskeln (oder systemische Erkrankung)
- ▶ beidseitiger Beinhebetest nicht ausführbar wegen Schmerz und Schwäche
- ● extreme lokale Schmerzen, „Durchbrechgefühl"
- ● anamnestisch nächtliche Schmerzen, Nachtschweiß, starker unwillkürlicher Gewichtsverlust
- ● Dermatomentwicklung von peripher nach zentral
- ● Springing-Test stark schmerzhaft
- ● Besserung auf die üblichen Analgetika

relative Ausschlußkriterien:

- ○ Schmerzausstrahlung von zentral nach peripher
- ○ segmentale Ausstrahlung

Differentialdiagnose mit Unterscheidungsmerkmalen:

- ▶ Spondylodiszitis S. 165 (ähnliche Symptomatik, Entzündungsparameter im Labor erhöht)
- ▶ segmentale Instabilität S. 126 („Durchbrechgefühl", alle Richtungen stark schmerzhaft eingeschränkt)
- ▶ Störungen im Bauchraum S. 157 (Hüftflexoren druckschmerzhaft)
- ▶ somatoforme Schmerzstörung S. 187 (Springing-Test normal)

Kongenitale Mißbildungen

Lumbosakrale Übergangsanomalie

Definition

Angeborene Formstörungen im Bereich der unteren Lendenwirbelsäule und des Kreuzbeins (Abb. 3.25).

Pathogenese und Klinik

Die Formstörungen des lumbosakralen Überganges sind angeboren und in den meisten Fällen erblich bedingt. Zu ihnen zählen zusätzliche oder fehlende Lenden-

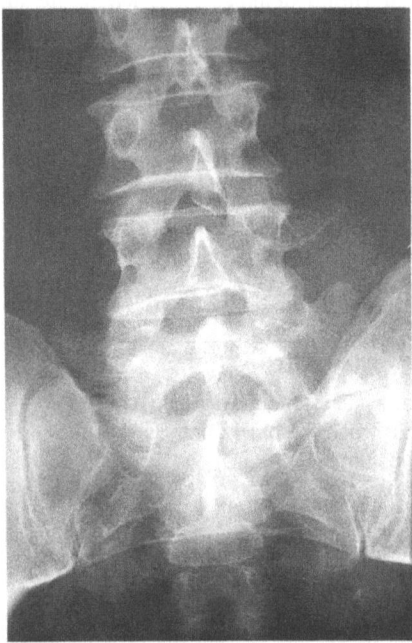

Abb. 3.25. Lumbosakrale Übergangsanomalie mit Nearthrose zwischen dem deformierten rechten Querfortsatz des 5. Lendenwirbels und dem Kreuzbein (rechts im Bild)

wirbel, eine vollständige oder teilweise Lumbalisation eines Sakralwirbels bzw. Sakralisation eines Lendenwirbels, Formstörungen der Wirbelbogengelenke und die Ausbildung neuer Gelenke zwischen Querfortsätzen des untersten Lendenwirbels und dem Kreuzbein.

Da die Fehlbildungen angeboren sind, hat der Körper von der Geburt an Zeit, sich auf diese „Normvariante" einzustellen. Schmerzen liegen daher primär nicht vor und treten auch im späteren Lebensalter nur auf, wenn außergewöhnliche Belastungen vorliegen oder degenerative Veränderungen entstanden sind. Je nach Schwere der Fehlform kommt es bereits unter alltäglichen Belastungen zu einem vorzeitigen Verschleiß, beispielsweise bei asymmetrisch angeordneten Wirbelbogengelenken, da die physiologischen Bewegungsabläufe nur eingeschränkt möglich sind. Dies kann auch im Jugendalter schon Beschwerden verursachen, die auf die jeweilige mechanische Störung zurückgeführt werden können. Ein Schema der Beschwerden kann daher nicht angegeben werden.

Untersuchungsbefund

Der Übergangsanomalie können zahlreiche verschiedene Fehlformen zugrunde liegen, so daß für die Untersuchung kein festes Schema aufgeführt werden kann. Da die Beschwerden nicht primär, sondern erst sekundär durch degenerative Veränderungen ausgelöst werden, müssen die Schmerzen bewegungs- und belastungsabhängig sein. Der Test des Endgefühls wird mit vermehrter Gewebespannung und endgradiger Schmerzzunahme verbunden sein. In Ruhe kommt es zu einer Besserung der Symptomatik.

Der lumbosakrale Übergang wird am stärksten durch den Flexionstest im Stand, den beidseitigen Beinhebetest und den Abfangtest der Beine unter Streß gebracht, so daß diese Tests positiv ausfallen können. Auch Seitneigung und endgradige Rotation können schmerzhaft sein. Der Springing-Test ergibt in den meisten Fällen eher ein vermindertes Gelenkspiel, jedoch eine Schmerzantwort des Patienten.

Die Verdachtsdiagnose der lumbosakralen Übergangsanomalie läßt sich nicht aufgrund der klinischen Untersuchung stellen. Zum **Nachweis** sind Röntenaufnahmen der Lendenwirbelsäule in 2 Ebenen in den meisten Fällen ausreichend; gelegentlich ist die Durchführung einer zusätzlichen Computertomographie oder Kernspintomographie erforderlich.

Typische Befunde:

▶ endgradige Bewegungseinschränkung mit Bewegungsschmerzen in einige, nicht in alle Richtungen
▶ in Ruhe Beschwerdebesserung
▶ bei der Untersuchung im Sitzen keine wesentliche Beschwerdebesserung imVergleich zur Untersuchung im Stand
● Springing-Test ergibt wegen der degenerativen Veränderungen ein vermindertes Spiel
● Flexionstest im Stand, Beinhebetest und Abfangtest der Beine schmerzhaft

Ausschlußkriterien:

▷ unauffälliger Röntgenbefund

Differentialdiagnose mit Unterscheidungsmerkmalen:

▶ Osteochondrose der Lendenwirbelsäule S. 135 (Rotation nach beiden Seiten schmerzhaft)
▶ segmentale Instabilität S. 126 („Durchbrechgefühl", im Springing-Test vermehrtes Spiel)
▶ Wirbelbogengelenkarthrose S. 128 (Seitneigung am schmerzhaftesten)
▶ Störungen im Bauchraum S. 157 (Hüftflexoren druckschmerzhaft)
▶ somatoforme Schmerzstörung S. 187 (Dauerschmerz)

Morbus de Anquin

Definition

Extensionsbedingte Kompression des Duralraumes durch einen zu großen Dornfortsatz des 4. oder 5. Lendenwirbels bei gleichzeitig vorhandener Bogenschlußstörung (Spina bifida occulta) im darunterliegenden Segment (Abb. 3.26).

Pathogenese und Klinik

Dieses seltene Krankheitsbild ist durch einen besonders großen und oftmals nach kaudal gekrümmten Dornfortsatz des 4. oder 5. Lendenwirbels gekennzeichnet, der

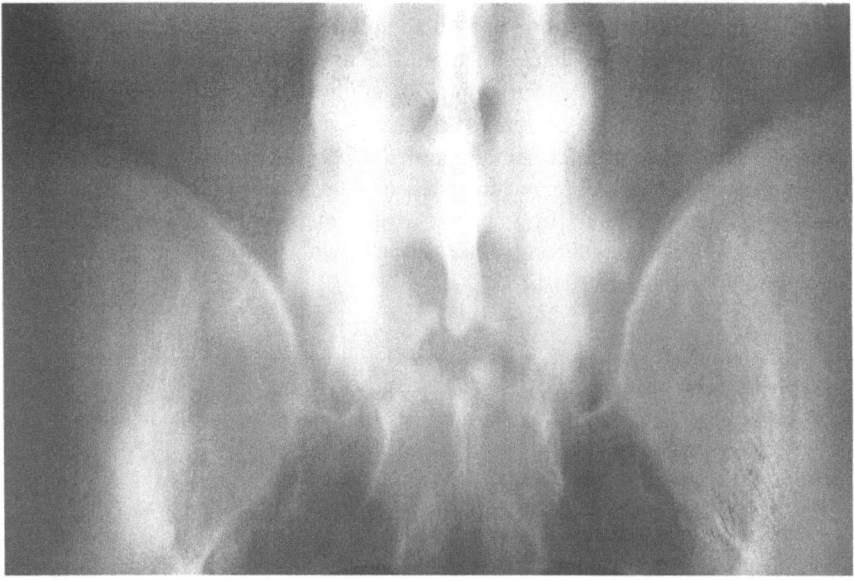

Abb. 3.26. Schichtaufnahme bei Morbus de Anquin mit großem Dornfortsatz L4, der in den Spalt im Wirbelbogen L5 hineinragt

aufgrund einer Spaltbildung im darunterliegenden Dornfortsatz (L5 bzw. S1) bei der Extension der Lendenwirbelsäule in den Spinalkanal drückt. Die Folge sind in Reklination der Wirbelsäule auftretende starke Schmerzen mit eventueller Ausstrahlung in beide Beine

---

Typische Befunde:
► endgradige Lordose löst Schmerzen und neurologische Symptome aus
● lokaler Druckschmerz am lumbosakralen Übergang

Ausschlußkriterien:
▷ endgradige Lordose schmerzfrei möglich

Differentialdiagnose mit Unterscheidungsmerkmalen:
► Wirbelbogengelenkarthrose S. 128 (keine neurologische Symptomatik)
► M. Baastrup S. 140 (keine neurologische Symptomatik)
► segmentale Instabilität S. 126 („Durchbrechgefühl", alle Richtungen stark schmerzhaft eingeschränkt)
► Störungen im Bauchraum S. 157 (Hüftflexoren druckschmerzhaft)
► somatoforme Schmerzstörung S. 187 (Dauerschmerz)
► Spinalkanalstenose S. 131 (Auftreten neurologischer Symptome nach längerer Gehstrecke)

Untersuchungsbefund

Die Inspektion ist unauffällig, bei der Palpation kann man gelegentlich einen vergrößerten Dornfortsatz tasten. Lokal besteht ein Druckschmerz. Bei der Extension der Lendenwirbelsäule läßt sich sowohl im Stand als auch im Sitzen eine Schmerz-, evtl. auch eine neurologische Symptomatik auslösen.

Die Röntgenaufnahmen der Lendenwirbelsäule in 2 Ebenen geben erste Hinweise auf dieses Krankheitsbild. Zum **Nachweis** der Kompression durch Eintauchen des Dornfortsatzes ist die seitliche Funktionsaufnahme in maximaler Reklination erforderlich. Eine Indikation zur Computertomographie oder Kernspintomographie besteht nicht.

Schmerzen multifaktorieller Genese

Postdiskotomiesyndrom

Definition

Anhaltende starke Schmerzzustände in der Lendenwirbelsäule nach Bandscheibenoperation, v. a. durch epidurale Narben hervorgerufen.

Pathogenese

Die Mechanik in der Lendenwirbelsäule ist manchmal durch die Operationsfolgen erheblich gestört. Als Ursache kommen eine operationsbedingte verminderte Stabilität durch Hemilaminektomie oder Laminektomie, Beschädigung des Wirbelbogengelenkes, die Höhenminderung des Zwischenwirbelraumes oder Vernarbungen in Frage. Das Risiko eines Postdiskotomiesyndroms steigt mit der Rate der Komplikationen unter der Operation, tritt aber auch nach völlig problemlos verlaufenden Operationen auf.

Eine mögliche Ursache ist auch das Fortbestehen der präoperativ vorhandenen Symptomatik. Die Operation kann mit noch so großer Sorgfalt ausgeführt sein, unvollständige Entfernungen des Bandscheibengewebes oder ein erneuter Prolaps sind möglich, da nicht die ganze Bandscheibe, sondern nur die prolabierte „Spitze des Eisberges" entfernt wird. Es besteht auch die Möglichkeit, daß vor der Operation eine nicht optimale klinische Diagnostik erfolgte und die Operation v. a. aufgrund der Ergebnisse der apparativen Untersuchungen und der Klagen des Patienten erfolgte. Kaum ein Operateur kann in seiner Entscheidung neutral bleiben, wenn er vom Patienten immer wieder angefleht wird, ihm doch diese furchtbaren Schmerzen zu nehmen. Ebenso wird er natürlich bei fehlenden Schmerzen trotz eindeutig nachgewiesenem Vorfall seine Entscheidung gegen die Operation treffen.

Untersuchungsbefund

Einen typischen Untersuchungsbefund für das Postdiskotomiesyndrom gibt es nicht.

Psychische Einflüsse auf die Beschwerden sind fast immer vorhanden. Es wird daher auf die in der Differentialdiagnose genannten Krankheiten verwiesen.

Einen **Nachweis** des Postdiskotomiesyndroms gibt es nicht. Es handelt sich um einen „Sammeltopf" von Schmerzursachen nach Bandscheibenoperation. Computertomographie oder Kernspintomographie bringen nur selten neue Gesichtspunkte, zumal die Nachoperationen wenig erfolgreich sind. Eine Myelographie kann bei gezielten Fragestellungen durchgeführt werden. Eine neurologische Vorstellung ist dringend angeraten.

Typische Befunde:

▶ starke Schmerzzustände nach Bandscheibenoperation

Differentialdiagnose mit Unterscheidungsmerkmalen:

▶ segmentale Instabilität S. 126 („Durchbrechgefühl", alle Richtungen stark schmerzhaft eingeschränkt, schmerzfreie Lagerung möglich)
▶ somatoforme Schmerzstörung S. 187 (Dauerschmerz, Endgefühl schmerzbedingt nicht testbar)
▶ Störungen im Bauchraum S. 157 (Hüftflexion und -rotation schmerzfrei)
▶ Aggravation bzw. Simulation S. 184 (Simulationstest deutlich positiv, spärliche Medikamenteneinnahme bei ständiger Schmerzskala 8 oder 9)
▶ chronisches spinales Schmerzsyndrom S. 151 (chronische, auf Antiphlogistika kaum reagierende Schmerzen, Kibler-Falte positiv und stark schmerzhaft)
• sympathikusinduziertes Schmerzsyndrom S. 153 (wechselnde Ausstrahlung, Kribbelparästhesien, Kibler-Falte positiv und stark schmerzhaft)
• Kribbelparästhesie bei Sympathikusirritation S. 155 (keine Schmerzen)
• Osteochondrose S. 135 (Rotation schmerzhafter als Flexion und Extension)
• Wirbelbogengelenkarthrose S. 128 (Extension schmerzhaft, Flexion weitgehend schmerzfrei)

Kreuzschmerzen bei grippalen Infekten

Definition

Kreuzschmerzen, die als ein zusätzliches Begleitsymptom bei bakteriellen und viralen Infektionskrankheiten auftreten.

Klinik

Kreuzschmerzen können im Rahmen vieler Infektionskrankheiten auftreten. Sie sind einerseits ein Ausdruck der Gesamterkrankung des Organismus, zum anderen aber auch ein guter Indikator für eine abdominelle Beteiligung. Bei der Anamnese lassen sich entsprechende Hinweise finden wie Durchfall, trockene spröde oder brennende Lippen, Schluckstörungen und Magenschmerzen. Kopfschmerzen und Fieber, ein kurzer Krankheitsverlauf und Infektionskrankheiten im Umfeld sind richtungsweisend.

Der Schmerzcharakter ist dumpf und läßt sich durch Positionsänderungen kaum beeinflussen. Lokale Wärme (Wärmflasche) wird als angenehm empfunden und ist sowohl auf dem Bauch wie auf dem Rücken wirksam.

Untersuchungsbefund

Meist stehen die allgemeinen Symptome der Infektionskrankheiten im Vordergrund. Seltener sind Verläufe, bei denen die Rückenschmerzen im Vordergrund stehen. Beim stehenden Patienten liegt ein Ruheschmerz, aber oftmals kein lokaler Druckschmerz vor. Die Bewegungen in der Lendenwirbelsäule sind in alle Richtungen gleichermaßen schmerzhaft, aber nicht eingeschränkt. Das Endgefühl ist immer testbar, die Ausführung kann aber schmerzverstärkend sein. Alle Funktionstests sind durchführbar, so daß die Untersuchung keinem anderen Krankheitsbild sicher zugeordnet werden kann. Das längere Halten einer Position kann schmerzverstärkend sein.

In den meisten Fällen findet sich bei der Palpation ein druckschmerzhaftes Abdomen. Liegen die Kreuzschmerzen sakral, ist mehr der Unterbauch, liegen sie im oberen Lendenwirbelsäulenbereich, ist mehr der Oberbauch betroffen. Im Gegensatz zu den chronischen Erkrankungen und Störungen im Bauchraum ist die Hüftbeugemuskulatur auch unter Provokation (Abfangtest der Beine, aktives Heben des Beines unter gleichzeitiger Palpation) oft schmerzfrei.

Neurologische Begleitsymptome bestehen nicht.

Zum **Nachweis** der Infektionskrankheit wird auf die entsprechende Fachliteratur verwiesen. Eine Behandlung der Schmerzen ist nur im Rahmen des Gesamtinfektes sinnvoll, der Einsatz von Antiphlogistika ist bei Mitbeteiligung des Magen-Darm-Traktes wegen der Reizungwirkung kritisch zu sehen.

Typische Befunde:

▶ Flexion, Extension, Seitneigung und Rotation endgradig durchführbar
▶ Endgefühl testbar
▶ keine motorischen oder sensiblen Symptome
● alle Bewegungen schmerzhaft
● Druckschmerz des Abdomens
● beim längeren Stehen und Sitzen Schmerzzunahme
● anamnestisch: kurzer Verlauf, allgemeine Krankheitssymptome

Ausschlußkriterien:

▷ gibt es zunächst nicht, im Zweifelsfall daher Verlauf abwarten!

Differentialdiagnose mit Unterscheidungsmerkmalen:

▶ chronische Störungen im Bauchraum S. 157 (Hüftflexoren druckschmerzhaft, Kreuzbein oder Lendenwirbelsäule druckschmerzhaft)
▶ somatoforme Schmerzstörung S. 187 (langer Verlauf des Dauerschmerzes)
▶ spinales Schmerzsyndrom S. 151 (Beweglichkeit der Lendenwirbelsäule schmerzbedingt deutlich eingeschränkt)
▶ sympathikusinduziertes Schmerzsyndrom S. 153 (nächtliche Schmerzverstärkung, Hautüberempfindlichkeit)

Aggravation und Simulation

Definition

Erhebliche Übertreibung (Aggravation) bzw. Vortäuschung (Simulation) von krankhaften Befunden durch übertriebene Schmerzäußerung.

Pathogenese und Klinik

Die Untersuchung des Simulanten (wenn im folgenden Test der „Simulant" erwähnt wird, ist damit ebenfalls der Aggravierende gemeint) gehört zu den schwierigsten Aufgaben in der Praxis. Je nach Überzeugungskraft der schauspielerischen Leistung kann es ihm durchaus gelingen, unerfahrene Untersucher „hereinzulegen", d. h. von der Glaubwürdigkeit der Beschwerden zu überzeugen. Es wird dabei oft übersehen, daß der Patient mehr oder weniger bewußt ein bestimmtes Ziel verfolgt, sei es eine bestimmte finanzielle Leistung, eine familiäre oder soziale Anerkennung, eine Krankschreibung oder eine vorzeitige Berentung. Meist äußert er in entspannter Untersuchungssituation ganz direkt seinen Wunsch nach finanzieller „Wiedergutmachung". Aus seiner Sicht braucht der Patient diese Krankheit und deren Anerkennung. Wenn der Patient kein Motiv hat, ist die Simulation der Beschwerden höchst unwahrscheinlich! Nicht selten wurde Patienten Unrecht getan, bei denen die Beschwerden und die Untersuchungsbefunde augenscheinlich nicht logisch zueinander paßten (z. B. Seitneigung im Stehen schmerzhaft und im Sitzen nicht), nur weil der Untersucher die Einflüsse der Störungen im Bauchraum auf die Hüftbeugemuskulatur nicht kannte.

Ziel des Untersuchungsganges muß es also sein, bei denselben Gelenken über ähnliche Bewegungen identische bzw. unterschiedliche Bewegungsausmaße nachzuweisen, indem die „Versuchsanordnung" wiederholt etwas geändert wird. Geringe Befundänderungen sind bei allen Krankheitsbildern normal, da der Schmerz erst im Gehirn, nach Verschaltung mit vielen anderen Afferenzen, seine endgültige Ausprägung erhält.

Schwierig wird die Beurteilung der Untersuchungsbefunde dadurch, daß beim Simulanten nicht alles bewußt abläuft. Bewußte Tendenzen sind immer vorhanden, aber Mischformen mit unbewußten Anteilen sind häufig. Der Simulant glaubt selbst an seine Schmerzen und „legt noch etwas drauf". Anamnestisch typisch ist eine spärliche Einnahme von Medikamenten, die nicht zu den stark wirksamen Analgetika gehören. Dabei bewegt sich die Schmerzstärke bei der Selbsteinschätzung in der Schmerzskala meist zwischen 8 oder 9, wobei 0 keinen Schmerz und 9 den stärksten vorstellbaren Schmerz darstellen soll. Wenn man die Stufe 10 (vor Schmerzen bewußtlos) zusätzlich berücksichtigt, wird diese von einigen Patienten ebenfalls ausgewählt.

Eine weitere Schwierigkeit entsteht für den Untersucher dadurch, daß ein Teil der Patienten degenerative Befunde im Röntgenbild hat und aufgrund dieser Kenntnis bei allen Bewegungen Schmerzen angibt. Hier ist nun die Kenntnis des Untersuchers um die Zusammenhänge zwischen den Tests und ihren Interpretationsmöglichkeiten von besonderer Wichtigkeit. Beispielsweise kann eine Osteochondrose der Lendenbandscheiben einen Rotationsschmerz, aber keinen Schmerz beim Pseudorotationstest und höchstens einen geringen bei der Seitneigung verursachen. Hierzu sei auf die Ausführungen bei den Untersuchungstechniken verwiesen.

Eine spezielle Form der Aggravation kann sich bei Gutachtenpatienten ergeben, wenn der Patient seine bestehenden Leiden weit übertreibt, um den Untersucher darauf aufmerksam zu machen. Dem Patienten erscheint dieses Mittel besonders bei desinteressiert wirkenden Gutachtern notwendig. Das Verhalten wird als „adäquate Verdeutlichungstendenz" bezeichnet.

Untersuchungsbefund

Eine sichere Unterscheidung zwischen dem Simulanten und dem Aggravierenden ist mit Untersuchungstechniken nicht möglich. Die wichtigsten Hinweise auf Aggravation und Simulation erhält man durch vergleichende Beurteilung der „konstanten Meßgrößen" bei den Nervendehnungstests. Wenn das Lasègue-Zeichen deutlich positiv ist und beim Flexionstest im Stand eine deutliche Einschränkung mit ins Bein ziehenden Schmerzen angegeben wird, sollte der Patient weder im Sitzen die Kniegelenke strecken noch im Langsitz auf der Bank sitzen können. Beim Simulationstest müßte sich ein größerer Bewegungsausschlag erzielen lassen als bei der Rotation im Stand oder im Sitzen. Weitere Hinweise liefert die Beobachtung, v. a. beim An- und Auskleiden.

Typische Befunde:

▶ Lasègue positiv, aber Langsitz und Kniegelenkextension im Sitzen möglich
▶ Simulationstest stark positiv (Rotationsschmerz im Stand mit angelegten Armen)
▶ spastisches Endgefühl
▶ Schmerz angeblich fast immer gleich und unerträglich
▶ bei Beobachtung und Ablenkung bessere Beweglichkeit und fehlende Schmerzangabe
▶ Diskrepanz zwischen Beobachtung und Äußerung zur Schmerzstärke (subjektive Schmerzeinteilung meist 8–9 (0 = nichts, 10 = bewußtlos)
▶ aktives Überschreiten der Schmerzgrenze unter starker Schmerzäußerung möglich

Ausschlußkriterien:

▷ fehlende Schmerzäußerung
▷ fehlendes Motiv

Differentialdiagnose mit Unterscheidungsmerkmalen:

▶ sympathikusinduziertes Schmerzsyndrom S. 153 (positive Kibler-Falte, in Bewegung eher weniger Schmerzen, nachts Schmerzverstärkung)
▶ spinales Schmerzsyndrom S. 151 (Dauerschmerz, nur geringe Wirkung auf Antiphlogistika)
▶ somatoforme Schmerzstörung S. 187 (Bewegungsumfang durch „Zureden" nicht verbesserbar)
▶ adäquate Verdeutlichungstendenz

Eine Möglichkeit, die somatoforme Schmerzstörung von der Aggravation zu unterscheiden, ergibt sich durch „gutes Zureden", indem man den Patienten dazu zu bringen versucht, die Schmerzgrenze aktiv zu überschreiten; dies ist nur dem aggravierenden Patienten möglich, allerdings unter starker Schmerzäußerung.

Durch Überredung und Ablenkung kann auch die passive Bewegungsgrenze verschoben werden. Auffällig ist bei passiver Bewegungsausführung ein sog. spastisches Endgefühl an der subjektiven Bewegungsgrenze. Dieses „zahnradartige" Phänomen des spastischen Endgefühls kommt dadurch zustande, daß der geringe Kraftaufwand des Untersuchers die gleichzeitige verkrampfte Anspannung von Synergisten und Antagonisten stört.

Die Wirkung der gebräuchlichen Schmerzmittel ist ganz unterschiedlich, manchmal zeigen leichte Mittel in geringen Dosierungen eine hervorragende Wirkung, während ein andermal stärkste Medikamente angeblich nicht einmal kurzzeitig eine Linderung hervorrufen.

Der **Nachweis** kann nur durch die Diskrepanzen bei Beobachtung, Anamnese und körperlichem Befund gelingen. Technische Untersuchungen können im Einzelfall hilfreich sein, um spezielle Symptome wie z. B. vorgetäuschte Lähmungen auszuschließen.

Psychische Erkrankungen

Die psychischen Erkrankungen, die mit Kreuzschmerzen einhergehen können, lassen sich kaum durch eine körperliche Untersuchung diagnostizieren. Der Verdacht auf eine psychische Mitbeteiligung oder Entstehung kann aufkommen, wenn die körperlichen Befunde nicht in das Schema der orthopädischen Krankheitsbilder passen und Widersprüche offenbar werden. Zur Stellung der exakten Diagnose muß der Schwerpunkt in der Anamnese und dem therapeutischen Gespräch liegen. Da allerdings allein schon tieferes Bohren in der Vorgeschichte und das Aufwühlen von verdrängten Problemen alte Konflikte wieder aufleben lassen kann, die ihrerseits zu einer dramatischen Verschlimmerung der körperlichen oder psychischen Situation des Patienten führen können, sollten entsprechende Befragungen nur dem Erfahrenen vorbehalten sein. Bei Interesse ist die Teilnahme an Kursen über psychosomatische Grundlagen zu empfehlen.

Jeder Arzt und möglichst auch jeder mit Patienten arbeitende Therapeut sollte in der Lage sein, die Symptome psychischer Krankheiten zu erkennen, um sich und dem Patienten einen frustrierenden Behandlungsverlauf zu ersparen. Diesem Ziel dient die folgende Beschreibung einiger wichtiger Krankheitsbilder. Bei der somatoformen Schmerzstörung wird zusätzlich repräsentativ für die weiteren psychischen Erkrankungen der Bezug zum Kreuzschmerz näher erläutert.

Somatoforme Schmerzstörung

Definition

Längere Zeit andauernder schwerer und quälender Schmerz, der durch einen physiologischen Prozeß oder eine körperliche Störung nicht vollständig erklärt werden kann. Er tritt in Verbindung mit emotionalen Konflikten und psychosozialen Problemen auf.

Pathogenese

Jeder Schmerz wird erst im Großhirn bewußt, vorher läuft er noch unbewußt ab. Auf seinem Weg bis zur Bewußtwerdung unterliegt er Einflüssen aus vielen anderen peripheren Sensoren und zentralen Verknüpfungen. Je mehr Störgrößen insgesamt im Schmerzzentrum gleichzeitig vorliegen, desto ausgeprägter ist der Schmerz, der an das Bewußtsein weitergegeben wird. Letztlich kann eine kleine, normalerweise kaum wahrgenommene Schwellung, Entzündung oder Verletzung am Rücken im ZNS potenziert werden, bis die Unerträglichkeitsgrenze fast überschritten ist. Andererseits kann ein Schmerz, bei fehlenden Störgrößen, vom Gehirn verkleinert oder gar abgeschaltet werden.

Eine strikte Trennung von organischem und psychogenem Kreuzschmerz ist unsinnig. Bei fast jedem länger anhaltenden Schmerz gibt es eine psychische oder psychosomatische Komponente, die aber für sich allein nur in den seltensten Fällen in der Lage ist, Kreuzschmerzen zu verursachen. Sie ist jedoch für die Chronifizierung der Schmerzen verantwortlich. Somit tragen wir Ärzte zur Entstehung der psychogenen Mitbeteiligung des Schmerzes bei, da wir zunächst jahrelang lieber eine organische Ursache annehmen und entsprechend behandeln, auch wenn der Patient andere Signale setzt. Nach langer erfolgloser somatischer Therapie wird er letztendlich der Simulation verdächtigt, wobei dies aufgrund des Ausschlusses (einiger) anderer Krankheitsbilder angenommen wird. Ziel muß es aber in jedem Fall sein, eine positive Diagnose, d. h. den Nachweis der Erkrankung zu erbringen!

Der psychisch Kranke hat im Gegensatz zum Simulanten kein Ziel vor Augen, für das er diese Erkrankung braucht. Im Gegenteil, oft stehen gerade diese Patienten unter einem besonders starken Druck, leistungsfähig sein zu müssen. Gerade dieser Druck kann für die psychogene Komponente des Schmerzes verantwortlich sein, oder auch andere psychische Stressoren wie Angst, aktuelle und vergangene Traumata, Selbstüberforderungen, Erniedrigungen und Selbstvorwürfe oder psychische Erkrankungen wie die Depression. Auch im aktuellen Schmerz wird oft früherer Schmerz erinnert: Gewalt und Demütigungen in der Kindheit und in späteren Beziehungen. Das Unterbewußtsein ist dann vor der drohenden Überlastung von Geist oder Körper gezwungen, „die Notbremse zu ziehen".

Untersuchungsbefund

Wichtig ist, daß die Diagnose der somatoformen Schmerzstörung nicht durch Ausschluß anderer Krankheitsbilder gestellt werden soll. Allerdings sind die körperlichen Untersuchungsbefunde allein für die Beurteilung nicht ausreichend. Es müssen

anamnestische Hinweise auf emotionale Konflikte oder psychosoziale Probleme vorliegen. Dabei können dies durchaus „ganz normale" Probleme sein – wie die Patienten oft selbst betonen. Häufig sind es einseitige, sozial anerkannte Bewältigungs-
strategien, die zu einer zunehmenden Selbstüberforderung führen (Aufopferungs-
haltung). Der zeitliche Zusammenhang mit der Beschwerdezunahme muß erkennbar sein. Ein typisches Kennzeichen ist der kontinuierliche Dauerschmerz.

Aus der Untersuchung ergeben sich Hinweise durch die Angabe von Bewegungsschmerzen in der Lendenwirbelsäule in alle Richtungen. Die Schmerzen und Bewegungseinschränkungen werden oftmals ähnlich stark wie bei der akuten Bandscheibenprotrusion demonstriert, doch findet sich nie die entsprechende Fehlhaltung. Die Lokalisation der Schmerzen liegt meist konstant im Bereich des lumbosakralen Übergangs. Die Angabe wechselnder, nicht zuzuordnender ausstrahlender
Beschwerden ist möglich. In der Regel wird die Endstellung der Gelenke ohne
Zunahme der Abwehrspannung schmerzbedingt nicht erreicht, das Endgefühl bleibt
leer. Die Kibler-Falte ergibt oft einen negativen palpatorischen Befund bei deutlicher
Schmerzangabe. Ähnlich wie beim sympathikusinduzierten Schmerzsyndrom
besteht eine Überempfindlichkeit der Haut auf Drücken und Kneifen.

Typische Befunde:

▶ anamnestisch konstanter Dauerschmerz, auch in Ruhe nie schmerzfrei
▶ anamnestisch Hinweise auf emotionale Konflikte oder psychosoziale
  Probleme (chronische Überforderung bei Arbeit/Familie, Verletzung des
  „inneren Rückgrats" etc.)
▶ keine Fehlhaltung
▶ bei Ablenkung und Beobachtung bessere Beweglichkeit und fehlende
  Schmerzangabe
▶ „Durchbrechgefühl" bei unauffälligen Stabilitätstests (beidseitiger Beinhebetest, Abfangtest der Beine, Springing-Test)
▶ häufige weitere psychovegetative Störungen (Herzrasen, Magen-
  beschwerden, Verdauungsstörungen)
● ausstrahlende Schmerzen ohne Zusammenhang zum aktuellen Test
  (s. übrige Erkrankungen)
● Endgefühl des Gelenkes nicht testbar wegen starker Schmerzangabe ohne
  Gegenspannung
● Kibler-Faltentest negativ, aber starke Schmerzangabe

Ausschlußkriterien:
▷ fehlende psychosoziale Belastungen

Differentialdiagnose mit Unterscheidungsmerkmalen:
▶ Aggravation und Simulation S. 184 (Bewegungsumfang durch „Zureden"
  verbesserbar)
▶ sympathikusinduziertes Schmerzsyndrom S. 153 (wechselnde Symptomatik,
  oft Parästhesien)
▶ „larvierte" Depression S. 189 (Grübeln, Antriebsstörung, Schlafstörungen,
  Selbstvorwürfe)
▶ chronisches spinales Schmerzsyndrom S. 151 (nächtliche schmerzbedingte
  Schlafstörungen)

Sowohl ein Patient mit somatoformer Schmerzstörung als auch mit Aggravationstendenz kann unbewußt Bewegungen ausführen, die er bewußt nicht ausführen würde. Darauf aufmerksam gemacht, reagieren beide jedoch unterschiedlich: Der Aggravierende bzw. Simulant wird die Bewegung jetzt ausführen, wenn auch unter großer Schmerzangabe, während der Patient mit somatoformer Schmerzstörung nicht glaubt, daß er diese Bewegung durchführen konnte, und oft sogar mit Aggression reagiert. Die Ursache liegt in der räumlichen Trennung der Steuerzentren für bewußte und unbewußte Bewegungen im Gehirn; bewußt können diese Bewegungen dann von Patienten mit somatoformem Schmerzsyndrom tatsächlich nicht ausgeführt werden.

Zum **Nachweis** ist die genannte Kombination aus Anamnese, Belastungssituation und Untersuchungsbefund ausreichend.

„Larvierte" Depression

Bei der „larvierten" Depression handelt es sich oft um Problematiken des Verlassenseins, der fehlenden Geborgenheit oder mangelnden Zuwendung. Die Depression, das Leid, liegt in der Larve der körperlichen Schmerzen versteckt. Der Patient weist eine Reihe von typischen Kennzeichen auf, die nicht immer bei der ersten Kontaktaufnahme spürbar werden. Der Untersucher muß v. a. bei der Anamnese auf die Merkmale einer Depression achten:
- Gefühlsarmut,
- innere Leere,
- Antriebsstörung,
- Interesselosigkeit,
- Grübeln,
- Appetitmangel,
- Schlafstörungen,
- sozialer Rückzug,
- Selbstvorwürfe,
- Selbstvernachlässigung.

Gegen eine „nur" reaktive Depression, die durch den Schmerz ausgelöst wurde, spricht die Verhältnismäßigkeit der „Konsequenzen". Viel zu oft werden massive Verhaltensänderungen als sekundär wegen der Schmerzen mißverstanden.

Konversionsschmerz

Bei der Konversion hat der Schmerz symbolischen Charakter. Der „Seelenschmerz" wird in einen Körperschmerz umgewandelt (konvertiert). Der Schmerz wird meistens konstant in der gleichen Körperregion empfunden, wobei die Lokalisation in Zusammenhang mit dem Problem gebracht werden kann. Amnesien oder Verdrängungsmechanismen sind aktuell oder anamnestisch nachweisbar.

Der Schmerz entsteht dadurch, daß ein unverarbeiteter oder vermeintlich unlösbarer Konflikt auf symbolhafte Weise körperlich ausgedrückt wird. Ein direkter zeitlicher Zusammenhang muß erkennbar sein, er wird als „auslösende soziale

Situation" bezeichnet. Der Vorgang spielt sich vollständig im Unterbewußtsein ab und stellt den Versuch des Körpers dar, den Konflikt zu lösen oder zu bewältigen. Man könnte sich beispielsweise ein Schulter-Arm-Syndrom als Ausdruck eines Konfliktes zwischen dem Wunsch des Schlagens und dem Verbot zu schlagen oder der Angst vor den Folgen des Schlags (z. B. Verlust) vorstellen. Ein weiteres Beispiel wäre ein junger Mann, der eine Gehstörung entwickelt, weil er sich nicht aus dem Elternhaus lösen kann.

Hypochondrischer Schmerz

Der Körperschmerz wird zum Projektionsfeld für Spannungen und Störungen im zwischenmenschlichen Bereich, der Schmerz wird zum Beziehungspartner. Bei den Patienten handelt es sich oft um zwanghafte, egozentrische, sensitive oder ängstlich-selbstunsichere Persönlichkeiten. Sie fallen auf durch eine ausgeprägte Selbstbeobachtung, Krankheitsängste, Fixierung auf den Schmerz und ein Streben nach einer Bestätigung der Krankheitsfurcht. Im Gegensatz zur somatoformen Schmerzstörung ist die Beseitigung des Schmerzes kein vorrangiges Ziel. Die Problematik des hypochondrischen Schmerzes kann sich bis zum hypochondrischen Wahn steigern.

Schmerzpersönlichkeit

Bei chronischen Schmerzpatienten finden sich gehäuft bestimmte Persönlichkeitsmerkmale, und zwar handelt es sich oft um Menschen mit autoaggressiver Grund- und masochistischer Lebenseinstellung. Diese Patienten haben einen inneren Zwang, leiden zu müssen, und setzen sich immer wieder schmerzhaften psychischen Situationen und körperlichen aggressiv-invasiven Untersuchungen und Behandlungen aus. Auf der Suche nach der Schmerzursache werden beispielsweise wiederholte Bauchspiegelungen toleriert, obwohl sich bisher immer negative Befunde ergeben haben.

Sekundär psychogenes Schmerzsyndrom

Die Schmerzen hatten ursprünglich eine organische Ursache, wobei eine Krankheitsbewältigung nicht stattgefunden hat. Es erfolgt oft sekundär eine neurotische Fixierung der Schmerzen. Als Beispiel kann ein Patient mit persistierendem Halswirbelsäulensyndrom nach Autounfall angeführt werden, bei dem die Beschwerdepersistenz ein Ausdruck unbewußten Festhaltens an Ansprüchen zur Wiedergutmachung darstellen kann.

Kapitel 4
Der rationelle Untersuchungsgang

Auch wenn die folgende Aufzählung erschreckend aussieht: Die meisten Tests dauern nur wenige Sekunden, so daß die ganze Untersuchung je nach Routine des Untersuchers, der Indikation für die Zusatztests und der Schwerfälligkeit des Patienten nur 3–7 min dauert. In Klammern sind Erkrankungen angegeben, für die der entsprechende Test Hinweise liefert. Krankheitsbilder, die durch ein positives oder negatives Testergebnis ausgeschlossen werden können, sind der Übersichtlichkeit wegen nicht aufgeführt. Hierzu sei auf die ausführliche Beschreibung der Untersuchungstechniken verwiesen.

Allein die orientierenden Suchtests sind bereits in der Lage, die häufigsten Ursachen des chronischen Kreuzschmerzes zu unterscheiden bzw. orthopädische Ursachen weitgehend auszuschließen. Sie wurden zusätzlich durch einen Stern (★) gekennzeichnet. Zur vollständigen Differentialdiagnose empfehlen sich die Standarduntersuchungstechniken, welche gute Hinweise für die meisten Diagnosen liefern. Im Bedarfsfall sollten die ergänzenden Techniken zum Einsatz kommen. Diese sind notwendig, da die Krankheitsbilder selten genau in ein Schema passen und außerdem Mischbilder vorliegen können.

> **Erklärung der Symbole:**
> ★ orientierender Suchtest
> ■ Standarduntersuchungstechnik
> ❐ ergänzende Untersuchungstechnik

Untersuchungsgang

Im Stand

- ■ Inspektion: Haltung (z. B. Prolaps, Protrusion, Dysbalance, Skoliose etc.), Haut (Voroperationen!), Muskulatur, Lot (a.-p. und seitlich), Dornfortsatzreihe
- ★ ■ Gangbild: Belastungsschmerzen (innere Organe, Fraktur, Entzündung, aktivierte Arthrose)
- ★ ■ Zehengang, Hackengang (Prolaps, Protrusion, psychogene Lähmung, Aggravation)

bei Gangstörung oder starken Beschwerden:
  ❐ Fußaußen- und Fußinnenrandgang (Prolaps, Protrusion)

■ Hockstellung mit Wiederaufrichten (Prolaps, Protrusion)
■ Palpation: Haut, Unterhaut, Muskulatur, Dornfortsatzreihe, Beckenstellung (Listhese, Dysbalance)
★ ■ Druckschmerz (Blockierung, Entzündung, Fraktur, sympathikusbedingtes Schmerzsyndrom, somatoforme Schmerzstörung, Aggravation, innere Organe bei Sakrumdruckschmerz)
★ ■ Klopfschmerzprüfung (Entzündung, Instabilität bei Fraktur oder Spondylolisthese, somatoforme Schmerzstörung, Aggravation)
★ ■ Flexion (Instabilität, Blockierung, Skoliose, Morbus Bechterew, Prolaps, Protrusion, Ischiasverklebung, Wirbelbogengelenkarthrose, somatoforme Schmerzstörung)
■ Vorlauftest (Blockierung Iliosakralgelenk, Skoliose, Verkürzung der ischiokruralen Muskulatur und M. quadratus lumborum)
★ ■ Extension (Baastrup-Phänomen, Prolaps, Protrusion, Osteochondrose, Blockierung, Facettensyndrom bzw. Wirbelbogengelenkarthrose, enger Spinalkanal, Morbus Bechterew)
★ ■ Seitneigung (Prolaps, Protrusion, Blockierung, Wirbelbogengelenkarthrose, Morbus Bechterew, Skoliose, Störung im Bauchraum, somatoforme Schmerzstörung)

bei starken Beschwerden bei Flexion und Seitneigung:
  ❐ Rotation im Stand (Osteochondrose, Prolaps, Protrusion, Iliosakralgelenkarthrose, Störung im Bauchraum, somatoforme Schmerzstörung, Aggravation)
★ ❐ Pseudorotationstest (Iliosakralgelenkarthrose, Koxarthrose, Störung im Bauchraum, somatoforme Schmerzstörung, Aggravation)

bei anamnestischen Gefühlstörungen und Kraftminderung:
  ❐ Einbeinstand mit offenen und geschlossenen Augen (Blockierung, somatoforme Schmerzstörung, Aggravation)

Im Sitzen

■ Inspektion (Haltungsverfall, Störung im Bauchraum, somatoforme Schmerzstörung)
■ Muskeleigenreflexe (Prolaps, Protrusion, Tumor)
■ Kniestreckung im Sitzen (Prolaps, Protrusion, Nervenwurzelreizung, Mobilitätsstörung des Ischiasnervs)
■ Rumpfrotation im Sitzen (Osteochondrose, Wirbelbogengelenkarthrose, Blockierung)

bei positivem Befund bei Flexion/Extension/Seitneigung im Stand:

- ❐ Flexion (Prolaps, Protrusion, Blockierung, Skoliose)
- ❐ Extension (Prolaps, Protrusion, Blockierung)
- ★ ❐ Seitneigung (Prolaps, Protrusion, Blockierung, Skoliose)

bei positivem Befund bei der Seitneigung im Sitzen:

- ❐ Konvergenz der Wirbelbogengelenke (Wirbelbogengelenkarthrose, Blockierung)
- ❐ Divergenz der Wirbelbogengelenke (aktivierte Wirbelbogengelenkarthrose, Blockierung)

bei anamnestischem oder klinischem Hinweis auf Nervenbeteiligung:

- ❐ Kraftprüfung N. femoralis (Prolaps, Protrusion, somatoforme Schmerzstörung)
- ❐ Langsitz (Prolaps, Protrusion, Nervenwurzelreizung, Mobilitätsstörung des Ischiasnervs, Muskeldysbalance)

In Rückenlage

- ★ ■ Hüftflexion (Koxarthrose, Iliosakralgelenkarthrose oder -blockierung, Prolaps, Protrusion)
- ■ Kniestreckung aus Hüftbeugestellung (Prolaps, Protrusion, Nervenwurzelreizung, Mobilitätsstörung des Ischiasnervs, Muskeldysbalance, Simulant)
- ■ Hüftrotation (Koxarthrose, Iliosakralgelenkarthrose oder -blockierung, Erkrankung im Unterbauch)
- ■ Patrick-Test (Iliosakralgelenkblockierung, Muskeldysbalance, Koxarthrose)
- ★ ■ Lasègue und Pseudo-Lasègue (Prolaps, Protrusion, Nervenwurzelreizung, Mobilitätsstörung des Ischiasnervs, Muskeldysbalance, Simulant)
- ■ Sensibilitätsprüfung (Prolaps, Kribbelparästhesie, somatoforme Schmerzstörung, Simulant)

bei anamnestischem oder klinischem Hinweis auf Nervenbeteiligung:

- ❐ Kraftprüfung N. ischiadicus (Prolaps, Störung im Bauchraum, Simulant)

bei Unterschieden zwischen stehender und sitzender Untersuchung, ausstrahlenden oder Belastungsschmerzen, bisheriger negativer Untersuchung:

- ★ ❐ Schmerzpalpation der Hüftbeugemuskulatur (Störung im Bauchraum, Spondylitis)
- ❐ diagnostischer Bauchwandzug (Verwachsung im Bauchraum)

bei Hinweis auf Instabilität, Durchbrechgefühl:

- ★ ❐ beidseitiger Beinhebetest (segmentale Instabilität, Spondylitis und Spondylodiszitis)
- ❐ Abfangtest der Beine (segmentale Instabilität, Spondylitis und Spondylodiszitis)

In Bauchlage

■ Hüftgelenkextension (Prolaps L 2/L 3/L 4, Protrusion, Reizzustand oder Mobilitätsstörung des N. femoralis, Iliosakralgelenkblockierung oder -arthrose, Koxarthrose, Verkürzung der Hüftflexoren)

★ ■ Springing-Test (segmentale Instabilität, Prolaps, Protrusion, Osteochondrose, aktivierte Wirbelbogengelenkarthrose)

bei Hinweis auf Instabilität, Durchbrechgefühl:
❐ Kibler-Falte (Blockierung, Fraktur, Degeneration, Psyche)

Kapitel 5
Zusammenfassung der wichtigsten Befunde und Diskussion

Die Deutung wichtiger Untersuchungsbefunde

Die körperliche Untersuchung ist in der Lage, nicht nur Informationen über den orthopädischen Zustand des Körpers zu liefern, sondern läßt in Zusammenhang mit Anamnese und der Schmerzangabe des Patienten relativ gute Aussagen über Erkrankungen auf anderen Fachgebieten zu. Für den Rückenschmerz sind folgende fachübergreifende Befunde wesentlich:

- Der Druckschmerz auf dem Kreuzbein unterhalb von L5/S1 tritt fast ausschließlich bei Unterbauchproblemen (Narben, Entzündungen, Reizzustände, Streßinkontinenz) auf.
- Klopfschmerz der Lendenwirbelsäule deutet auf eine Entzündung, Osteoporose, Fraktur, Instabilität oder eine starke psychische Belastungssituation hin.
- Alleinige Kribbelparästhesien sprechen primär nicht für einen Bandscheibenvorfall, sondern für ein abdominelles Problem oder eine Hypersympathikotonie.
- Beidseitige ausstrahlende Schmerzen kommen am häufigsten bei somatoformen Schmerzstörungen oder abdominellen Problemen vor.
- Eine wesentlich schmerzhaftere Seitneigung im Stand als im Sitzen spricht für eine somatoforme Schmerzstörung oder ein intraabdominelles Problem, v. a. bei Druckschmerz der Hüttbeugemuskulatur.
- Die Einschränkung der Seitneigung mit federnd festem Endgefühl ist typisch für eine Wirbelbogengelenkarthrose.
- Schmerzen bei der beidseitigen Rotation ohne wesentlichen Seitneigungsschmerz treten bei der Osteochondrose auf.
- Ein positiver Pseudorotationstest schließt die Wirbelsäule als Ursache des Kreuzschmerzes weitgehend aus (Ausnahme: Iliosakralgelenk).
- Ein „Durchbrechgefühl" kommt bei drohenden Instabilitäten (Spondylolisthese, Fraktur, Entzündung) und bei extremen psychischen Belastungssituationen vor.
- Auf eine segmentale Instabilität weisen ein positiver beidseitiger Beinhebetest und ein vermehrtes Spiel beim Springing-Test hin.
- Eine starke Bewegungseinschränkung der Lendenwirbelsäule in alle Richtungen findet sich v. a. bei Bandscheibenvorfällen, der somatoformen Schmerzstörung und bei Aggravation.
- Bewegungsunabhängige Schmerzen sprechen für ein spinales Schmerzsyndrom, eine somotoforme Schmerzstörung und eine Erkrankung innerer Organe und gegen degenerative Veränderungen als Ursache.

Weitere wichtige Hinweise ergeben sich aus der Anamnese und wurden dort aufgeführt.

Tabelle der Krankheitsbilder
mit ihren typischen Befunden und Ausschlußkriterien

Erklärung der Symbole:

▶ sicheres Kennzeichen   ▷ sicheres Ausschlußkriterium

● ziemlich sicheres Kennzeichen   ○ ziemlich sicheres Ausschlußkriterium

• mögliches Kennzeichen   ° mögliches Ausschlußkriterium

Heiner Steinrücken: Differentialdiagnose des Lumbalsyndroms mit klinischen Untersuchungstechniken

Funktionelle und statische Störungen

Blockierungen an der Lendenwirbelsäule	▶ jeweils nur eine Richtung schmerzhaft eingeschränkt (Links- oder Rechtsseitneigung, Flexion oder Extension) ▶ entweder Konvergenz- oder Divergenzdiagonale schmerzhaft eingeschränkt ● kein Unterschied bei der Bewegungsprüfung im Stand und im Sitzen ● Springing-Test schmerzhaft ▷ starke Ruheschmerzen ▷ keine freie Bewegungsrichtung
Blockierung des Iliosakralgelenkes	▶ Bewegungsprüfung im Stand schmerzhaft eingeschränkt und im Sitzen nicht ▶ jeweils nur eine Richtung schmerzhaft eingeschränkt ▶ Druckschmerz lokal ▶ Vorlauftest im Stand positiv und im Sitzen negativ ● endgradige Hüftflexion im Seitenvergleich eingeschränkt ● Hüftgelenk: Außen- oder Innenrotation, Flexion (in Rückenlage) oder Extension (in Bauchlage) endgradig schmerzhaft oder eingeschränkt • Patrick-Test positiv (auch bei Störungen von L3, Adduktoren, Hüfte) • dorsale Ausstrahlung bis zur Kniekehle ▷ Hüftaußen- und -innenrotation eingeschränkt ▷ Hüftflexion unter 90° eingeschränkt ○ Ruheschmerzen
Muskuläre Verspannungen	▶ deutliche Verhärtungen in der Paravertebralmuskulatur ein- oder beidseitig ▶ tastbare Myogelosen ● Druckschmerz der Muskulatur ▷ keine tastbaren Verhärtungen in der Muskulatur

Fortsetzung: Heiner Steinrücken: Differentialdiagnose des Lumbalsyndroms mit klinischen Untersuchungstechniken	
Muskuläre Dysbalance	▶ Spannungsunterschiede in der Muskulatur links/rechts oder ventral/dorsal ● Kopf- und Basislot stimmen nicht überein ● Lot ist nach vorn verschoben ● ein- oder beidseitige Hüftbeugekontraktur ● ein- oder beidseitig eingeschränkte Kniegelenkextension aus Hüftflexionsstellung ▷ lotrechter Aufbau, physiologische Schwingungen der Wirbelsäule ohne Haltungsverfall
Myostatische Insuffizienz (Haltungsschwäche)	▶ Unfähigkeit, eine aufrechte Sitzhaltung nach Aufforderung längere Zeit zu halten • anamnestisch zunehmende Schmerzen beim Halten einer endgradigen Wirbelsäulenposition (auch bei Hypermobilität, degenerativen Veränderungen) ▷ normale Form der Wirbelsäule mit physiologischen Schwingungen ohne Haltungsverfall
Hyperlordose der Lendenwirbelsäule	▶ ausgeprägtes Hohlkreuz ● vorgewölbtes adipöses Abdomen ● verstärkte Kyphose der Brustwirbelsäule ▷ durch Beurteilung des seitlichen Röntgenbildes der Lendenwirbelsäule im Stand
Hypermobilität	▶ Springing-Test ergibt ein etwas vermehrtes Bewegungsspiel ▶ Druckschmerz der entsprechenden Bänder ▶ Schmerzen beim Halten einer endgradigen Wirbelsäulen- oder Hüftgelenkposition über längere Zeit („delayed streched pain") ▶ Abfangtest der Beine positiv (Schmerzen) ● Druckschmerz zwischen den Dornfortsätzen ▷ Springing-Test ergibt kein vermehrtes Bewegungsspiel ▷ keine Schmerzen beim längeren Halten einer endgradigen Wirbelsäulen- oder Hüftgelenkposition ○ Abfangtest Beine schmerzfrei
Skoliose	▶ bei Rumpfvorbeuge Ausbildung eines Lendenwulstes oder eines Rippenbuckels ▶ deutlich eingeschränkte Seitneigung der Lendenwirbelsäule nach einer Seite ▶ Rotationsstellung der Schultern gegenüber dem Thorax ▶ Rotationsstellung des Thorax gegenüber dem Becken

Fortsetzung: Heiner Steinrücken: Differentialdiagnose des Lumbalsyndroms mit klinischen Untersuchungstechniken

Skoliose (Fortsetzung)	► einseitig positive Kibler-Falte ● Beckenschiefstand, der bei endgradiger Rumpfvorbeuge nicht mehr vorhanden ist ▷ harmonische seitengleiche Seitneigung der Lendenwirbelsäule ▷ fehlender Lendenwulst
Spondylolyse	► röntgenologischer Nachweis eines Spaltes im Wirbelbogen oder in der Interartikularportion (Schrägaufnahmen, Seitaufnahme, Computertomographie, Kernspintomographie) ▷ kein Spalt in der Röntgenuntersuchung nachweisbar
Spondylolisthese und Pseudospondylolisthese	► Spondylolisthese: Verschiebung der Wirbelkörper im seitlichen Röntgenbild aufgrund einer Unterbrechung der beidseitigen Interartikularportion oder beider Wirbelbögen ► Pseudospondylolisthese: Verschiebung der Wirbelkörper im seitlichen Röntgenbild aufgrund einer Bandscheiben- oder Wirbelgelenkdegeneration
Segmentale Instabilität	► sicht- und tastbare Stufe der Dornfortsätze ► beidseitiger Beinhebetest positiv (Schmerz, Schwäche) ► Abfangtest der Beine positiv (Schmerz, Schwäche) ► Springing-Test zeigt vermehrtes Spiel im Segment ► deutlicher paravertebraler Muskelhypertonus ► Schmerz bewegungsabhängig ► Flexionstest im Stand schmerzhaft eingeschränkt, „Durchbrechgefühl" ► Abstützen und Ausweichbewegung beim Wiederaufrichten ● Rotation schmerzhaft ▷ negativer Abfangtest der Beine ▷ Ruheschmerzen

Degenerative Veränderungen

Lumbales Facettensyndrom und chronische Wirbelbogengelenkarthrose	► Seitneigung in Neutralhaltung und in Extension ein- oder beidseitig schmerzhaft eingeschränkt ● Rotation weniger schmerzhaft als Seitneigung ● kein Unterschied zwischen Stehen und Sitzen (bei gleicher Extensionsstellung) • endgradige Extension am schmerzhaftesten ▷ Flexionstest im Stand am schmerzhaftesten ▷ Rotation in Neutralstellung schmerzhaft, aber Seitneigung schmerzfrei

Fortsetzung: Heiner Steinrücken: Differentialdiagnose des Lumbalsyndroms mit klinischen Untersuchungstechniken	
aktivierte Wirbel-bogengelenkarthrose	▶ endgradige Extension unmöglich ▶ endgradige Flexion unmöglich ▶ Seitneigung stark schmerzhaft ▶ Konvergenz und Divergenz des Wirbelbogen-gelenkes schmerzhaft eingeschränkt ▶ Springing-Test stark schmerzhaft • kein Unterschied zwischen Stehen und Sitzen ▷ endgradige Flexion oder Extension schmerzfrei ▷ Unterschied zwischen Stehen und Sitzen bei gleicher Lordosierung (Störungen im Bauchraum) ▷ periphere einseitige Reflexabschwächung (Nerven-schädigung)
Spinalkanalstenose	▶ endgradige Lordose unmöglich ▶ beim längeren Gehen Schmerzen, Sensibilitäts-störungen und Lähmungen ▶ vorgeneigte Haltung ● Springing-Test ergibt wegen der degenerativen Veränderungen ein vermindertes Spiel ● Schmerzverstärkung durch Traktion der Wirbelsäule ● anamnestisch plötzliche, in beide Beine ein-schießende Schmerzen ▷ endgradige Lordose möglich
Arthrose des Iliosakralgelenkes	▶ alle Bewegungen im Hüftgelenk endgradig schmerzhaft und leicht eingeschränkt ▶ belastungsabhängiger seitlicher Kreuzschmerz ▶ Rotations- und Pseudorotationstest im Stand schmerzhaft ▶ Rotation im Sitzen schmerzfrei ▷ Hüftgelenke nicht eingeschränkt und schmerzfrei ▷ gleicher Schmerz bei Rotation im Stand und im Sitzen bei gleicher Lordosierung (Erkrankung der Lendenwirbelsäule bzw. der Bandscheiben) ▷ Sensibilitäts- oder Reflexabschwächung (Nerven-schädigung)
Chondrose und Osteochondrose	▶ Chondrose und leichtere Osteochondrose: Springing-Test ergibt ein vermehrtes Bewegungs-spiel und Schmerzen ▶ fortgeschrittene Osteochondrose: Springing-Test ergibt ein vermindertes Bewegungsspiel, evtl. Schmerzen ● endgradige passive Rotation nach beiden Seiten schmerzhaft

Fortsetzung: Heiner Steinrücken: Differentialdiagnose des Lumbalsyndroms mit klinischen Untersuchungstechniken

Chondrose und Osteochondrose (Fortsetzung)	● Rotation schmerzhafter als Seitneigung und Flexion/Extension ● Druckschmerz zwischen den Dornfortsätzen ▷ endgradige passive Rotation im Sitzen schmerzfrei
Spondylose	► Einschränkung der Rotation im Sitzen, Endgefühl testbar ► Einschränkung der Seitneigung, Endgefühl im Sitzen testbar ► Springing-Test zeigt vermindertes Bewegungsspiel ● endgradiger Rotationsschmerz ● endgradiger Seitneigungsschmerz bei Test des Endgefühls ▷ Unterschiedliche Schmerzangaben bei der Untersuchung im Stehen und im Sitzen ○ keine Einschränkung der Rotationsfähigkeit (Vorsicht: Die meiste Rotation findet in der Brustwirbelsäule statt!)
Baastrup-Phänomen	► Extension im Stand schmerzhaft eingeschränkt ► Flexion nicht schmerzhaft ● Seitneigung und Rotation nicht schmerzhaft ● Patient kann nicht flach liegen (Hohlkreuz!) • lokaler Druckschmerz an den Dornfortsätzen • Hyperlordose/vorgewölbtes Abdomen ▷ Extension im Stand schmerzfrei ▷ Bewegungen in Flexion schmerzhaft ○ Schmerzverstärkung unter Extension durch Seitneigung (eher Blockierung)
Schmerzen mit Spinalnervenbeteiligung	
Nerven- und Nervenwurzelreizung	► Langsitz nicht möglich (N. ischiadicus) ► Kniestreckung im Sitzen nicht möglich (N. ischiadicus) ► Lasègue positiv, Schmerzauslösung durch Adduktion oder Bragard an der Schmerzgrenze (N. ischiadicus) ► Heben des Beines aus Bauchlage schmerzhaft, Knieflexion schmerzverstärkend (N. femoralis) ► Überschreiten der Schmerzgrenze kaum möglich ▷ Schmerz bei Lasègue trotz Knieflexion vorhanden (somatoforme Schmerzstörung, Simulant) ▷ Diskrepanzen zwischen der Untersuchung im Stehen, Sitzen und Liegen (somatoforme Schmerzstörung, Simulant)

Fortsetzung: Heiner Steinrücken: Differentialdiagnose des Lumbalsyndroms mit klinischen Untersuchungstechniken

Mobilitätsstörung des Ischiasnervs	▶ Lendenwirbelsäule schmerzfrei und nicht eingeschränkt ▶ beim Flexionstest im Stand ausstrahlende Schmerzen ▶ Schmerz und Bewegungseinschränkung bei der Kniestreckung im Sitzen ▶ Langsitz nicht oder nur erschwert möglich ▶ Unterscheidung zwischen N. tibialis und N. peronaeus über Dorsalextension bzw. Plantarflexion mit Inversion im Sprunggelenk möglich ▷ bleibender Sensibilitäts- oder Kraftverlust (Bandscheibenprolaps, Nerven- oder Nervenwurzelschaden) ▷ Diskrepanzen zwischen der Untersuchung im Stehen, Sitzen und Liegen (sympathikusinduzierter Schmerz, Simulant)
Mobilitätsstörung des Femoralnervs	▶ Lendenwirbelsäule schmerzfrei und nicht eingeschränkt ▶ Schmerz und Bewegungseinschränkung bei der passiven Hüftstreckung mit Kniebeugung aus Bauchlage ▷ bleibender Sensibilitäts- oder Kraftverlust (Bandscheibenprolaps, Nerven- oder Nervenwurzelschaden) ▷ Diskrepanzen zwischen der Untersuchung im Stehen, Sitzen und Liegen (sympathikusinduzierter Schmerz, Simulant)
Akute Bandscheibenprotrusion	▶ Lasègue < 40°= positiv ▶ entlordosierte Schonhaltung mit Deviation zur Seite ▶ Zentralisationsphänomen positiv ▶ fast alle Bewegungsrichtungen stark schmerzhaft eingeschränkt ▶ Femoralnervendehnungszeichen positiv (umgekehrter Lasègue) ▶ Ischiasdehnungszeichen positiv (Lasègue, Bragard, Brudzinski) ▶ starker, oft schlecht lokalisierbarer Lumbalschmerz ▷ Lasègue und umgekehrter Lasègue negativ
Bandscheibenprolaps	▶ segmentale Hyp- oder Anästhesie ▶ Kraftminderung eines Kennmuskels ▶ Schmerzzunahme unter Bewegung ▶ Zentralisationsphänomen positiv (Schmerzverlagerung durch Positionsänderung) ● Belastungsschmerz ● Ruheschmerz

Fortsetzung: Heiner Steinrücken: Differentialdiagnose des Lumbalsyndroms mit klinischen Untersuchungstechniken

Bandscheibenprolaps (Fortsetzung)	● anamnestisch Verlagerung des Schmerzes vom Rücken nach distal ▷ Kraft und Reflexe der Kennmuskeln normal ▷ Schmerzen ohne Kraft- und Sensibilitätsausfall ○ dermatomübergreifender Sensibilitätsausfall

„Pseudoradikuläre" Syndrome

Chronisches spinales Schmerzsyndrom	► chronische, kaum beeinflußbare lokale oder ausstrahlende Dauerschmerzen ► schmerzbedingte starke Bewegungseinschränkung der Lendenwirbelsäule ► Endgefühl des Gelenkes nicht testbar wegen starker Schmerzangabe ► Haut und Bindegewebe überempfindlich und druckschmerzhaft • Fehlhaltung möglich ▷ fehlender Dauerschmerz ▷ fehlende Überempfindlichkeit von Haut und Bindegewebe ▷ Reflexabschwächung und Anästhesie (außer bei alter Nervenschädigung)
Sympathikusinduziertes Schmerzsyndrom	► wechselnde Stärke und Lokalisation der Ausstrahlung von Schmerz und Kribbelparästhesie ► Kibler-Faltentest positiv und stark schmerzhaft (Bindegewebe) ► keine Fehlhaltung ● Überempfindlichkeit der Haut ● lebhafte Reflexe an den Beinen ● schmerzbedingte starke Bewegungseinschränkung der Lendenwirbelsäule ● Endgefühl des Gelenkes nicht testbar wegen muskulärer Gegenspannung ● Neigung zu Hautrötung und lokalen Entzündungen ▷ fehlender Druckschmerz der Unterhaut ▷ negative Kibler-Falte ▷ Reflexabschwächung und Anästhesie
Kribbelparästhesie bei Sympathikus-irritation	► Parästhesie nicht dermatomgebunden ► wechselnde Lokalisation ► Verbesserung oder Verschlimmerung der Parästhesie durch Segmentrotationstest ● fehlende Ausstrahlung von Schmerzen ● Parästhesieverstärkung durch Seitneigung zur Gegenseite ○ konstante segmentale Ausbreitung

Fortsetzung: Heiner Steinrücken: Differentialdiagnose des Lumbalsyndroms mit
klinischen Untersuchungstechniken

Kreuzschmerzen durch Erkrankungen des Bauchraumes

Lumbalschmerz durch abdominelle Entzündungen und Bewegungsstörungen	▶ Druckschmerz auf dem Sakrum (Blase, Rektum, Uterus, Prostata) ▶ Druckschmerz des M. iliacus oder M. psoas major, evtl. mit Ausstrahlung in Rücken oder Bein (alle Bauchorgane) ▶ Druckschmerz im Bauchraum, evtl. mit Ausstrahlung in Rücken oder Bein ▶ im Sitzen deutlich weniger Bewegungsschmerzen in der Lendenwirbelsäule ● Bindegewebskissen auf dem Sakrum ● Rotationstest und Pseudorotationstest im Stand positiv ● wechselnd vorhandene Schmerzen ● Schmerzen beim Husten, Pressen und Niesen ● Schmerzen beim längeren Halten einer Position ● ein- oder beidseitig ausstrahlende Belastungsschmerzen ▷ ständige lage- und belastungsunabhängige Schmerzen ▷ fehlender Druckschmerz im Bauchraum ▷ fehlender Druckschmerz der Hüftbeugemuskulatur
Ausstrahlender Lumbalschmerz durch Pfortaderstau	▶ Schmerzen mit Ausstrahlung ins linke Bein ▶ verstärkte Schmerzen im Rücken oder im linken Bein bei Druck auf die Leber bzw. auf die Pfortader im Omentum minus ▶ Lasègue-Zeichen erscheint bei Druck auf die Pfortader früher ▶ Ausstrahlung nicht segmental, da immer mehrere Nervenwurzeln betroffen sind ▶ bei Männern: linksseitige Varikozele ● Schmerzverstärkung durch Husten und Niesen ▷ Lasègue-Zeichen unverändert bei Druck auf die Pfortader ○ lageunabhängige Beschwerden ○ Schmerzen mit Ausstrahlung ins rechte Bein
Belastungsschmerzen des Beines durch Verwachsungen im Abdomen	▶ Belastungsschmerzen am Bein oder am Fuß ▶ keine wesentliche Bewegungseinschränkung der Lendenwirbelsäule ▶ Kraft, Reflexe und Sensibilität normal ▶ Narben im Bauchraum oder Nabelbruch ▶ Zug an der Narbe oder Druck auf den Bauch löst Schmerzen im Bein aus ● Druckschmerz der Hüftbeugemuskulatur beim Heben des Beines ○ Zug an der vorderen Bauchwand in verschiedene Richtungen schmerzfrei

Fortsetzung: Heiner Steinrücken: Differentialdiagnose des Lumbalsyndroms mit klinischen Untersuchungstechniken

Entzündungen im Bereich der Wirbelsäule

Spondylitis und Spondylodiszitis	▶ starker lokaler Druck- und Klopfschmerz ▶ starker Druckschmerz des M. psoas major ▶ beidseitiger Beinhebetest schmerzbedingt nicht durchführbar ▶ anamnestisch Nachtschweiß, dumpfe Rückenschmerzen, nächtliche Schmerzen, „Durchbrechgefühl" ▶ allgemeines Krankheitsgefühl mit Fieber, BSG-Beschleunigung und Leukozytose ● Beteiligung mehrerer Kennmuskeln oder Querschnittssymptomatik ● Dermatomentwicklung von peripher nach zentral • Besserung auf Acetylsalicylsäure ▷ beidseitiger Beinhebetest schmerzfrei möglich
Morbus Bechterew	▶ Flexionstest im Stand und Extension deutlich eingeschränkt ▶ Rumpfrotation und Seitneigung stark eingeschränkt ▶ anamnestisch über 3 Monate Steifigkeit und anhaltende Kreuzschmerzen ● Anlaufschmerzen länger als 30 min ● Endgefühl testbar (außer im akuten Schub) ○ gibt es wegen des schubweisen Verlaufes und des z. T. jahrelangen röntgennegativen Verlaufes nicht!
Andere Arthritiden der Lendenwirbelsäule und Iliosakralgelenke	▶ anamnestisch Hautekzeme (Psoriasis) oder durchgemachter Infekt ▶ kurzer Krankheitsverlauf ▶ Wirbelbogengelenke: endgradige schmerzhafte Bewegungseinschränkungen der Lendenwirbelsäule in (fast) alle Richtungen ▶ Iliosakralgelenk: endgradige schmerzhafte Bewegungseinschränkungen bei allen weiterlaufenden Bewegungen des Hüftgelenkes ▶ Iliosakralgelenk: Rotationstest im Stand, Pseudorotationstest und Vorlauftest positiv ● Endgefühl schmerzbedingt nicht testbar ○ endgradig schmerzfreie Beweglichkeit der Lendenwirbelsäule und Hüftgelenke

Knochenerkrankungen und -verletzungen

Osteoporose	▶ anamnestisch: Abnahme der Körpergröße, Ernährungsweise, Bewegungsverhalten, Begleiterkrankungen, Hormonstatus, Kortisoneinnahme (s. oben)

Fortsetzung: Heiner Steinrücken: Differentialdiagnose des Lumbalsyndroms mit klinischen Untersuchungstechniken	
Osteoporose (Fortsetzung)	▶ inspektorisch: Taillenverlust, verstärkte Kyphose, vorgewölbter Unterbauch, relativ kurzer Rumpf, tannenbaumartige Fältelung der Rückenhaut ▶ Aufsitzen der Rippen auf dem Beckenkamm ▶ Druckschmerz über Tibiavorderkante und Radius ▶ Klopfschmerz der meisten Dornfortsätze ▶ verminderte Elastizität bei Kompression des Thorax • diffuse Rückenschmerzen mit endgradigen Bewegungseinschränkungen ▷ Knochendichtemessung. Ausschlußkriterien gibt es bei der klinischen Untersuchung nicht!
Wirbelfraktur	▶ Ruheschmerz ▶ Klopfschmerz bei vorsichtiger Testung ▶ alle Bewegungen in Flexion schmerzhaft eingeschränkt ▶ beidseitiger Beinhebetest nicht ausführbar wegen Schmerz und Schwäche • „Durchbrechgefühl" ▷ beidseitiger Beinhebetest schmerzfrei durchführbar
Tumoren und Metastasen	▶ Beteiligung mehrerer Kennmuskeln (oder systemische Erkrankung) ▶ beidseitiger Beinhebetest nicht ausführbar wegen Schmerz und Schwäche • extreme lokale Schmerzen, „Durchbrechgefühl" • anamnestisch nächtliche Schmerzen, Nachtschweiß, starker unwillkürlicher Gewichtsverlust • Dermatomentwicklung von peripher nach zentral • Springing-Test stark schmerzhaft • Besserung auf die üblichen Analgetika ○ Schmerzausstrahlung von zentral nach peripher ○ segmentale Ausstrahlung
Kongenitale Mißbildungen	
Lumbosakrale Übergangsanomalie	▶ endgradige Bewegungseinschränkung mit Bewegungsschmerzen in einige, nicht in alle Richtungen ▶ in Ruhe Beschwerdebesserung ▶ bei der Untersuchung im Sitzen keine wesentliche Beschwerdebesserung im Vergleich zur Untersuchung im Stand • Springing-Test ergibt wegen der degenerativen Veränderungen ein vermindertes Spiel • Flexionstest in Stand, Beinhebetest und Abfangtest der Beine schmerzhaft ▷ unauffälliger Röntgenbefund

Fortsetzung: Heiner Steinrücken: Differentialdiagnose des Lumbalsyndroms mit klinischen Untersuchungstechniken	
Morbus de Anquin	▶ endgradige Lordose löst Schmerzen und neurologische Symptome aus ● lokaler Druckschmerz am lumbosakralen Übergang ▷ endgradige Lordose schmerzfrei möglich
Schmerzen multifaktorieller Genese	
Postdiskotomie-syndrom	▶ starke Schmerzzustände nach Bandscheiben-operation
Kreuzschmerzen bei grippalen Infekten	▶ Flexion, Extension, Seitneigung und Rotation endgradig durchführbar ▶ Endgefühl testbar ▶ keine motorischen oder sensiblen Symptome ● alle Bewegungen schmerzhaft ● Druckschmerz des Abdomens ● beim längeren Stehen und Sitzen Schmerzzunahme ● anamnestisch kurzer Verlauf, allgemeine Krankheits-symptome ▷ gibt es zunächst nicht, im Zweifelsfall daher Verlauf abwarten!
Aggravation und Simulation	▶ Lasègue positiv, aber Langsitz und Kniestreckung im Sitzen möglich ▶ Simulationstest stark positiv (Rotationsschmerz im Stand mit angelegten Armen) ▶ spastisches Endgefühl ▶ Schmerz angeblich fast immer gleich und unerträglich ▶ bei Beobachtung und Ablenkung bessere Beweglichkeit und fehlende Schmerzangabe ▶ Diskrepanz zwischen Beobachtung und Äußerung zur Schmerzstärke (subjektive Schmerzeinteilung meist 8–9 (0 = nichts, 10 = bewußtlos) ▶ aktives Überschreiten der Schmerzgrenze unter starker Schmerzäußerung möglich ▷ fehlende Schmerzäußerung ▷ fehlendes Motiv
Psychische Erkrankungen	
Somatoforme Schmerzstörung	▶ anamnestisch konstanter Dauerschmerz, auch in Ruhe nie schmerzfrei ▶ anamnestisch Hinweise auf emotionale Konflikte oder psychosoziale Probleme (chronische Überforderung bei Arbeit/Familie, Verletzung des „inneren Rückgrats" etc.)

Fortsetzung: Heiner Steinrücken: Differentialdiagnose des Lumbalsyndroms mit klinischen Untersuchungstechniken	
Somatoforme Schmerzstörung (Fortsetzung)	▶ keine Fehlhaltung ▶ bei Ablenkung und Beobachtung bessere Beweglichkeit und fehlende Schmerzangabe ▶ „Durchbrechgefühl" bei unauffälligen Stabilitätstests (beidseitiger Beinhebetest, Abfangtest der Beine, Springing-Test) ▶ häufige weitere psychogegetative Störungen (Herzrasen, Magenbeschwerden, Verdauungsstörungen) ● ausstrahlende Schmerzen ohne Zusammenhang zum aktuellen Test (s. übrige Erkrankungen) ● Endgefühl des Gelenkes nicht testbar wegen starker Schmerzangabe ohne Gegenspannung ● Kibler-Faltentest negativ, aber starke Schmerzangabe ▷ fehlende psychosoziale Belastungen

Diskussion

Zahlreiche Fallbeispiele, die in der Literatur veröffentlicht werden, enthalten klinische Symptome, die nicht logisch zueinander passen: Es sind entweder Kribbelparästhesien, die nicht zur segmentalen Ausbreitung passen, oder Schmerzen, die nicht den motorischen Schäden entsprechen. Dennoch werden diese immer wieder als segmentale Zeichen gedeutet. Auch die Bandscheibenvorfälle, die intraoperativ gefunden werden, entsprechen in bis zu 50 % der Fälle nicht der klinischen Symptomatik. Wenn man jedoch davon ausgeht, daß eine Nervenkompression zunächst primär keinen Schmerz verursacht (mit Ausnahme vorgeschädigter Nerven), werden einige der Fallbeispiele wieder verständlich und logisch. Leider fehlen oft die Langzeitergebnisse, v. a. in Zusammenhang mit Unstimmigkeiten in der klinischen Untersuchung.

Viele von diesen Patienten findet man alle paar Jahre in den orthopädischen oder psychosomatischen Rehakliniken wieder. In der Zwischenzeit wurden jedes Jahr neue Schichtaufnahmen angefertigt, um die Ursache der Schmerzen zu entdecken, statt die Patienten einmal ausführlich zur Vorgeschichte zu befragen und gründlich zu untersuchen.

Dieser Teufelskreis darf nicht so weitergehen. Wenn die Schichtaufnahmen nicht den befürchteten Befund bringen, müssen wir Ärzte uns fragen, ob wir die Indikation für diese Untersuchung auch richtig gestellt haben oder ob wir statt dessen nicht besser eine andere Untersuchung durchgeführt hätten. Schließlich ist dem Patienten nicht geholfen, wenn wir ihm sagen, daß es **kein** Bandscheibenvorfall ist, der für seine Beschwerden verantwortlich ist. Bei der Vielzahl der möglichen Diagnosen ist die Ausschlußdiagnostik mittels der **teuersten** Untersuchungen die schlechteste Lösung, zumal während der Zeit der Diagnostik keine adäquate, d. h. ursachenbezogene Behandlung erfolgen kann!

Der unkritische Einsatz der „Apparatemedizin" birgt noch eine weitere Gefahr, nämlich die des falsch positiven Befundes. In diesem Falle wird der Arzt (und in seinem Auftrag der Physiotherapeut) möglicherweise nur noch die Befunde der MRT- oder CT-Untersuchung behandeln, ohne sich Gedanken zu machen, ob die mit den Apparaten gefundenen Diagnosen überhaupt für den Schmerz verantwortlich sein können, den der Patient verspürt.

Man sollte sich auch einmal vor Augen halten, daß wir mit den konservativen Behandlungsmethoden in Wirklichkeit niemals die Röntgenbefunde behandeln können, sondern nur die dynamischen, statischen und weichteilbedingten Störungen, die an der Verursachung des Schmerzes mitgewirkt haben. Wenn die im Röntgenbild gefundene Arthrose allein für den Schmerz verantwortlich wäre, bräuchte man mit der konservativen Behandlung nicht zu beginnen, weil das Röntgenbild auch nach 50 intraartikulären Spritzen und 100 krankengymnastischen Behandlungen nicht besser aussieht!

Und wenn die Behandlung erfolgreich war: Wie können wir sicher sein, daß genau unsere Behandlung in der ganzen Kette der Veränderungen im Leben des Patienten die Besserung herbeigeführt hat? In Wirklichkeit hat vielleicht geholfen, daß die Physiotherapeutin 3mal pro Woche eine halbe Stunde während der Behandlung zugehört und hier und da einen guten Rat zur Bewältigung einer schwierigen familiären oder arbeitsbedingten Situation beigetragen hat oder daß durch vermehrte krankheitsbedingte Zuwendung und Abwesenheit von zu Hause das zugrundeliegende Problem gelöst wurde?

Wenn der Arzt seine Verdachtsdiagnose gestellt und evtl. durch **eine** gezielte technische Untersuchung bestätigt hat, steht ihm noch ein schweres Stück Arbeit bevor, nämlich dem Patienten klarzumachen, daß sich aus der weiteren „Apparatemedizin" kein Befund ergibt, der eine andere als die gewählte Therapie nach sich zieht. Er sollte in jedem Falle zu erklären versuchen, daß die Beschwerden, die den Patienten zum Arzt geführt haben, meist nicht zufällig entstanden sind. Sie sind eine Folge von langdauerndem Fehlverhalten, Fehlhaltungen, Fehlernährung, psychischen Belastungssituationen, Streß und vielen anderen Einflüssen, die den Ärzten oft nicht einmal auf gezieltes Befragen mitgeteilt werden, weil der Patient sie nicht für wichtig hält.

Wie eingangs erwähnt, sind die hier dargestellten Untersuchungen nicht das Maß des Möglichen, sondern nur des Sinnvollen, um eine hinreichend sichere Diagnose zu stellen. In einigen Punkten habe ich hinsichtlich der Interpretation der Befunde noch in den letzen Wochen vor dem Abschluß des vorliegenden Werkes Änderungen durchgeführt und bin mir darüber klar geworden, daß eine Fertigstellung wahrscheinlich nicht möglich ist. Immer wieder werden sich Patienten finden, die im Grenzbereich zwischen den Diagnosen liegen und daher manchmal durch das hier erstellte „Raster" fallen. Wenn aber der eine oder andere die Ideen des Buches, auch wenn sie manchmal der Schulmedizin widersprechen sollten, kritisch am Patienten überprüft, habe ich mein wichtigstes Ziel erreicht.

Anhang: Fallbeispiele

Beispiel 1

Anamnese

52jähriger Mann, seit einem halben Jahr sehr starke Kreuzschmerzen. Im Computertomogramm wurde ein Bandscheibenschaden bei L5/S1 festgestellt. Behandlung des Bandscheibenschadens ohne Besserungstendenz.

Befund

Etwas übergewichtiger Mann, leicht verstärktes Hohlkreuz bei kugelig vorgewölbtem Abdomen. Druckschmerz an den Dornfortsätzen von L4 bis S3. Im Stand ist die Rumpfvorbeuge deutlich schmerzhaft eingeschränkt, die Lendenwirbelsäule entfaltet sich normal, dabei „Durchbrechgefühl"; Abstützen und Ausweichbewegung beim Wiederaufrichten; Seitneigung beidseits und Rückneigung schmerzhaft eingeschränkt. Im Sitzen Rumpfvorbeuge leicht schmerzhaft, Seit- und Rückneigung gleich schmerzhaft, Rotation nach links endgradig etwas schmerzhaft, nach rechts fast schmerzfrei, Strecken der Kniegelenke möglich. In Bauchlage kein vermehrtes Spiel im Springing-Test. In Rückenlage kein Druckschmerz am M. iliacus beidseits und am M. psoas major rechts, nur Druckschmerz am M. psoas major links mit Schmerzverstärkung durch Heben des linken Beines. Sensibilität und Kraft beidseits normal, Lasègue beidseits negativ.

Psychischer Befund

Sehr starke Überlastungssituation nach Konkurs der Firma der Ehefrau, wobei er die Hauptarbeit erledigt, da die Ehefrau an multipler Sklerose leidet und kaum noch belastbar ist. Er weiß nicht, wie die Zukunft weitergeht und wie er alles bewältigen soll.

Verdachtsdiagnose

Somatoformes Schmerzsyndrom.

Diagnostik

CT (mitgebracht): alter Prolaps bei S1, der knöchern Anschluß an das Kreuzbein gefunden hat und funktionell keine Rolle mehr spielen kann, keine Nervenwurzeleinengung.

Röntgen der Lendenwirbelsäule: deutliche Osteochondrose bei L5/S1 mit Verschmälerung auf $^1/_3$. Keine Verschleißzeichen an der übrigen Lendenwirbelsäule.

Interpretation

Der festgestellte Bandscheibenschaden kann an den Beschwerden nicht beteiligt sein, weil Rotation am wenigsten schmerzhaft ist, keine Besserung der Schmerzen durch bestimmte Positionen möglich ist und endgradige Flexion im Sitzen möglich ist. Die Osteochondrose ist ebenfalls nicht beteiligt, da die Rotation kaum schmerzhaft ist. Innere Erkrankungen (Druckschmerz S1–S3) scheiden wegen des fehlenden Druckschmerzes am M. iliacus weitgehend aus. Auf gezieltes Befragen nach Darstellung der Ergebnisse gibt er an, daß er bei Zunahme von Streßfaktoren eigentlich immer auch mit einer Zunahme der Kreuzschmerzen reagiert habe. Auch nach 3 Wochen Heilbehandlung keine Besserung, da die Arbeit zu Hause ständig mehr wird.

Beispiel 2

Anamnese

22jähriger Mann, Fußballspieler, oft belastungsabhängige Schmerzen in beiden Leisten und wechselnd auch oberhalb beider Kniegelenke an der Innenseite, zeitweise auch Kreuzschmerzen. Seit 2 Jahren Behandlung mit der Diagnose Adduktorenzerrung. Ursache wird im Fußballspielen gesehen, Behandlung durch vorübergehendes Sportverbot und Krankengymnastik, keine Besserung.

Befund

Athletischer junger Mann, Statik unauffällig, freie Beweglichkeit aller Gelenke. Leichter Druckschmerz über dem Kreuzbein bei S2 und S3. Hüftbeugung gegen Widerstand beidseits schmerzhaft, Adduktoren schmerzfrei. Die Adduktorenzerrung entpuppt sich als Leistendruckschmerz. Starker Druckschmerz beidseits am M. iliacus, extremer Druckschmerz direkt über der Symphyse. Auf direktes Befragen wird angegeben, daß er nach einer Flasche Bier achtmal zur Toilette müsse, außerdem habe er Beschwerden beim Geschlechtsverkehr. Vorstellung beim Urologen wird vor weiteren Maßnahmen empfohlen.

Verdachtsdiagnose

Prostatitis.

Diagnostik

Keine Indikation zur Röntgenuntersuchung,
urologisches Konsil: Prostatitis.

Interpretation

Der symmetrische Druckschmerz beidseits am M. iliacus spricht für eine Symptomatik in der Mittellinie, am ehesten Blase oder Prostata. Auch der Schmerz oberhalb
der Innenseiten beider Kniegelenke ist typisch (Versorgungsgebiet des N. obturatorius).

Beispiel 3

Anamnese

40jähriger Mann, während eines stationären Heilverfahrens oft etwas Schmerzen im
Rücken bei bestimmten Bewegungen. Seit gestern deutliche Zunahme.

Befund

Sportlicher schlanker Mann, Statik unauffällig. Druckschmerz links neben den
Dornfortsätzen bei L3/4 und L4/5. Im Stand ist die Rumpfvorbeuge schmerzfrei, die
Lendenwirbelsäule entfaltet sich normal; keine Ausweichbewegung beim Wiederaufrichten; Seitneigung nach links schmerzhaft und etwas eingeschränkt, nach
rechts schmerzfrei; Rückneigung schmerzhaft eingeschränkt. Im Sitzen Rumpfvorbeuge schmerzfrei, Seitneigung nach links und Rückneigung deutlich schmerzhaft
eingeschränkt, Konvergenz der linken Wirbelbogengelenke sehr schmerzhaft eingeschränkt, Divergenz schmerzfrei. In Rückenlage kein Druckschmerz an den Mm.
iliacus und psoas major beidseits. Sensibilität und Kraft beidseits normal, Lasègue
beidseits negativ.

Verdachtsdiagnose

Blockierung der linken Wirbelbogengelenke an der unteren Lendenwirbelsäule.

Diagnostik

Keine dringende Indikation zur Röntgenuntersuchung
Chirotherapeutische Probebehandlung: Wegen aktiven Gegenspannens nicht möglich.

Interpretation

Die körperliche Untersuchung läßt als zweite Möglichkeit eigentlich nur noch ein lumbales Facettensyndrom zu. Auch unbehandelt verschwanden die Beschwerden innerhalb weniger Tage.

Beispiel 4

Anamnese

41jähriger Mann, seit 2 Tagen wegen starker Rückenschmerzen fast bewegungsunfähig, keine Ausstrahlung in die Beine.

Befund

Normalgewichtiger großer Mann, alle Bewegungen der Lendenwirbelsäule sind langsam möglich, aber stark schmerzhaft. Haltung mäßig vorgebeugt, leichte Deviation nach rechts. Geringer Druckschmerz am lumbosakralen Übergang. Die Untersuchung ergibt keinen Hinweis auf ein bestimmtes Krankheitsbild.

Verdachtsdiagnose

Somatoforme Schmerzstörung.

Diagnostik

Trotz fehlender Verdachtsdiagnose erfolgt eine mobilisierende und dehnende Behandlung der Lendenwirbelsäule, die erfolglos abgebrochen wird. Die jetzt erst erhobene eingehendere Anamnese ergibt, daß die Schmerzen akut beim Sägen eines Holzstammes aufgetreten sind. Die Ursache liegt wahrscheinlich im Bereich der oberen Halswirbelsäule, da dort die größte Kraftwirkung beim Sägen auftritt. Es findet sich tatsächlich eine akute Blockierung des obersten Halswirbels. Nach derotierender Mobilisation des Atlas ist der Patient sofort und dauerhaft beschwerdefrei.

Interpretation

Wenn ich die Anamnese vorher sorgfältig erhoben hätte, hätte ich dem Patienten die schmerzhafte und völlig überflüssige Prozedur der Mobilisationsbehandlung der Lendenwirbelsäule ersparen können.

Beispiel 5

Anamnese

47jährige Frau, seit 10 Jahren Schmerzen im Kreuz, angeblich nach Kellersturz vor einigen Jahren viel stärker geworden. Keine Ausstrahlung in die Beine. Vor Jahren 2 Unterleibsoperationen, beide Ovarien und die Gebärmutter sind entfernt. Streßinkontinenz der Blase. Stuhlgangsbeschwerden mit Verstopfung. Spondylolisthese L5/S1.

Befund

Deutlich übergewichtige Frau. Starker Druckschmerz auf dem Kreuzbein bei S2 und S3, kein Druckschmerz auf der Lendenwirbelsäule. Die hinteren Spinae sind wegen des Übergewichtes nicht tastbar. Im Stand schmerzhaft eingeschränkte Extension und Seitneigung nach beiden Seiten. Rumpfvorbeuge und Wiederaufrichten schmerzfrei, FBA 0 cm, keine Ausweichbewegungen, keine Abstützreaktion. Im Sitzen völlige Schmerzfreiheit bei der Seitneigung in der Lendenwirbelsäule, Extension endgradig schmerzhaft. Schmerzfreie Divergenzdiagonalen. In Rückenlage spontane Schmerzangabe am Kreuzbein durch den Auflagedruck der Liege. Sehr starker Druckschmerz im Unterbauch und auf dem M. iliacus beidseits. Die Beine können zunächst problemlos gleichzeitig von der Liege gehoben werden, dann Fallenlassen der Beine, weil der Druck auf dem Kreuzbein zu schmerzhaft ist. Hocke, Zehen-, Hackengang und Reflexe ohne Auffälligkeiten.

Verdachtsdiagnosen

Abdominelle Störung mit Stuhlgangs- und Miktionsbeschwerden nach Unterleibsoperation,
somatoforme Schmerzstörung.

Diagnostik

Die mitgebrachten Röntgenbilder zeigen eine geringe Pseudolisthese bei L5/S1 bei Chondrose der Bandscheibe und ein Baastrup-Phänomen bei L4/L5.

Interpretation

Die Veränderungen in der unteren LWS sind an den Beschwerden nicht beteiligt! Alle Zeichen der Instabilität an der Lendenwirbelsäule sind negativ, auch ein Druckschmerz fehlt. Die Untersuchung ergibt nur Hinweise auf eine Störung im Unterbauch, was mit dem Druckschmerz auf dem Kreuzbein und im Bauchraum übereinstimmt. 2 Ursachen kommen in Frage: die Narbenbildung nach den Voroperationen, die vermutlich auch für die Streßinkontinenz und die Stuhlgangsbeschwerden verantwortlich ist, und zweitens eine somatoforme Schmerzstörung, die häufig in den Bauch projiziert wird.

Beispiel 6

Anamnese

24jährige Frau, seit mehreren Jahren gelegentliche Schmerzen in der ganzen Wirbelsäule. Seit 6 Monaten Jahr ständige Schmerzen, die beim Sport besser zu ertragen sind als nachts. Spülen zu Hause wegen der leicht vorgebeugten Haltung schmerzbedingt nicht durchführbar. Schmerzzunahme bei der Arbeit (rein sitzende Tätigkeit am Computer). Keine Ausstrahlung in die Beine. Vor Jahren Blinddarmoperation.

Seit 3 Monaten regelmäßig medizinische Trainingstherapie und Krankengymnastik, ohne Besserung. Vom Orthopäden wurden die Schmerzen immer auf die deutliche Skoliose geschoben. Durch Traktionen und Chirotherapie immer Verschlimmerung.

Auf gezieltes Befragen nach Ekzemen werden ein Ekzem am Anus und trockene Lippen mit vermehrter Schuppung angegeben. Keine auffallenden Ernährungsfehler. Stuhlgang unauffällig, insbesondere keine blutigen Stühle. Allergien gegen Schimmelpilze, Gräser, Hausstaub, Hausmilben, unverändert nach Desensibilisierung. Chronisch „verstopfte Nase".

Befund

Schlanke, gut durchtrainierte Frau. Hocke, Zehen-, Hackengang und Reflexe ohne Auffälligkeiten. Deutliche Skoliose mit Rippenbuckel rechts und Lendenwulst links beim Flexionstest im Stand. Kein Druckschmerz auf den Dornfortsätzen oder auf dem Kreuzbein auslösbar. Im Stand Extension und Flexion frei, FBA 0 cm, keine Ausweichbewegungen, keine Abstützreaktion. Seitneigung endgradig schmerzhaft mit Schmerzangabe beidseits an den unteren Rippen, nicht eingeschränkt. Im Sitzen keine Änderung des Befundes. Im Springing-Test kein vermehrtes Bewegungsspiel, kein Schmerz. Sehr starker Druckschmerz beidseits im Mittel- und Unterbauch und auf dem M. iliacus. Der M. psoas major kann wegen der starken Schmerzen nicht palpiert werden. Die Beine können problemlos gleichzeitig von der Liege gehoben werden.

Verdachtsdiagnose

Abdominelle Störung, Verdacht auf Dysbiose.

Diagnostik

Röntgenbilder der Wirbelsäule liegen bei der Untersuchung nicht vor, eine Indikation zum Röntgen besteht nicht.

Interpretation

Da es keine primäre Wirbelerkrankung gibt, die ständige Schmerzen bewirkt (insbesondere nicht die Skoliose!), muß eine andere Erkrankung vorliegen, am ehesten eine Infektion des Darmes. Pilze können nicht nachgewiesen werden, jedoch eine chronische Besiedlung des Rachenraumes mit Pseudomonas aeruginosa (sehr pathogene Bakterien). Unter Behandlung mit einem Cephalosporin wird die Patientin zunächst schmerzfrei, die Schmerzen beginnen wieder nach Auslaufen der Therapie.

Im darauf folgenden Gespräch komme ich zu der Überzeugung, daß eher psychische Ursachen für die Schmerzen verantwortlich sind. Ich hatte zu Anfang den Fehler begangen, in der Anamnese nicht nach belastenden Situationen zu fragen. Nach „Bereinigung des Privatlebens" vor einem Monat sind die Beschwerden rasch besser geworden, es bestehen noch leichte Restbeschwerden.

Beispiel 7

Anamnese

38jährige Frau, vor 4 Jahren schleichender Beginn von Rückenschmerzen. Vor 3 Jahren nach Einzug ins neue Haus deutliche Verschlimmerung, anhaltend bis heute. Zeitweilig anhaltende strichförmige rechtsseitige Schmerzen, vom lateralen Oberschenkel über die Unterschenkelvorderseite bis zum Fußrücken ziehend, dann gleichzeitig Ruhe- und Belastungsschmerz der rechten Ferse. Sehr selten auch völlig schmerzfrei. Nie Taubheitsgefühle, nie Kribbelparästhesie.

Vor Jahren Blinddarmoperation.

Befund

Schlanke muskelschwache Frau. Akne am Rücken. Leichtes Hohlkreuz. Beim Gehen geringes Belastungshinken rechts, Hackengang rechts leicht schmerzhaft. Hocke, Zehengang und Reflexe ohne Auffälligkeiten.

Druckschmerz nur auf den Dornfortsätzen S1–S4. Seitneigung endgradig schmerzhaft Alle übrigen Bewegungsprüfungen in der Lendenwirbelsäule völlig unauffällig.

Im Stand Extension und Flexion frei, FBA 0 cm, keine Ausweichbewegungen, keine Abstützreaktion. Seitneigung nach links im Stand endgradig schmerzhaft, im Sitzen schmerzfrei. Rotation auch bei Test des Endgefühls schmerzfrei. Im Springing-Test gering vermehrtes Bewegungsspiel bei L5/S1, geringer Schmerz. Beim Beinhebetest geringe Schmerzangabe in der unteren Lendenwirbelsäule, keine Einschränkung. Starker Druckschmerz im rechten Mittel-, Unterbauch, auf den Mm. iliacus und psoas major. Appendektomienarbe!

Verdachtsdiagnosen

Belastungsschmerzen der rechten Ferse durch Verwachsungen im Abdomen,
Sympathikushyperaktivität,
Mobilitätsstörung der rechten Niere,
geringe segmentale Instabilität in der unteren Lendenwirbelsäule.

Diagnostik

Die osteopathische und chirotherapeutische Diagnostik ergibt:
- eine Verklebung im rechten Unterbauch an der Appendektomienarbe: Durch Zug
  an der Bauchdecke nach medial und kranial kann der ausstrahlende Schmerz verschlimmert werden;
- eine Bewegungsstörung der rechten Niere: Ein Druck gegen den unteren rechten
  Nierenpol löst einen nach unten ausstrahlenden Schmerz aus;
- Blockierungen mehrerer Rippen.

Eine Röntgendiagnostik ist nicht erforderlich (CT der Lendenwirbelsäule liegt vor).

Interpretation

Die Untersuchung ergibt einen Hinweis auf eine geringe Lockerung eines unteren
Lendenwirbelsäulensegmentes; kein Hinweis auf Bandscheibenschaden oder
Gelenkarthrose. Somit kann der ausstrahlende Schmerz auch nicht dadurch bedingt
sein. Der Druckschmerz auf dem Kreuzbein spricht für ein Unterbauchproblem.

Vor der Behandlung des Bauches müssen die Rippenblockierungen behandelt
werden, um die vermutete Mitbeteiligung des Sympathikus (Akne!) zu reduzieren.
Nach Manipulation der Rippen, Mobilisation der rechten Niere und Dehnen der
Verklebungen im rechten Unterbauch ist die Patientin sofort völlig beschwerdefrei,
der Fersenbelastungsschmerz und der ausstrahlende Schmerz sind verschwunden.

Beispiel 8

Anamnese

60jähriger Mann, vor etlichen Jahren Bandscheibenvorfall gehabt. Sein einigen
Tagen Rückenschmerzen in der mittleren Lendenwirbelsäule rechts paravertebral
beim längeren Belasten des rechten Beines (über 30 min). Häufige Magenbeschwer-
den, mehrfach Geschwüre gehabt.

Keine Bauchschmerzen, keine Ausstrahlungen. Keine Taubheitsgefühle, Kribbelparästhesie oder Kraftminderungen.

Befund

Etwas untergewichtiger Mann, Aspekt des Magenpatienten. Abgeflachte Brustwirbelsäule, Lendenwirbelsäule in Kyphose weitgehend fixiert. Extension im Stand schmerzhaft eingeschränkt, Flexionstest frei. Seitneigung im Stand nach links schmerzhaft, nach rechts frei. Im Sitzen wesentlich geringere Schmerzen, Anspannung gegen Widerstand aus Linksseitneigung schmerzverstärkend. Rotation frei. Beidseitiger Beinhebetest problemlos. Starker Druckschmerz auf ganzer rechter Bauchseite ventral, lateral und dorsal, ventral mit leichter Abwehrspannung. M. psoas major rechts stark druckschmerzhaft, Bein unter Palpation kaum hebbar. Sensibilität, Kraft und Reflexe normal.

Verdachtsdiagnose

Akute abdominelle Symptomatik.

Diagnostik

Keine weitere Diagnostik erforderlich. Vorstellung beim Internisten wegen Verdacht auf Nierenstein oder Duodenalgeschwür dringend empfohlen.

Interpretation

Der Bauchschmerz war dem Patienten noch nicht aufgefallen! Der Internist stellte noch am gleichen Tag Nierengrieß fest. Auch wenn der Patient nur Rückenschmerzen hat: Bei der Untersuchung sprach nichts für eine orthopädische Erkrankung – trotz anamnestischem Bandscheibenvorfall!

Literatur

Adler R, Hemmeler W (1986) Praxis und Theorie der Anamnese. G. Fischer, Stuttgart New York

Baumgartner R, Ochsner PE, Schreiber A (1986) Checkliste Orthopädie. Thieme, Stuttgart

Benini A (1991) Der lumbale Bandscheibenschaden. Kohlhammer, Stuttgart

Bernau A (1997) Wirbelsäule und Statik. Thieme, Stuttgart (Praktische Orthopädie Bd 28)

Bruns J, Dahmen GP, Meiss L (1994) Morbus de Anquin – ein seltenes Schmerzsyndrom der Lendenwirbelsäule und Differentialdiagnose zum lumbalen Bandscheibenvorfall. Orthop Prax 6: 335–340

Butler DS (1995) Mobilisation des Nervensystems. Springer, Berlin Heidelberg New York Tokio

Dihlmann W (1982) Gelenke – Wirbelverbindungen, 2. Aufl. Thieme, Stuttgart

Egle UT, Hoffmann SO (Hrsg) (1993) Der Schmerzkranke. Schattauer, Stuttgart

Ermann M (1995) Psychotherapeutische und psychosomatische Medizin. Kohlhammer, Stuttgart

Frisch H (1991) Programmierte Untersuchung des Bewegungsapparates, 4. Aufl. Springer, Berlin Heidelberg New York Tokio (im Druck 1997: 7. Aufl)

Grifka J, Möller J (1991) Besonderheiten eines Bandscheibenvorfalles bei Spondylolisthese. Z Orthop 129/4: 362–364

Gruss P, Tannenbaum H, Obletter N, Breit A, Lindner R (1990) Neue Aspekte zur Diagnostik des Bandscheibenvorfalls der oberen Lendenwirbelsäule unter besonderer Berücksichtigung der MRT. Z Orthop 128/2: 191–194

Haasters J (1994) Das lumbale Facettensyndrom. Orthop Prax 7: 430–433

Hauck W, Seyfert UT (1991) Das Problem der Schmerzchronifizierung in der Orthopädie. Orthop Prax 5: 275–279

Hefti F, Brunazzi M, Morscher E (1994) Spontanverlauf bei Spondylolyse und Spondylolisthesis. Orthopäde 23: 220–227

Jäger M, Springer H-H (1981) Entzündliche Erkrankungen der Wirbelsäule. Orthopäde 10: 106–113

Jäger M, Wirth CJ (Hrsg) (1986) Praxis der Orthopädie. Thieme, Stuttgart

Knipfer E (1997) „So schlimm kann das doch gar nicht sein ...". Heilberufe 49: 18–19

Krämer J (1986) Bandscheibenbedingte Erkrankungen, 2. Aufl. Thieme, Stuttgart

Krämer J (1994) Makro- oder Mikrodiskotomie beim lumbalen Bandscheibenvorfall? Orthop Prax 11: 685–687

Krödel A (1991) Der Schmerz bei Spondylolisthesis – ein häufig fehlinterpretiertes Symptom. Orthop Prax 7: 416–419

Laser T (1988) Lumbale Bandscheibenleiden. Zuckschwerdt, München

Lehnert-Schroth C (1986) Dreidimensionale Skoliosebehandlung, 3. Aufl. G. Fischer, Stuttgart

Liljenqvist U, Mommsen U (1994) 2- bis 5-Jahres-Ergebnisse operativ versorgter thorakolumbaler Frakturen. Orthop Prax 11: 688–692

Matzen KA, Ocros C, Ringeisen M (1994) Ergebnisse der operativen Behandlung der knöchernen, lumbalen Stenosen. Orthop Prax 6: 347–353

Meerwein F (1986) Das ärztliche Gespräch, 3. Aufl. Huber, Bern Stuttgart.

Mentzos S (1989) Neurotische Konfliktverarbeitung. Fischer, Frankfurt

Müller RT, Tenbrock R (1994) Wertigkeit klinischer und myelographischer Befunde bei voroperierten und nicht voroperierten Bandscheibenpatienten. Orthop Prax 7: 425–429

Mumenthaler M, Schliack H (1977) Läsionen peripherer Nerven, 3. Aufl. Thieme, Stuttgart

Nash C, Moe J (1969) A study of vertebral rotation. J Bone Surg 51 A: 223

Netter FH (1994) Atlas der Anatomie des Menschen. Ciba-Geigy, CH-Basel

Niethard FU (1988) Grundlagen – Klinische Diagnostik. Thieme, Stuttgart (Praktische Orthopädie Bd 20)

Niethard FU, Pfeil J (1989) Orthopädie. Hippokrates, Stuttgart

Poeck K (1994) Neurologie, 9. Aufl. Springer, Berlin Heidelberg New York Tokio

Strian F, Haslbeck M (1986) Autonome Neuropathie bei Diabetes mellitus. Springer, Berlin Heidelberg New York Tokio

Röttinger H, Kirgis A, Lang M (1991) Unspezifische Schmerzen – Differentialdiagnose: Tumor!? Orthop Prax 5: 280–283

Scale D, Zichner L (1994) Spontanverlauf beim lumbalen Bandscheibenvorfall. Orthopäde 23: 236–242

Schmidt KL (1991) Checkliste Rheumatologie. Thieme, Stuttgart

Schuh I (1992) Bindegewebsmassage, 2. Aufl. G. Fischer, Stuttgart Jena New York

Seifert J (1994) Stellenwert der Knochenszintigraphie bei Wirbelsäulenerkrankungen. Orthop Prax 7: 413–419

Senf W, Broda M (1996) Praxis der Psychotherapie. Thieme, Stuttgart New York

Tilscher H, Wachter J, Pichler P (1992) Lumbalsyndrome – eine Strukturanalyse bei unterschiedlichen Therapieeffekten mit besonderer Berücksichtigung der Sozialanamnese. Orthop Prax 6: 404–409

Vester F (1991) Denken, Lernen, Vergessen, 18. Aufl. Dtsch Taschenbuch Verlag, München (Bd 1327)

Wehling P (1991) Synoviale Zytokine begünstigen die Entstehung spontaner Nervenwurzelaktivität nach Kompression. Z Orthop 129: 417–422

Wiedemann O, Beros I, Hutt HJ (1994) Tetrazepam in der funktionellen Rehabilitation bei Patienten mit schmerzhaften Muskelverspannungen nach Bandscheibenoperation. Orthop Prax 11: 742–746

Wolff H-D (1996) Neurophysiologische Aspekte des Bewegungssystems, 3. Aufl. Springer, Berlin Heidelberg New York Tokio

Zimmermann M (1997) Der chronische Schmerz. Heilberufe 49: 20–23

Sachverzeichnis

A

Abdomen (*siehe auch* Bauchraum)
- Störung 114, 213, 214
- Verwachsungen 163
Abfangtest der Beine 125
Achsfehler 133
Adduktion 77
Adduktorenzerrung 210
Adhäsion 164
Afferenzen 5
Aggravation 184 ff., 195
Akne 215, 216
Akupunktur 160
Alkohol
- Abusus 171
- Genuß 159, 162
Allergie 214
Anamnese 12, 189
Angst 187
Anomalien 13
- der Dornfortsätze 141
Anspannung, isometrische 53, 111
Antagonisten 111, 186
Antiphlogistika 10
Antriebsstörung 189
Anulus fibrosus 53, 145, 169
Appendix 58, 87
Appetitmangel 189
Arbeitsunfähigkeit 42
Armvorhaltetest 115
Arteria mesenterica superior 162
Arteriolen 144
Arthriden, reaktive 133
Arthritis psoriatica 169
Atembreite 168
Atlas 212
Atrophie 85
Ausweichbewegung 30, 36, 53
Autounfall 190

B

Baastrup-Phänomen 116, 140 f., 213
Bagatelltrauma 176
Balancereaktion 44
Bänder, iliolumbale 158
Bandscheibe 136
Bandscheibendegeneration 126
Bandscheibenoperation 182
Bandscheibenprolaps 10, 143, 145, 148 ff.
Bandscheibenprotrusion 143, 145 ff.
Bandzerreißung 119
Basislot 120
Bauchmuskulatur 114
Bauchraum (*siehe auch* Abdomen)
- Entzündungen 111
- Erkrankung 164, 170
- Störung 9, 157 ff.
Bauchspiegelung 190
Bauchwandzug 88
Bechterew-Erkrankung
    (Spondylitis ankylosans) 133, 167
Becken 108
- aufgerichtetes 15
- Rotation 32
Beckenbodenmuskulatur 158
Beckenkippung 8, 14
Beckenstellung 21
Beine
- Abfangtest 125
- Belastungsschmerz 163
- Drehstellung 14
Beinhebetest 90
- beidseitiger 125
Beinlänge 21, 46, 108
Beinlängendifferenz 14, 23, 112
Belastung
- exzentrische 67
- psychische 195
Belastungsschmerz 13, 88
- der Beine 163
Belastungssituation 189
Bewegungsgrenze, subjektive 186

Bewegungsmangel 171
Bewegungsmuster, falsches 42
Bewegungsstörung, reversible 159
Bewußtsein 5
Bewußtseinsebene / Bewußtseinsstufe 5, 68
Beziehung, zwischenmenschliche 13
Biegebeanspruchung 121
Biergenuß (siehe auch Alkohol) 159
Bindegewebe 101
Bindegewebsmassage 18
Bindegewebszeichen 16
biomechanisches Modell 157
Blähungen 159
Blase 159, 211
Blasendruckschmerz 160
Blasenfunktionsstörungen 18
Blinddarmentzündng 58
Blinddarmoperation 214, 215
Blockierung 9, 106 ff.
– Iliosakralgelenk 108, 157
– Rippen, untere 157
Blockwirbelbildung 98
Blutgefäßsteuerung 9
Bogenschlußstörung (Spina bifida occulta) 179
Bogenwurzel 120, 122
Bragard-Zeichen 71, 72
Brudzinski-Zeichen 71, 72

C
Chondropathia patellae 38
Chondrose 126, 135
Claudicatio
– intermittens 133
– spinalis 131
Cola 171
Computertomographie 10, 132, 147
– quantitative 173

D
Darm 159
Darmbeinschaufeln, Torsion 23
Darmbeinstacheln (siehe Spinae iliace) 22
Darminfektionen 170
Dauerschmerz 13, 188
De Anquin-Erkrankung 133, 179
Deformierung, keilförmige 121
degenerative Veränderungen 13
Depression, larvierte 188, 189
Dermatom 13, 67, 100, 166
Desensibilisierung 214
Diabetes mellitus 156, 172
Divergenz 106
Dornfortsatz, Anomalie 141
Dornfortsatzzeichen, positives 126

Druckkräfte 108
Druckschmerz 17
Dünndarmentzündung 88
Dura 149
Durchblutung 147
Durchbrechgefühl 24
Durchbrechsyndrom 13
Durchfall 182
Dysbalance, muskuläre 111

E
Eierstöcke (Ovarien) 18, 58
Einbeinstand 43
Elastizität, verminderte 173
Elektromyogramm 143
Endgefühl 195
– spastisches 186
Engpaßsyndrome 156
Entzündung, chronische 114
Entzündungsmediatoren 149
Entzündungsparameter 171
Entzündungsvorgänge 153
Ergotaminpräparate 9
Ernährungsfehler 139, 162, 171
Ernährungsweise 159
Erniedrigungen 187
Erschütterungen 35
Extension 28, 55

F
Facettensyndrom, lumbales 128, 212
Fallbeispiele 209 ff.
Fehlbelastung 121
Fehlhaltung 121
Ferse 175
Fieber 183
Fleisch 159
Flexion 53
Foramen intervertebrale 142, 153
Fraktur (Knochenbruch) 12, 127, 174 f., 195
Furunkel 14
Fußbinnenmuskulatur 84
Fußsenkermuskulatur 35

G
Gallensteine 159
Gangbild 32
Gastroknemiusmuskulatur 84
Gebärmutter (Uterus) 18, 58, 158
Geburtrauma 119, 133
Gefühlsarmut 189
Gefühlstörungen
   (siehe auch Sensibilitätsstörung) 102
– strumpfförmige 13
Gesäßabflachung 14

Geschlechtsverkehr 159, 210
Gicht 128
Gleichgewicht 43
Gleichgewichtsstörungen 43
Gonarthrose 69
Grenzstrang 153, 154
Großhirn 187
Grübeln 189
Gyrus postcentralis 89

H
Hackengang 34
Halswirbelsäule 153
Halswirbelsäulensyndrom 190
Haltungsschwäche
  (myostatische Insuffizienz) 113
Haltungsverfall 113
Hämangiome 174
Hämorrhoiden 159
Harnblase 58, 158
Harndrang, vermehrter 160
Harnsäure 128
Hautdicke 15
Hautfalte 15
Hautveränderung 14
Hinterkopf-Wand-Abstand 168
Histokompatibilitätsantigen 167
Hockstellung 36
Hohlkreuz 118, 141
Hormonstörungen 16, 171
Hüftbeugekontraktur 96
Hüftbeugemuskeln 41
Hüftgelenk 41
Hüftgelenkrotation 73
Hüpfen 84
Hustenschmerz 168
Hypästhesie 81
Hyperlordose 70, 115
Hypermobilität 117
Hypersympathikotonie 8, 48, 153 ff., 195
Hyperthyreose 172
Hypertonie 144
Hyposensibilität 9

I
Iliopsoasmuskulatur 23
Iliosakralgelenk 26, 41
- Arthrose 109, 133 ff., 164, 167
- Blockierung 108 ff., 157
Impotenz 159
Infektionskrankheiten 169
Inkontinenz 149
Inspektion 14, 45
Instabilität 174, 195
- segmentale 126 f.

Insuffizienzhinken 32
Interartikularportion 122
Interesselosigkeit 189
Interleukin 130
Interneurone 6
isometrische Anspannung 57, 111

K
Kaiserschnittnarbe 158
Kalksalzgehalt 173
Kapselmuster 74
Kaudasymptomatik 126
Kausalitätsbedürfnis 12
Kennmuskel 166, 176
Kennmuskelschwäche 147
Kernig-Zeichen 49
Kernspintomographie (Magnetresonanz-
  tomogrphie) 10, 119, 132, 147
Kibler-Falte 15, 100, 121, 154, 188
Klopfschmerz 19
Kniegelenk 49
Kniegelenkextension 71
Knochenbruch (*siehe* Fraktur) 12
Knochendichtemessung 173
Knochenerkrankungen 171
Knochenfestigkeit 171
Knochentumoren 174
Konflikte, emotionale 187
Kontrazeptiva 117
Konvergenz 106
Konversionsschmerz 189
Koordination 32
Kopflot 112, 120
Kopfschmerz 182
Körpergewicht 35
Kortikalis 173
Kortisontherapie 171
Koxarthrose 33, 70, 96, 109
Kraftminderung 35
Kraftprüfung 65, 82
Krankheitsbilder 105
Kreuzbein 108
Kreuzschmerzen
- bei grippalen Infekten 182
- pulsierende 166
Kribbelgefühl 79
Kribbelparästhesie 81, 102, 164, 195
- bei Sympathikusirritation 145, 155
kybernetisches Modell 157
Kyphose, verstärkte 172

L
Lamina pubosacrale 19
Längsband, hinteres 149
Lasègue-Zeichen 77

Läsion, osteopathische 159, 161
Leberzirrhose 161
Leukozyten 149
Ligamentum flavum 131
Lippen, brennende 182
Lockerung, reversible 117
lumbosakrale Übergangsanomalie 177

M
Magenerkrankungen 9
Magenschmerzen 182
Magnetresonanztomographie
   (*siehe* Kernspintomographie) 10, 119
Makrophagen 149
Manipulation 103
Masseterreflex 48
Medioklavikularlinie 163
Menopause 172
Metastasen 166, 174, 175
Mieder 25
Migräne 9
Milchprodukte 171
Minderdurchblutung 156
Mißbildung, kongenitale 177
Mobilitätsstörungen 159
Modell
- biomechanisches 157
- kybernetisches 157
Morbus
- M. *Bechterew* (Spondylitis ankylosans)
   133, 167
- M. *de Anquin* 133
- M. *Scheuermann* 116
- M. *Sudeck* 6
γ-Motoneurone 130
Musculus / Musculi
- M. extensor
- - digitorum
- - - brevis 83
- - - longus 83
- - hallucis longus 83
- M. gluteus maximus 134
- M. gracilis 76
- M. iliacus 58, 112, 134, 156, 160, 215
- M. peronaeus
- - brevis 83
- - longus 83
- M. piriformis 109
- M. psoas 114
- - major 39, 112, 156, 160, 214, 215, 217
- M. quadratus lumborum 112
- M. rectus femoris 112
- M. tensor fasciae latae 112
- M. triceps surae 83, 84
Muskeleigenreflexe 47

Muskelschmerzen 111
Muskelungleichgewichte 46
muskuläre
- Dysbalance 111
- Verspannungen 110
Muskulatur
- phasische 112
- tonische 112
Myelographie 132, 182
Myogelosen 16
Myome 158
Myostatik 113
myostatische Insuffizienz
   (Haltungsschwäche) 113
Myxödem 16

N
Nabelbruch 163
Narben 160
- epidurale 181
Nearthrosenbildung 140
Nervenfasern
- Typ-III-Faser 151
- Typ-IV-Faser 142
Nervenmobilitätsstörungen 111
Nervenreizsyndrom 145
Nervenreizung 142
Nervenwurzel 144
Nervenwurzelreizung 142
Nervenzellen, Metaplasie 90
Nervus / Nervi
- N. cutaneus femoris lateralis 81, 109, 156
- N. obturatorius 211
- N. peronaeus 144
- N. phrenicus 89
- N. tibialis 144
Niere 158, 159
Nierenerkrankung 88, 158
Nierengrieß 163, 217
Niesschmerz 168
Nucleus pulposus 53, 145
Nykturie 160

O
Omentum majus 164
Operationsnarben 88
Orthopäde 8
Os ilium, Vorlauftest 26
Osteochondrose 135 ff., 195
Osteopath 8
osteopathische Läsion 159, 161
Osteophyten 129
Osteoporose 113, 171, 195
Ovarien (Eierstöcke) 18, 58, 87
Ovulationshemmer 172

P

Palpation 15
Parästhesie 144, 156
Paravertebralmuskulatur 110
Patellarsehnenreflex 47
Patrick-Test 75
Pfortader 163
Physiotherapie 152
Pickel 14
Piloarrektion 149
Plastizität, neurale 6
Polyneuropathie 133, 156, 157
Probleme, psychosoziale 187
Prostata 58, 159
Prostataaffektion 87
Prostataerkrankung 160
Prostatitis 157, 169, 210
Provokationstest 127, 137
Pseudo-*Lasègue* 77
Pseudomonas aeroginosa 215
Pseudorotationstest 40, 195
Pseudospondylolisthese 123
Psoriasis (Schuppenflechte) 169
Psoriasisarthropathie 133
psychische Erkrankungen 186
Psychopharmaka 8
psychosoziale Probleme 187

Q

Querschnittssymptomatik 99

R

Ramus / Rami
- communicans griseus 154
- dorsalis n. spinalis 154
- meningeus n. spinalis 146
Randwülste, spondylotische 125
Reflexhammer 20
Reflexniveau, Eichung 48
Reflexsteigerung 48
Rehaklinik 207
Retrolisthese 124
Rheuma 172
Rippen, untere, Blockierung 157
Rippenbuckel 214
Rippengelenke 103
Rippenköpfchen 153
Röntgenuntersuchung 10
Rotation 38
- Becken 32
Rückenhautfalte 100
Rückenlage 69
Rückgrat, inneres 20
Rumpfrotation 50

S

Sakroiliitis 134
Scheuermann-Erkrankung 116
Schlafstörungen 189
Schluckstörungen 182
Schmerz 5 ff., 156
- ausstrahlender 195
- bewegungsunabhängiger 12, 195
- Chronifizierung 187
- beim Husten 12
- nächtlicher 13
- hypochondrischer 190
- im Tagesverlauf 5
Schmerzempfinden 7
Schmerzfasern 5, 151
- Irritation 9
Schmerzintensität 6
Schmerzmediator 6
Schmerzmittel 8
Schmerzpalpation 86
Schmerzpersönlichkeit 190
Schmerzpunkte 17
Schmerzqualität 153
Schmerzschwelle 6
Schmerzsensibilisierung 6
Schmerzskala 184
Schmerzstörung, somatoforme 187 ff., 212, 213
Schmerzsyndrom
- chronisches spinales 9, 151 ff.
- sekundär psychogenes 190
- somatoformes 9, 209
- spinales 161, 183, 185
- sympathikusbedingtes 153 ff.
Schmerzursache 8, 10
Schmerzverarbeitung 46
Schmerzzentrum 6
Schmerzzustände, sympathikusinduzierte 9, 153
Schonhinken 32
Schrittlänge 32
Schuppenflechte (Psoriasis) 169
Schwangerschaft 117
Schweißausbrüche 166
Schweißsekretion 147
Schwitzneigung 16
Segmentrotation 101
Selbstbeobachtung 190
Selbstüberforderungen 187, 188
Selbstvernachlässigung 189
Selbstvorwürfe 187, 189
Sensibilitätsausfall 47
- perianaler 149
Sensibilitätsstörung
(*siehe auch* Gefühlsstörung) 43, 79
Sensoren, periphere 187

Sicherheitsgefühl 28
Sigma 58, 87
Simulation 184 ff.
Skoliose 25, 119, 214
Sonnenlicht 160, 171
Sonographie 163
Spaltbildung 126
Spangen, spondylophytäre 98
Spastizität 48
Sphinkterstörung 149
Spina
– bifida occulta (Bogenschlußstörung) 179
– iliacae (Darmbeinstachel) 22, 26
Spinalganglion 154
Spinalkanalstenose 141, 180
Spinalnerv 154
Spitzempfinden 79
Spondylitis 20, 161, 170
– ankylosans (siehe Morbus Bechterew) 167
Spondylodiszitis 20, 177
Spondylolisthese 10, 92, 123, 195, 213
spondylophytäre Spangen 98
Spondylophyten 138
Spondylose 138
Spondylosis deformans 138
Spongiosa 173
Springing-Test 97, 107, 125, 126, 132, 179
Sprunggelenk, unteres 41
Sprunggelenkproblem 37
Statik 111
Steinleiden 158
Steißbein 153
Stoffwechselerkrankung 16, 130
Störfeld 160
Störung
– abdominale 114, 213, 214
Streßinkontinenz 18, 195, 213
Stressoren, psychische 187
Strukturinstabilität 20
Stuhlgangsbeschwerden 213
Stumpfempfinden 79
Substanz P 6
Substitutionstherapie 172
Sudeck-Erkrankung 6
Sulcus 17
Supinatoren 44
Süßigkeiten 159
Sympathikus 6, 8
– Hyperaktivität 14, 102
Sympathikusirritation 155
Syndesmophyten 169
Syndrom, pseudoradikuläres 151
Synergisten 111, 186
Synovialflüssigkeit 118
Szintigraphie 169, 171

T
Taillendreieck 14
Taubheitsgefühl 9, 47, 81, 147, 156, 176
Thoraxschmerz, gürtelförmiger 168
Tibialis-posterior-Reflex 47
Tibiofibulargelenk 41
Tiefensensibilität 9
Tonuserhöhung 48
Torsion 14
Trendelenburg-Zeichen 44
Truncus sympathicus 7, 153
Tumoren 174, 175 ff.
Typ-III-Faser 151
Typ-IV-Faser 142

U
Überempfindlichkeit 18
Übergangsanomalie, lumbosakrale 177
Überlastung 13
Überlastungsituation 209
Überstreckbarkeit 118
Unfälle 176
Unterschenkel 163
Unterschenkelmuskulatur 82
Untersuchung, gutachterliche 42
Untersuchungsgang 191
Untersuchungstechniken 11 ff.
Urogenitalinfektionen 170
Uterus (Gebärmutter) 18, 58, 158, 159
Uterusaffektion 87

V
Varikozele 162
Vena / Venae
– V. azygos 161
– V. cava
– – inferior 161
– – superior 161
– Vv. intervertebrales 142
– Vv. lumbales 161
– – ascendentes 161
– V. renalis 162
– V. testicularis 162
Verdauungsprobleme 162
Vergiftung 161
Verschleißleiden 31
Verspannungen, muskuläre 110
Verstopfung 159
Verwachsungen 160
– im Abdomen 163
Vitamin D-Mangel 171
Vollwertprodukte 159

W
Wadenbeinköpfchen 37
Wiedergutmachung 190
Wirbelbogengelenk 106
- Divergenz 61
- Konvergenz 59
Wirbelbogengelenkarthrose 128 ff., 195
- aktivierte 130 ff.
Wirbelbogengelenkblockierung 121
Wirbelbogengelenksyndrom, chronisches 128
Wirbelfraktur 20,173

Wirbelsäule, Krümmung 14
Wurstfinger 170

Z
Zäkum 58, 87
Zehengang 34, 84
Zentralisationsphänomen 147
Zentralnervensystem 5
Zwölffingerdarm 87
Zwölffingerdarmgeschwüre 159
Zytokine 130,149